中医药畅销书选粹·临证精华

秘传伤科方书八种

编著　汤耿民

助编　韦春德

审定　韦以宗

中国中医药出版社·北京

图书在版编目（CIP）数据

秘传伤科方书八种/汤耿民编著. —2版. —北京：
中国中医药出版社，2013.1（2019.7重印）
（中医药畅销书选粹. 临证精华）
ISBN 978 - 7 - 5132 - 0791 - 1

Ⅰ.①秘… Ⅱ.①汤… Ⅲ.①中医伤科学 Ⅳ.①R274

中国版本图书馆 CIP 数据核字（2012）第 025284 号

中 国 中 医 药 出 版 社 出 版
北京市经济技术开发区科创十三街31号院二区8号楼
邮政编码 100176
传真 010 64405750
三河市同力彩印有限公司印刷
各地新华书店经销

*

开本 880×1230 1/32 印张 9.25 字数 244 千字
2013 年 1 月第 2 版 2019 年 7 月第 3 次印刷
书 号 ISBN 978 - 7 - 5132 - 0791 - 1

*

定价 39.00 元
网址 www.cptcm.com

如有印装质量问题请与本社出版部调换（010-64405510）
版权专有 侵权必究
社长热线 010 64405720
购书热线 010 64065415 010 64065413
书店网址 csln.net/qksd/
新浪官方微博 http://e.weibo.com/cptcm

出版者的话

中国中医药出版社作为直属于国家中医药管理局的唯一国家级中医药专业出版社，自创办以来，始终定位于"弘扬中医药文化的窗口，交流中医药学术的阵地，传播中医药文化的载体，培养中医药人才的摇篮"，不断锐意进取，实现了由小到大、由弱到强、由稚嫩到成熟的跨越式发展，短短的20多年间累计出版图书3600余种，出书范围涉及全国各级各类中医药教材和教学参考书；中医药理论、临床著作，科普读物；中医药古籍点校、注释、语译；中医药译著和少数民族文本；中医药政策法规汇编、年鉴等。基本实现了"只要是中医药书我社最多，只要是中医药教材我社最全，只要是中医药书我社最有权威性"的目标，在中医药界和社会上产生了广泛的影响。2009年我社被国家新闻出版总署评为"全国百佳图书出版单位"。

为了进一步扩大我社中医药图书的传播效应，充分利用优秀中医药图书的价值，满足更多读者，尤其是一线中医药工作者的需求，我们在努力策划、出版更多更好新书的同时，从早期出版的专业学术图书中精心挑选了一批读者喜欢、篇幅适中、至今仍有很高实用价值和指导意义的品种，以"中医药畅销书选粹"系列图书的形式重新统一修订、刊印。整套图书约100种，根据内容大致分为七个专辑："入门进阶"主要是中医入门、启蒙进阶类基础读物；"医经索微"是对中医经典的体悟、阐释；"名医传薪"记录、传承名医大家宝贵的临证经验；"针推精华"精选针灸、推拿临床经验；"特技绝活"展现传统中医丰富多样的特色疗法；"方药存真"则是中药、方剂的精编和临床应用；"临证精华"汇集临床各科精妙之法。可以说基本涵盖了中医各主要学科领域，对于广大读者学习中医、认识中医和应用中医大有裨益。

今年是"十二五计划"的开局之年，我们将牢牢抓住机遇，迎接挑战，不断创新，不辱中医药出版人的使命，出版更多、更好的中医药图书，为弘扬、传播中医药文化知识作出更大的贡献。

中国中医药出版社

2011 年 12 月

内 容 提 要

本书收录了中医骨伤科发展史中比较有代表性的 8 部骨伤科著作。分别为《回回药方》、《永类钤方》、《论跌打损伤症》、《龙源洪氏家传跌打秘方》、《黄氏青囊全集秘旨》、《少林寺真传跌打刀伤药本》、《少林寺存下班中跌打妇科万应良方》和《韦氏家传跌打验方》。其中《回回药方》收录了折伤门中论述骨伤科的内容,《永类钤方》收录了卷二十二"风损折伤"的内容。本次收集在尊重原版的基础上,对难解的字、词及药名、重要论述进行了注释,并加以句读,使之通俗易懂,望医者学习时博采精取,择善而从。

本书供从事骨伤科、外科、妇产科、药剂工作者参考使用。

前　言

　　《秘传伤科方书八种》系中国国家图书馆和中国中医科学院珍藏的孤本《回回药方》和《永类钤方》等 8 部方书编校而成。《回回药方》是元·回回医所编，为手抄本传世，其中折伤门论述骨伤科内容。《永类钤方》系元·李仲南撰，成书于公元 1331 年，全书 22 卷，其中卷二十二"风损伤折"论述骨伤科内容。此二书为中国国家图书馆所珍藏，其所论骨伤科包括骨折、关节脱位、筋骨缝损伤的手法复位外固定技术和内外用药经验，其对脊柱损伤的论述和治疗经验十分宝贵，不少经验和方法至今还有科研、临床应用价值。

　　《论跌打损伤症》、《龙源洪氏家传跌打秘方》、《黄氏青囊全集秘旨》、《少林寺真传跌打刀伤药本》、《少林寺存下班中跌打妇科万应良方》和《韦氏家传跌打验方》等方书是根据晚清、民国期间流传民间的跌打伤科所谓秘本汇编而成。《论跌打损伤症》、《黄氏青囊全集秘旨》和《龙源洪氏家传跌打秘方》是中国中医科学院珍藏本。其中《黄氏青囊全集秘旨》是竖排铅印本，《论跌打损伤症》和《龙源洪氏家传跌打秘方》是手抄本。至于《少林寺真传跌打刀伤药本》、《少林寺存下班中跌打妇科万应良方》以及《韦氏家传跌打验方》则是流传两广民间的手抄本。从《黄氏青囊全集秘旨》的序言可知，该书乃光绪丙戌（1886 年）昭潭（即今湖南湘潭县）黄廷爵所编。《少林寺存下班中跌打妇科万应良方》是广州少林寺慧真禅师藏本冯润田氏手抄。其他书是民国期间流传的手抄本，作者无从考。从跌打损伤按穴论治的学术观点来看，是属伤科少林学派治伤经验的总结。其学术渊源是出自明代的异远真人《跌损妙方》一书。验方虽多，但在处方用药上大同小异，都是临床实践的经验结晶，对今天的临床和科研都有很好的参考价值。

　　这次收集除尊重原来的版本所著之外，为了古为今用，对一些难解的字和词以及药名进行注释，并统一改为横排，加以标点符号。一些重要的论述以及方药则结合现代临床加上按语。

在阅读上述方书的同时，必须深刻的理解这些方书流传的社会背景。因此，书中夹杂些封建迷信的东西，请读者理解批判继承。另一方面，对创伤的治疗还必须结合现代的诊断治疗方法，特别是对危重创伤必须明确诊断，采取综合的治疗措施，不要单纯依靠某一单方，以免贻误病情。在临床应用这些方药时，需严格按照药物的性味和用量，特别对一些有毒的药物，如乌头、附子、马钱子、斑蝥、水银等有毒药物，要严格按药典进行加工炮制，不要轻易口服。要依据药物的性能辨证论治，千万不能照抄方药，特别是一些有毒的药方，更不能照搬服用，敬请读者注意。

方书编校者对全书进行了点校和必要的注释，使之通俗易懂，古为今用，对现代临床、科研有实用价值，是从事骨伤科、外科、妇产科、药剂工作者有益的参考文献。

该书的编校工作是在韦以宗老师主持下开展的，由于韦以宗老师出国工作，故将此书交给我进一步编校完善，成书后又经韦以宗老师重新审定。在此向韦以宗老师及对该书编校过程中付出辛勤劳动的同志一并表示衷心感谢！

编　　者

目　录

回回药方·折伤门 …………………………………………… 1
　　代序——《回回药方》的骨伤科学术成就 ……………… 2
伤损类 ………………………………………………………… 13
　　说凡伤损的动静要知 …………………………………… 13
　　说伤损从身外着重透入身内及因跌磕有伤并治法 …… 17
　　说血流极甚并因由显验治法 …………………………… 20
　　说凡伤损疮等在筋上者并治法 ………………………… 24
　　说股因乘骑汗出皮至磨破或脚后跟脚趾因靴磨破 …… 27
接骨类 ………………………………………………………… 28
　　说凡骨损折的动静 ……………………………………… 28
　　说接骨并移骨总治法 …………………………………… 30
　　说碎骨在肉内不能治必割去者 ………………………… 32
　　说损折骨当如何拴系并所用物等 ……………………… 32
　　说损折骨上拴的带解有日数 …………………………… 33
　　说凡一体的骨有损折并伤肉者 ………………………… 34
　　说凡搽药并用的药于接骨宜用者 ……………………… 34
　　说骨证候上用的热水并油得济及所伤处 ……………… 36
　　说各体损折从头至脚 …………………………………… 37
　　又治鼻上损折的法 ……………………………………… 40
　　又治两颔骨损折的法 …………………………………… 41
　　又治项圈骨损折的法 …………………………………… 41
　　又治枕骨的法 …………………………………………… 42
　　又治胸骨的法 …………………………………………… 42
　　又治肋肢骨损折的法 …………………………………… 43

秘传伤科方书八种

又治脊梁骨的法 ……………………………… 43
又治膊上损折的法 …………………………… 44
又治臂骨损折的法 …………………………… 44
又治手腕骨的法 ……………………………… 45
又治手指损折的法 …………………………… 45
又治横骨并臀骨损折的法 …………………… 45
又治大腿骨损折的法 ………………………… 46
又治膝盖骨损折的法 ………………………… 46
又治小腿损折的法 …………………………… 46
又治足踝骨并脚跟骨损折的法 ……………… 47
说打扑伤损骨折并拴系闪纳等治法 ………… 47
又治浑身闪出骨节 …………………………… 48
又治骨折扯拽拴缚之药或时数等 …………… 48
又治打扑伤损骨折 …………………………… 49

骨脱出类 …………………………………………… 50
说各体离了本处的动静并显验总治法 ……… 50
说两颔骨脱出 ………………………………… 52
说项圈骨脱离本处者 ………………………… 53
说肩骨脱离本处者 …………………………… 53
说肘骨脱出 …………………………………… 55
说治手腕并手指骨节辏接处脱出者 ………… 55
说脊梁骨脱出者 ……………………………… 55
说腰下的骨脱出者 …………………………… 57
说大腿骨的头儿脱出者 ……………………… 57
说膝骨的辏接处脱出并治法 ………………… 58
说治膝盖骨脱出者 …………………………… 58
说治足踝骨的辏接处脱出者 ………………… 58
后记——《回回药方》学术渊源、作者和著述年代
探讨 ……………………………………… 60

永类钤方·风损伤折（原卷二十二） ………… 73
头目鼻耳伤 …………………………………… 74

目　录　　　　　　　　　　　　　　　·3·

唇口喉齿腮伤 ……………………………………… 74

肩胛颈骨及手静脱手盘手指骨伤 …………… 75

胸胁肠伤 ……………………………………… 76

腰脚臀股两腿膝伤 …………………………… 77

阴囊阴门伤 …………………………………… 78

筋骨伤 ………………………………………… 79

束缚敷贴换药 ………………………………… 80

用药次第发散寒邪通气通血 ………………… 82

敷贴药 ………………………………………… 84

干掺药 ………………………………………… 87

淋洗药 ………………………………………… 87

风损药 ………………………………………… 88

论跌打损伤症 ……………………………………… 97

龙源洪氏家传跌打秘方 ………………………… 115

黄氏青囊全集秘旨 ……………………………… 203

自序 ………………………………………… 204

凡例 ………………………………………… 204

药性赋 ……………………………………… 205

黄氏青囊全集秘目之二 …………………… 227

少林寺真传跌打刀伤药本 ……………………… 241

少林寺存下班中跌打妇科万应良方 ………… 263

真传万应刀伤药方 ………………………… 264

序 …………………………………………… 264

韦氏家传跌打验方 ……………………………… 277

回回药方·折伤门

原著　元·回回医
点校　汤耿民
助校　韦春德
审定　韦以宗

代序
《回回药方》的骨伤科学术成就

韦以宗

中国国家图书馆馆藏的《回回药方》（以下简称《回方》），现存 4 卷 8 门残本中，就有"折伤门"、"金疮门"、"汤火伤门"、"棒疮门"和"人齿所伤门"等 5 门是外科骨伤科学的内容，另外"针灸门"也多是论述外科感染疾病。

《回方》成稿于元朝末年（约 1368 年），是广惠司医官仿《圣济总录》编写的。在"折伤门"中，无论在理论上、诊疗技术上都有突出的成就，既有当代中医没有的理论和技术，也有当代中医、阿拉伯医未有的创造发明，充分反映了 14 世纪中国的回回医在骨伤科学方面丰富的临床经验和技术创新。

由于《回方》传世甚罕，现已是海内孤本，自 1939 年《北京医药月刊》连载其"众风门"内容后[①]，50 余年来，对其在骨伤科方面的内容尚无介绍。为了把 14 世纪中国回回医所取得的骨伤科学方面的光辉成就公之于世，为了继承发扬祖国医学这一宝贵遗产，现将《回方》"折伤门"内容作概括简介，并对其学术渊源作初步探讨。

一、外伤的诊疗成就

（一）外伤的诊断分类——十等损伤分类法

《回方》依据伤口的形状、深浅、损伤肌肉筋骨的程度把外伤分为十等。前四等是分别伤口"直裂纹"、"圆裂纹"、"周回的蚊纹"（指环形伤口——笔者注）或皮肤肌肉缺损；后六等是鉴别有无闭合的皮肤剥脱伤，谓"浮皮不显"，谓"打烂皮肉"之软组织挫伤，或是血肿、肌肉、筋骨损伤。

这十等分类诊断，主要用于辨别刀刃伤、切割伤以及挫、压伤的轻重。宋慈的《洗冤集录》[②]（1247 年）自问世至元代

---

① 北京医药月刊. 1—6 号. 1939.

② 宋·宋慈. 洗冤集录. 北京：法律出版社，1958.

至大元年（1308 年）重刊，流传甚广。《回方》的十等损伤分类法在该书卷四有所论述（"浮皮"一词也出自该书卷二）。

（二）对危重创伤的认识

《洗冤集录》卷四载有"验他物及手足伤死"项的论述，《回方》也指出："脑经、腰子、尿泡"以及"心经"等挫伤容易致死。

（三）对心脏与血液循环关系和动脉损伤的认识以及止血带的应用

《回方》记："盖缘血脉常有动。其动有二说：一等是开的动（舒张）；一等是收的动（收缩）。收的动，是血脉挤眷者（收缩），平日能将心内旧热烟气推出去，故亦能将血拨出去，因此其血流要拴住、止住，皆难。"指出了血管有动脉和静脉以及其血液流动与心脏的关系，特别明确指出动脉血是直接由心脏输送出来的，认为动脉出血止血比较困难。因而提出应用"止血带"的止血法，谓："将伤的一体离伤稍远处拴，此体比别体要放高（抬高伤肢），令血来的力不能到伤处。拴系的法：从伤的一体稍远，将宽带子自伤处往后紧缠回拴定，则血流可止。若有于拴处返后再拴一次，如前法，令血倒回拨去，更可，如此则血的力自然减去，而流血者自止矣。"这是应用止血带止血的临床经验之谈。书中还介绍用石灰等止痛、止血的药物。

对于动脉、静脉，古罗马医盖伦（Galen）已有认识，但他仅仅是区别了动脉和静脉，他还认为肝是血液循环的中心。13 世纪，阿拉伯医埃尔·可拉喜（el·korrashi，死于 1290 年）的著作提到心脏和血液循环的关系。[①] 而在《回方》中记载了这一重大的科学发现，表明可拉喜的成就此时已传到中国。所以 16 世纪维萨留斯（Vesalius，1514—1564 年）对循环系统的贡献是有前人基础的。

---

① 赵士秋，译. 伊斯兰对于世界医药的贡献 [J]. 中华医史杂志，1954，(3)：214.

在《回方》中记载应用止血带处理动脉出血的方法与200年后法国外科大师阿·巴雷（A·Pare，1510—1590年）所使用的相似。

二、颅脑损伤诊断治疗学的成就

（一）颅脑损伤诊断学的成就

《回方》对颅脑损伤引用了外族医学的诊断名词共14个，把颅脑损伤分为头皮损伤、颅骨粉碎、线状骨折、凹陷骨折、脑膜（称："脑盖骨内的皮"）损伤和脑挫裂伤。

对颅骨骨折的诊断，《回方》吸收了《洗冤集录》滴墨验伤的经验。《回方》记："又骨损折者最少者，是一面有裂纹显未到那一面者……亦比裂甚难见，因其裂细如发故也……若要知裂纹多少，滴墨水等少许即见矣。"

对脑硬膜损伤引起的中枢神经症状，《回方》也有描述，并提出鉴别诊断。书中记："又要看脑盖骨内的皮（指脑膜），若无脱离（指脑膜无撕裂剥脱），则肿与疼，发热、发昏、智乱皆稍少；如有脱离，则肿的证颇多。"还指出凡颅骨骨折无论有否皮破，都可以引起脑的损伤。书中记："又或头上骨损折，皮却不裂，然有肿。庸医但治其肿，不治其损伤，将久肿虽瘥，其骨反作坏，因此生极发热证，浑身颤，智昏乱，凡脑经等的证皆显出。"

《回方》还描写了类似现在临床多见的颅脑损伤所致颅内血肿、脑疝形成或脑干挫伤的证候，并把这些证候称为"中风"。如说："又凡头上有损伤后证是中风，无知觉，声暗哑，浑身颤（抽搐），智昏乱。"颅脑损伤所致这种证候，葛洪的《肘后救卒方》（341年）曾有记载，但无诊断。[①] 而《回方》却明确指出这种证候是颅骨凹陷骨折，或粉碎骨折的骨折片刺伤脑膜，引起脑挫伤，说："若有挤沓并签（指骨刺），必生肿或筋缩或中风不省人事证候等"。

---

① 唐·王焘. 外台秘要·卷二十九 [M]. 北京：人民卫生出版社影印版，1955：785（引葛洪《肘后方》）.

（二）颅脑损伤治疗学上的成就

《回方》对颅脑损伤的治疗运用了扩创术、病灶清除术、开颅减压等手术疗法。

1. 早期扩创术：《回方》主张对颅骨开放性骨折应早期扩创清除碎骨，避免碎骨感染或损伤脑膜。书中记："治头上损伤等并各体骨损折，当刮去及取碎骨时，必忌冷气、冷天、冷地面等"；"又若要取骨时，速取则可，迟则有伤。夏天七日不过，冬天不过十日。此等取骨之法，若脑经上的皮（指脑膜）无挤沓，碎骨头儿损折处不签（意为不穿刺）脑皮（指脑膜），可停至数日；若有挤沓并签，必生肿或筋缩或中风不省人事证候等，宜即时取出，勿令生以上证候"。主张施行扩创术时注意气候、环境的适宜和清洁，并且要在受伤早期，特别指出碎骨刺伤或压迫脑膜者，必须及早取出碎骨。

2. 病灶清除术：对颅骨骨折并发感染化脓而产生的一系列证候，《回方》主张进行死骨摘除扩创引流的病灶清除手术。书中记："要知头上骨与各体骨不同，头上骨损折平复后，头出所生的物不坚实……因此恐脓流入内去作伤。此一体必取出者碎骨，待脓去净，方可伤处拴系，令生肌……若其余的骨拴系了，骨里显出脓来。便知此等脓在病处生，流入髓里去，必开其辏接处，显出骨，用物拭去脓来，且勿令伤处生肌。至脓无，方治以生肌之药。"除死骨后，还强调要引流，不要过早用生肌收口药。

3. 开颅减压术：《回方》主张对颅脑损伤后引起"中风"证候的患者施行开颅手术。这种手术，类似现代的颅内血肿清除减压术。书中详细介绍了开颅手术的步骤：用刀十字切开头皮，暴露颅骨，这时如出血则用"干净布片塞之"，或用浸过酒或梅桂油的布片填塞，然后用骨钻钻孔，"钻排钻数窍"，"钻头利处要与骨厚薄相同。临钻时，以钻比量骨的厚薄多少，于钻头上只留合用的分寸，余即以物限住，不令透骨伤脑皮"，钻孔后再用镊子或钳轻取骨块，显露脑膜，并注意到用骨锉把骨的边缘挫平滑，同时要保护好脑膜。

书中在介绍开颅手术之后，提到"先贤卜黎西"曾指出这种手术疗法的并发症及其处理方法。"卜黎西"可能就是古罗马外科大师保罗斯（Paulus）之译音，他曾作过开颅手术。[①]《回方》中详细介绍了开颅手术疗法，及取得的成功经验。

《回方》记载了颅脑损伤的诊断和治疗取得的光辉成就，这些成就虽源于前人，但也是回回医在实践中取得的成功。从其十分贴切的文字、类似现代手术记录的叙述可知，《回方》作者是亲自多次施行了颅骨的手术。其精细的开颅方法和步骤，原则上几乎与现代的一致。

《回方》对颅骨、脑的解剖、生理方面等有深入的研究，已把颅骨、硬脑膜和脑的层次分清，指出脑与神经相连贯，认识到硬脑膜损伤或脑损伤可引起"中风"的危重证候；认识到颅骨的生长愈合较其他骨骼容易，这些都是十分科学的见解。

三、骨折及骨、关节损伤诊断治疗学成就

（一）对骨折愈合的认识

《回方》描述了骨折愈合过程和四肢骨折愈合的日程。指出儿童骨折容易愈合是由于其生长发育能力较成人旺盛之故，说："凡人骨损折，小儿童子的可望再生。盖因初生的力还在其身内。若既壮年老的人，虽然辍接（愈合）了，必无再生之力，却生一等物如脆骨（指骨痂），在其周回显出来，将损折处把定如焊药一般。"《回方》记载的骨折愈合日程也是符合实际的，如说："臂骨三十日至四十日，大腿骨五十日，又或一等人至三月四月者。"认为影响骨折愈合的原因有四个方面，即外洗过多，去除固定过早和活动过早及饮食不当。去除固定和活动不合理，现代临床也认为是引起骨折延缓愈合或不愈合的因素。

有关骨折愈合的记载，在唐代，陈藏器在《本草拾遗》

---

① 李德慕，译. 阿拉伯的医药和科学［J］. 医史杂志，1952，4（2）：72.

介绍"赤铜屑"治骨折的作用中，[①] 曾述及骨折愈合的情况，认为铜屑"能焊人骨"。公元 9 世纪蔺道人于《理伤续断方》中也指出骨折愈合时间在 1 个月后难以复位，也认识到骨折愈合时间在 1 个月左右，[②] 这说明《回方》对骨折愈合的认识，既继承了前人的经验，也有丰富的实践体会。

（二）诊断方法和治疗大法

《回方》论述骨折的诊断，强调要了解肢体的活动功能和解剖生理状态，用"动静"这个词进行概括，说："凡伤损的动静要知"。对损伤后的肢体则依据局部畸形、功能障碍进行诊断。

对骨折的形状，《回方》也进行了描述，认为："凡人骨的损折，有直理损折者，有横理损折者，有碎折者。"也即是斜形、横形和粉碎等类型骨折。这些描写《洗冤集录》一书中也有记述。

对骨折的治疗，《回方》也是用复位、外固定和内外用药的方法。书中多处提出治骨折之法："一者扯拽，二者拴缚。拴者且至两边相合还回旧迹。"对各部位骨折、关节脱位的治疗，在论述复位方法后都介绍应用中药或回回药外敷外洗或内服。这种骨折疗法，与危亦林等的方法是一脉相承的。

（三）各部位骨、关节损伤的诊断和治疗技术

1. 鼻梁骨：《回方》描述鼻梁骨损伤，指出该部位可因跌、磕引起凹陷骨折，导致局部畸形和嗅觉迟钝，主张用手法端正，并用"铜筋"或"鸡翎管"插入鼻道，使之保持通畅至骨折愈合。如果是鼻中隔损伤，《回方》介绍用手指拨正，内塞纸条或"鸡翎管"，再用布条粘在鼻梁上拴到脑后以纠正侧弯畸形的治法。

2. 颌骨骨折和颌关节脱位：对颌骨骨折，《回方》介绍用

---

① 明·李时珍．本草纲目·赤铜屑条［M］．北京：人民卫生出版社，1975.

② 唐·蔺道人．仙授理伤续断秘方［M］．北京：人民卫生出版社，1957.

手法复位，根据上下牙齿对位情况诊断骨折复位与否，复位后用四头带扎于后脑固定。书中描述颌关节脱位，介绍类似葛洪的方法整复，即用手指伸入口腔内牵拉复位。

3. 锁骨骨折：锁骨，《回方》称为"项圈骨"。书中描写此骨骨折后同侧肩关节下垂畸形，指出应注意避免损伤胸膜；主张用手抬起患侧肩臂，或置一布球于腋下，上臂内收，然后揣捏局部复位；对于陷入的骨折，则主张使人仰卧，于肩胛之间的背部垫枕，再用手法揣捏复位。

4. 肩锁关节脱位：《回方》描写了肩锁关节，认为这个部位损伤可脱位，患者手不能上举到头，后伸不到背。

5. 肩胛骨：《回方》称肩胛骨为"枕骨"，指出这部位骨折可用手触摸诊断，且伤侧上肢运动障碍；介绍用"哑血杓儿"吸附陷入的骨以复位。

6. 胸骨：对于胸骨损伤，《洗冤集录》曾有描述，《回方》指出胸骨部位损伤有凹陷骨折和胸肋关节脱位。凹陷骨折可并发"气窄（呼吸困难），并有干嗽，或嗽出血来"。主张用"哑血杓儿"吸附复位。对胸肋关节脱位，介绍用二人提肩膊，医者用手按压复位，然后用药外敷，布片包扎治疗。

7. 肋骨：《回方》认为肋骨骨折可致咳嗽咯血，介绍了三种治法：一是让伤员吃饱，让腹胀后使骨折对位；二是用"哑血杓儿"吸附陷入的骨折；三是用布片包扎固定，外敷药物治疗。这三种方法，最后一种是比较实际的。

8. 肩关节脱位：《回方》对肩关节脱位的论述，介绍有与危亦林整复肩关节脱位相似之处，例如"挂梯法"和"杆撑坐登法"。[①]《回方》还介绍有三种新的复位法：一是"手牵足蹬法"，此法是古希腊希波克拉底（Hippocrates，公元前4世纪）首创。第二种可称为"人捐法"，是医者把伤员伤肢置于肩上，使部顶住伤员伤肩腋下，然后把伤员捐起以复位。第三

---

① 韦以宗.中医骨伤科手法整复疗法史［J］.中华医史杂志，1982，12（2）：65.

种方法类似现代所称"科克尔法"（Kocher, 1870 年），《回方》记："医人以一手抬病人臂膊，一人于病人腋下尖拓（托）起脱出的骨头儿，后将抬臂膊的一手扯向下（牵引），一手转向上（内收前屈），用力入盛骨处。"这又称"徒手复位法"，《回方》所记，较之 Kocher 报告要早 5 个世纪。

《回方》还介绍有一种检查诊断肩关节脱位的方法，谓："显验臂膊从此处脱出的显验，是以无损处那一边相比则可知。□缘脱离的去处空了，肩胛头儿偏向下，臂膊的骨头从腋下显出，肘不能垂到肋肢前（指胁腋部位），虽令其忍疼要垂到肋肢前，□般用不能到，手亦不能举至上。"这一检查法，后来美国人杜加（Dugas, 1806—1884 年）加以描述而被称为"杜加征"（Dugassign）。

《回方》还主张对肩关节脱位复位后用十字绷带固定，其方法是："本处（指腋下）以棉花或毯子做一球儿，放腋下，要令其臂膊夹住肋肢，仍以拴系之物从无病的那一边腋下周回拴转如十字样（即经过伤肩绕以固定伤肩），拴七日或已（以）上即瘥。"这种绷带固定法，到 19 世纪法国人维尔浦（Velpeau, 1795—1867 年）曾提倡应用而被人命名为"维尔浦绷带"（Velped bandage），而《回方》使用此法较之维尔浦早 500 多年。

对于产伤所致的婴儿肩关节脱位，《回方》也有记载，并主张用上述的徒手法整复。

9. 肱骨骨折和肘关节脱位：对于肱骨骨折的处理，以及肘关节脱位的复位法，《回方》所记与蔺道人、危亦林的方法相同。值得指出者，《回方》论述了肘关节前脱位，特别提到是"先贤卜剌忽忒（又作：卜忽剌忒）说"，复位的方法用："抬其臂要令手屈至肩上则自移入"。肘关节前脱位一般合并尺骨鹰嘴骨折，或者是尺骨上 1/3 骨折合并桡骨头脱位（即孟氏骨折，Monteggia fracture, 1814 年）。现代临床手法复位也多采用屈肘法处理这两类损伤。这里所指的"先贤卜忽剌忒"可能是著名的阿拉伯医渥斯·萨累维（uz-Zahrawi, 1013—

1106 年），拉丁语西方称为"阿尔布克斯"（Al-bucasis）的古译音。他著有一本有图解的外科书，论及了伤口、骨折脱位的治法，还描写了脊椎骨折合并截瘫，《回方》在论脊椎骨折时还指到他——见下文。若此，可说明《回方》作者是继承了渥斯·萨累维的经验。

10. 前臂骨折和腕、掌指骨折：《回方》所记前臂双骨折的治法，与蔺道人的论述相似，也认为"治之极难"。对腕部、掌指骨折也有记载，其处理方法与蔺道人所论一致。

11. 脊椎骨折：《回方》介绍了脊椎的解剖，指出："人之生，脑后有白筋两条，下贯于脊梁骨节内（指脊神经）。其筋外有一层皮囊（指硬脊膜）。若人骨节有伤，此白筋亦挤沓，故死。"

书中描述了脊椎骨折合并截瘫，说："凡人脊梁骨向里脱出者，大小便皆结住，故速死。如脱出不全向外，大小便虽不结，其白筋并筋等不免有伤，将久，其大小便不自由而出。若因撒刺唐证候（原注：即肿似螃蟹者）脱出者，于白筋不甚有伤。然骨节以下的筋力却弱了，其足与尿胞亦谷道（指肛门）连筋肉皆弱。此是将死的显验。"这里指出了脊椎骨折合并脊髓损伤所致的完全性截瘫和不全性截瘫。《回方》引述了"前人"曾用"咂血铜杓儿"吸附，用"嗽药并取喷嚏膨胀肚腹的药，令风在腹中动，欲将向里脱出之骨推到本处"等治法，但是"终不能治"。还指出"先贤卜忽刺试多恶此证。"

《回方》介绍整复脊椎骨折的方法的三种，第一种是让病人俯卧后牵引上下身，并用足跟或"赶饼槌"于局部按压复位。此法与李仲南的"攀门拽伸法"① 同一机理。第二种方法是介绍"先贤卜忽刺试"的方法，即让病人俯卧床上，用布带交叉十字绷上半身和下半身，各绷于一木棒上，然后把病人扛抬起，医者用手按压脊椎局部或"放胆立病人脊背上，用力蹾其骨人本处"。这可谓"扛抬按压法"。这种方法 19 世纪

---

① 元·李仲南. 永类钤方 [M]. 北京大学藏本.

英国外科大师托马斯（H·O·Thomas，1843—1891 年）曾推荐使用，因此近代西方誉之为"托马斯法"，实际上 14 世纪的《回方》已推荐并说明是"卜忽剌忒"即阿尔布克斯首创。第三种方法是让病人俯卧于床上，用一块木板横跨于受伤脊背，一头固定于墙壁，后用力按压另一头木板骨折复位。

骨折复位后，《回方》也主张用木板一块置于脊柱包扎固定。这是后人所称的"腰柱"固定法，其方法原理与危亦林的腰围夹板法相同。

《回方》描述了颈椎损伤，指出："损伤在脖项骨节上死尤速。"其治疗方法："令病人俯卧，一人扯其头向前，一人于骨节上缓揉令至软，然后入本处。"即牵引复位法。这种方法，首先是李仲南于《永类钤方》中记载，李氏还主张用布带牵引治疗。①

对腰椎骨折的治法，《回方》除介绍似李仲南的"攀门拽伸"的过伸牵引复位法之外，还主张复位"令病人仰卧，以一硬枕放脊梁下"治疗。这种方法，也是现代临床应用的"腰背垫枕法"的起源。

《回方》首次描述了尾椎骨折，并创造性运用"以中指入谷道（指肛门）摸其骨，用力按其本处"以复位，还主张："可少与饮食，庶免大便多去有伤病处。"这些治法和观点都是十分科学的，对今天临床还有实用价值。

12. 髋关节脱位：《回方》认为："大腿上头儿脱出者"，"有五等，有时间向里，有时间向外，又或向前，或向后，或直脱出"，显然是未能把髋关节脱位和股骨颈骨折相鉴别，但认识到了髋关节有后脱位和前脱位类型，这点是蔺道人和危亦林描述过的。②《回方》介绍整复髋关节脱位的方法有三：一是"悬吊法"；二是在"手牵足蹬法"基础上加用布带牵引上

---

① 元·李仲南. 永类钤方 [M]. 北京大学藏本.
② 韦以宗. 中医骨伤科疾病诊断史 [J]. 中华医史杂志，1982，12（1）：5.

半身和患肢，可谓"布带对抗牵引法"；三是对前脱位采用内收患肢的方法复位。此"内收法"是李仲南首创。

13. 股骨、膝关节、胫腓骨、足踝关节和跟骨、趾骨骨折脱位：《回方》记载了股骨骨折、膝关节脱位、髌骨骨折、胫腓骨骨折、足踝部骨折和跟骨、趾骨骨折。所介绍的复位法都是牵引、揣捏复位；在固定方面，对股骨干提出了双膝间加一枕绷扎和健肢一起固定。未提及李仲南的"竹圈"固定法，对踝部骨折也未提及用危亦林的超关节夹板法。但是，对下肢损伤总的治疗大法和李仲南、危亦林的方法是一致的。

综上所述，《回方》对全身主要的创伤和骨、关节损伤都有了论述，其内容之丰富，技术水平之高，经验之宝贵，在当时可谓前无古人。[①]《回方》作者在骨伤科学方面取得如此伟大的成就，一方面是继承了中医和阿拉伯医（如阿尔布克斯）的经验，另一方面也是回回医长期临床实践创新的结果。《回方》骨伤科学的光辉成就，是14世纪中国回回医学术水平的真实反映，也是14世纪中国医学骨伤科学术水平的写照。

但是，由于历史上《回方》从未刊行，因此后世未得到很好的继承发扬。我们今天将此埋没了7个多世纪的宝贵经验整理出来，虽然其中不少已是过时的，但也使我们看清一些技术源流，为临床科研提供借鉴。

参考文献

1. （英）F·梅森. 自然科学史（中译本）［M］. 上海：上海人民卫生出版社，1977：198-199.

2. 隋·巢元方. 诸病源候论·卷三十六［M］. 北京：人民卫生出版社影印版，1955：193.

---

① E·M·Bick. Source book of ort hopaedics, second edition. The Williams Wilkins Company. 1948.

伤损类

说凡各体内外伤损等并治法。

说凡伤损的动静要知

凡伤损有十等：第一等，是伤损的直裂纹；第二等，是伤损的圆裂纹；第三等，是伤损周回的蚁纹；第四等，是伤损去皮肉，其伤破处宽大且深；第五等，伤重内陷，浮皮不显；第六等，伤重内陷，浮皮显出；第七等，打烂皮肉，血凝聚在肉纹缕内者；第八等，是伤损成肿；第九等，从外伤重至肉；第十等，从外伤重至骨。

又遍身等体中，有等体不能承当伤损，若有伤，罕能瘥者。如脑经、腰子、尿泡，细伤是也；又肝经伤损，亦有险，然比以上等体稍易治。心经与他经不同，绝不可有所伤，有伤必速死。

又凡伤损到筋上，或连筋肉上，或近筋周回，必有险。随即面色改，动脉息不行，人便无力，有发昏、筋缩、智乱证候皆显出。

若伤损在膝前近膝盖处，此亦隐急，不得瘥。

凡是因筋上或连筋肉伤损，致显出发昏、筋缩、智乱证候来，难以施治，不可望瘥者，于筋上或连筋肉处，将所伤横理割断，虽于一体残废，然却能全其一身之命。

又凡人腹上有伤损时，显出恶心发噎有泄泻者，必死。有一等医人说：若凡在筋血道上有伤损，其筋膜血脉，虽得滋养，必不能如前辏接平复，然必生一物，周回把安如焊药一般。又一等医人说：只是血脉伤损时，无生一物把定的理，其余皆能辏接平复。先贤礼里奴西_{是古回回医人}说：血脉上伤损，心间忖量，眼中看视来，皆有可平复之理。看视的，我曾见人撒黎黑□□□□下及鬓角上，小腿上，等血脉亦曾伤损，后皆平复。忖量的是，人的骨木本硬，肉本软，各属一边，其血道血脉居中，必基本体软硬亦得中。又小儿骨头有伤，能平复。医人皆知此理。肉能平复，不待言而可知。况血道、血脉，比骨头尤其至软者，如何不能平复。若血道细而伤损少，更是亦平复。又伤损去皮者，皮无复生之理。虽得滋养的力，生出一等物，如皮且光，然与本体不同，终无窍。又细血道等，有伤损连及支脉，其本体却有再生平复的理。又此等伤损，有血流多者，有血绝不流者，有流而酌中者，有时间血流酌中得济。盖缘血流酌中，则不惧其生肿。并碎疮发热，大要此理。惟治其不生肿。其治法已于本类后说，治伤损的肉纹缕直者内说过，后篇内亦有说。又血流多者，可止之。血流少者，恐凝聚发肿，必治之不要生肿。又止血不流的法，后另在一篇说。说治伤损的肉纹缕直者。凡伤损的纹缕直且匀者，其本处肉未曾脱去，即将绢帛等拴缠。其法将伤损的两边辏向前来，收合后，拴用绢帛一片搭伤处，以带子拴系极牢，不容缝隙令头发并油等物透入。若有物透入，急不得平复，多日受疼苦。又凡饭食能添身内血者，皆可忌，勿令伤损处生肿。如此疾得平复。此等治，只是拴系，不必用别治法。

又凡只当不令生肿的法，将梅桂露与醋相合后，用布一边蘸湿，搭伤处周回。此等用的药，皆不及新酸甜石榴，与性收缩的葡萄酒，用熬到至处，捣烂作搭药，用能止肿。虽有肿，用之得济。若肿不因伤损生的，用此药亦可。要知此等治法得济的，先观病人可与出血，则于伤损处相对一体的上出血。斜治法皆用。若可与下药吃，则吃下药，然后用以上搭药。

说治伤损有圆裂纹及周回蚊，高低不匀停，又伤损去皮肉，其伤破处宽大且深者，凡伤损有直陷入肉且深者，若其伤不多日，只用拴系，其法要着伤处牢拴，不令根源凝在本处。又凡先将众疮肿毒门、疮疖类等处说过拴系的法，皆可于此处用。又凡伤损不多日，已拴系了的，可停候二、三日，勿轻解。量解时，疮已收口。若解而复拴，待一、二日，令其收口坚实更好。若伤损不匀停，其拴系之带不能着陷处肉，必与裂开旁边高处，使拴系着肉停匀后治之，令生肌肉平复。若伤损日久的，其法如治哈而哈□等疮一般，治有时间。伤损极重者，如不得已，将伤的一体割去。

又若伤损着重，内陷宽，外口小，勿令疮口收合，致作脓。可将陈棉花塞伤口内，且不要其生肌，直待内肉长满后，却取出棉花。用棉花时，先以生肌肉的药并软膏药等，沾其纸捻上放入，抵着陷处，后将陈棉花蘸酥油或宰体油_{即沙迷地面宰桐树上生的油}塞伤口，令其从底生肌肉上来，直待陷处长满无欠缺，不作恶成脓方可。

又凡用纸捻，初时伤损处其疮深大，用捻子捻后子渐减小相宜。又凡伤损处当裂开的，众疮肿毒门疮疖类内说过。治裂开的法，与此同。又裂开的缘故，不欲令伤损陷处恶物凝聚。若不裂开生合口，其底必生肿成疮。

又伤损有蚊纹，高低不匀称，或去皮肉，其周回边口，不能辏向前来者，必用针线于边拦上缝定，后将药治之，如法拴系。

又凡性润的药，皆可忌，只可用性燥、能生肌肉、并能止当根源的药等治之。

若伤损打烂皮肉，血聚在肉纹缕内者，速将性软能消散的药治之。又要知凡用性燥的药，及推的药，皆要用之得中，勿使药力太过。盖缘药力燥甚，虽是饮食滋养之力到生肌肉处，却被燥的力所胜，故不能生肌。若推的药力过甚，必血根源极清了，又且流散，故不能滋助生肌肉。大抵必要凡用的药性，使燥的、或推的，皆得中。令附余的润去尽，只存净血，方可生肌肉。

又用药的内有性冷、性热不同，须当视病人禀气强弱，与其年纪老少，酌量治。

又凡生肌肉时用的药，只可用性稍燥的，不可用有推性的。大意要此伤寒血润凝结，如熬热凝定的胶一般，方能生长肌肉。若不去了推的药，稍加性燥及收缩的药，如何凝聚生长的肌肉成。

又若伤损着肉稍轻，将松树叶用醋与水相和，熬到至处，或同葡萄酒熬，或青色马祖_{即是青色木实子}、石榴皮，哈里米牙_{即金银铜的柚子用水洗过者}，干车前子叶，沙答挛只□□□□或同用，或单用。此药能生肌速平复。用药后将浑马子叶□□葡萄叶莴苣叶阿□撒只叶□□□，新者，搭在伤损贴药周回处。

若伤损极重，将新乳饼或酸乳造成的饼搭之，得济。若伤损着筋，用蚯蚓研细贴之，又烧过的蒜研细单用，或与野瑠珊根_{即是马兰花根}研细同用，皆得济。

若伤损不多日者，此等药足以治之。若日久者，将烧过的大麦或是蜡子粉与摩而的油□□□□□，黄蜡造成膏子贴之□□□□，或哈里哈达而_{即是枯红矾烧过者}与买福黑达只□□□□相和的。

或没药与麻黄汁相和的。

或木失其他刺迷石亦_{即是麝香当门子与葡萄酒相和的}贴之，皆得济。

若伤在头上，将和匀成剂的面复，晒干为末，掺在伤处有效。

或将咱刺顽的圆者□□□，用熟葡萄酒熬过，捣罗掺。

或干车前子叶研细与麻思他其油_{即西域云香油。}

或摩而的油□□□□作成膏或扎□石而根□□□□，用醋与水相和皆作搭药，用得济。

膏药方：

可檀布片□□□□，洗净捣烂，宰体油_{即沙迷地面宰桐树上生的油}别而咱的□□□少许，以上药先将宰体油与别而咱的化开后入可擅布相和成膏用，如无宰体油将摩而的油代用亦可。此膏名为擅膏□□□。

咱□黎方_{即末子药方}：

淀粉_{一钱}　密陀僧_{一钱}　子查　没药

马祖_{即木实子}　各半钱

以上药捣研细掺用。

又一方：

蚌蛤烧过者—两二钱　　石榴用极小米长，全干在树上自脱落者—两六钱　　哈里哈的西即枯黄矾—两六钱　　鹿角烧过　　哈里米牙即金根铜的柚子　　体牙纳只□□□　　珊根即是马兰花根各四钱　　乳香末　松树皮各六钱　　石榴皮　　淀粉　　白矾各八钱　　马祖即木实子一钱

以上药捣研细，作末药用。

又凡膏药及末子药等方皆在药方册内说。

说伤损从身外着重透入身内及因跌磕有伤并治法

凡伤损身外着重透入身内者，是外皮上打破，将皮内肠外一层连筋肉（名为马刺忽八弍尼）者裂开，其肠冲出。若有此证，先将肠子还入本处，后将伤内皮肉缝合。若伤口小，其肠出有虚胀了，不能还本处，皆因风与冷气将肠子把住，以此不能入。其治法有两说：一说要将风治的消散了，又一说肠子不能入，须将原伤口割开。治消散风的法，将亦西樊只□□等，于热水内蘸湿，扭过去水，存热气熨肠子。如无效，方可于伤口处劈开，将肠纳入，缝合。若将亦西樊只蘸在性收缩热葡萄酒内，更能速消散。盖缘葡萄酒热气胜于水之热气故也。其酒尤当用有力及色黑者为佳。

又缝合的法：要针孔稀密相匀，不令宽了，亦不要窄了。若宽了，肠子把不住；窄了，恐针眼重复，受疼痛难以生合。又缝时，要将皮裹一层浮肉，紧与护肠连筋肉粘着一处缝住。盖缘皮裹一层肉带属筋经，其与护肠连筋肉各不相粘，故必缝着，然后可痊，不生余患。又缝的法：插针时，先将连筋肉伤处，用针头从所缝之人这边向外穿过，却倒其针从外将外皮并浮肉向里插入来，要针头对所缝之人后；又用针将这边浮肉及外皮针穿过，然后倒其针缴缝。护肠连筋肉亦要与那边护肠连筋肉相和缴住，务要各本体相对。缝至伤处完全，勿令外皮并浮肉与护肠连筋肉相混生合。

又若伤损极大，令一个人将伤边拦等两手收辏向前来，令

所缝之人旋旋相接缝将去。

又拴系的法：缝合后用三角布如三卜撒样者，放伤处两边，后拴系。如伤损是直纹，将三角布片两片紧贴着伤处放两边，令伤处两边拦紧辗接着，如所画状而后拴之。

又治时，看伤口在何处，令病人或坐、或卧，必要空出伤口在一处，勿使肠子冲着。如伤右边，令向左卧；伤左边，令向右卧；如在腹上，当令仰卧；下以褥铺衬之，使胸膈高起，其肠子自向下而无所伤；若伤在腹下，对于腰下铺褥令高，使上身胸膈倒向下，则肠子随即往上去，其伤口自然空出，得以缝合。大抵只要肠子离远伤口处，勿令有犯，又先用生肌肉的药等，后用拴系的法。

若拴系后，将毡子蘸热宰体油_{即沙迷地面宰桐树上生的油}放两腋下及两股里，又将于此相宜药等的涎水并油等，造成性软的忽谷纳即谷道中用药倒治的灌袋用。

若伤损到肠经，将性收缩色黑的葡萄酒温热，作忽谷纳用。若伤犯着撒音肠子□□则难治。此在药方册内说过。缘此肠比化肠极薄，其上血道血脉甚多，禀气又极热，常有黄痰自肝经流行到此处，所以难治。若伤着下肠等，其治则易。缘此肠颇厚故也。若伤重致盘肠指出，当时风气到本体，将禀气改动及凝冻了。若还纳入本处，因曾经风到腹里必烂了。以此古医人凡遇此肠指出者，必割去其凝冻者，将此肠还入本处，以生肌药等用之。此等药说见药方册内。

又咱芒黎方_{即末子药}：治新伤损者能令其生肌肉。

乳香　没药　安咱卢提□□□□血竭_{各等分}

以上药为末用。

一方：治因跌磕有伤并疼。

木阿西□□绿豆去皮　阿而马尼泥_{即阿而马尼泥地面的泥各一两}

以上药捣研细与新摩而的叶□□□水相□□相和搽。

托药方：治肝经因跌磕有伤不发热者。

木 阿 西 □□□ 阿 而 马 尼 泥_{即阿而马尼泥地面的泥}　　摩 而 的叶□□□_{各等分}

以上药捣罗为末相和托之。

又方：治凡胃经、肝经并各体跌磕伤者。

绿豆　刺丹_{即黑安伯儿香}　阿而马尼泥_{即阿而马尼地面的泥各一两}
芦荟　速其□　咱法兰_{即番栀子花叶各三钱}

以上药研细，与梅桂露、新摩而的叶水相和用。若病人一体属筋经，加葡萄酒，与纳而各西油_{即穿草花油}相和用。

又方：治因跌磕伤损发热者。

白檀　梅桂花　紫花儿　大麦_{各一两}　咱法兰_{即番栀子蕊花一钱半}
龙脑_{半钱}

以上药捣罗研细，与梅桂露、梅桂油相和用。

又方：绿豆面　阿而马尼泥_{即阿而马尼泥地面的泥各一两}　芦荟　咱法兰_{即是番栀子花叶}　速其□_{各三钱}

以上药与梅桂露相和用，若病处属筋经，加葡萄酒、玉簪油相和用。

又方：木阿西　绿豆去皮　阿而马尼泥_{即阿而马尼地面的泥各一两}
阿哈黑牙_{是五倍子}　芦荟_{各三钱}

以上药与摩而的叶水□□相和用。

又方：阿而马尼泥_{即阿而马尼泥地面的泥一两}　白矾_{一钱}　没药_{一钱}
以上药用相和。

又方：治胃经因打伤或因跌磕有疼。

甜林檎_{五两}　梅桂花_{一两}　阿而马尼泥_{即阿而马尼地面的泥}　摩而的叶□□□□　甘松_{各五钱}　麻思他其_{即西域芸香}　松树子　芦荟_{各一钱}

先将林檎包湿布片内，放慢灰火中令熟，去核研烂，余药捣罗末，与梅桂露相和用。若有发热，以大麦面一两、咱法兰一钱、龙脑半钱加入用。如不发热，以梅桂花五钱、甘松、麻思他其、肉桂、刺丹_{即黑安伯儿香}　各二钱，先将刺丹与海黎油□□□化开，余药为末，相和用。

又方：治因跌磕损伤肝经有疼者。

摩而的□□　沙福速林□□□□　哈不里阿而□□　哈撒卜咱里刺□□□□　沉香　黄蜡_{一两}　玉簪油_{一两}

以上药相和托病处。

又方：治妇人乳因跌磕有伤者。

绿豆去皮　干葡萄核捣烂_{各等分}

以上药与松树叶的水相和用。

又方：治伤损后，生出余肉，或身上有日久坚实肿，亦能软之。

黄蜡_{一两}　玉簪油_{六两}　鸭脂或鸡脂_{一两}　牛筒骨髓_{一两}

以上药相和搽。

又方：玉簪油脚_{一两}　可檩子油脚_{即胡麻子油脚一两}　米阿新者_{即苏合香}　别而咱的□□　札兀石而□□　兀沙吉□□_{各半两}　木黑里_{即安息香一两}　熊脂或鸡脂_{二两}

先将别而咱的、札兀石而、兀沙吉等，在葡萄酒内化开，后将脂与以上油消过，相和搽之。

又方：紫檩　咱法兰_{即番栀子花蕊,各等分}

以上药在新园荽水内研细搽之。

又方：治因跌磕等损伤生热肿。

将大麦面与新园荽水相和搽之。

又托药方：能消散凡疼。

黄蜡_{一分}　失必提油_{即野茴香油六分}　甘菊花研细为末量用

先将黄蜡在油内化开后，入甘菊花相和用。若不甚热，托此药；如热甚，用后说内药。

又方：垂盆草浆　石榴皮　大麦面_{各等分}

以上药在葡萄酒内熬过，研烂用。

又方：将人发烧灰，与梅桂油相和搽伤损处，得济。

说血流极甚并因由显验治法

凡血流极甚的因由有四等：第一等，是因热盛，其血道口儿开了，或因血道的力弱，其纵横如织解了口儿亦开；第二等，是因血盛涌出；第三等，是因用力太过，或叫号，或跳跃；第四等，是因伤损将血道断绝了，或因根流紧束，将血道裂开，或因用一等药将血道头儿上烧了，蚀去。

回回药方·折伤门 · 21 ·

又凡血脉上流的血要止住较难。盖缘血脉常有动。其动有二说：一等是开的动；一等是收的动。收的动，是血脉挤脊者，平日能将心内旧热烟气推出去，故亦能将血拨出去，因此其血流要拴住、止住，皆难。

又血道有伤损，有一等能辏接；有一等不能辏接，却能生一物把定。

有一等不能全辏接，常有血从血道伤口透出来，在皮内空处凝聚如虚肿状，若用指按住又回去了，如小肠气一般；又有时间不因伤损，只是血紧、或因血盛、或因用力太过，将血道裂开，其血亦在皮内凝聚如肿状，以手指按之亦回去。此等在脖项血道及两股又并膝下曲勾处多有。

又凡体等血流处是鼻子、肝经、肺经、腰子、尿泡、子宫。若血流肺经、腰子、尿泡内来的有险；若从鼻子内来的不甚险；若自肝经来比肺经、腰子、尿泡来者其险尤轻。

又血脉内来的血，其动静不均。若从大血脉等来的，如在手脚脖顶上多半止不住。若从细血脉上来的，如在脑顶上能止住，且无险。有时间血从细血脉支上来的，亦有自住者显验。若血色似枣而红又热且清，跳而复止，如脉息动静者，知其从血脉上来。若来的匀，其色与上不同，便知是血道上来。

治法：凡治止血的法有五等。

一等，是血从那边出，止从那边拨将去，如鼻右窍内流血，将咂血铜杓儿放在肝经处，咂之，即止。

第二等，用别一等治法取血，要将伤损处来的血力止住。此言如鼻左边孔窍内流血，只就左手血脉上出血能止住。

第三等，是血来到伤损处，要将其来的路径拴之。此言将伤的一体离伤稍远处拴，此体比别体要放高，令血来的力不能到伤处。拴系的法：从伤的一体稍远，将宽带子自伤处往后紧缠回拴定。则血流可止。若有于拴处近后再拴一次，如前法，令血倒回拨去，更可。如此则血的力自然减去，而流者自止矣。又伤损处，一处若难拴，将石灰于伤处周回掺上，令来的各血道口儿窄了，然后将后说的药放用。

第四等，将麻痹的药及能浊血的饮食与吃，令其血定，且能浊血的饮食如何其烧饼即地炉里做的烧饼及扁豆粥，如枣儿与吃后以凉水饮之。

第五等，是将伤损医治。此说有二：一说用药止当血；第二说于伤损处将劈开用器钓起伤损的血道，以可擅布绵□□或丝绵拴两头，后放药，有时间将血道伤处横理割断，两头自然收入，其肉口自敛，血流不流。此治法若于肉厚处施之尤妙。

又要知伤损处血道，或遇冷，或生碎疮，留能凝止其血。凡是将血道拴系牢固了，后用冷性的药等，或布片蘸冷冰水放伤口周回，能使血道凝结。若将伤损处灸烙或用紧束的药能灸者入伤处，发出碎疮来，亦能止血。又即刺即是野茴香捣过者，是能灸的药，若放伤处拴系，其性亦能灸发出碎疮。又海螵蛸研细掺伤处拴系，其性亦能灸发出碎疮。虽能发碎疮，又恐疮厌脱了，血还流，莫若止用铁器灸烙之。其烙入肉必深，所生碎疮亦厚，比及疮厌脱，其周回肌肉已生全，然后知灸烙之验胜于用灸药多矣。

一方能灸者：

有将石灰末经水化者研细，与鸡子清相和，用兔毛蘸药，搭伤处后拴系。

又一方力大者：

有将石灰末经水化者，并捣过的即刺即是野茴香、哈里哈达而_{即枯红矾}少许，皆研细相和，放伤处，后拴系之。

又凡药方等能止当血并能生肌肉的，若用之不必复用，能灸的药，其说见后。

一方：芦荟　乳香末　血竭_{等分}

以上药捣研极细，先用兔毛或绵子或棉花蘸鸡子清，后粘以上药末，放伤损处并血道口儿上，拴系之，待生肌肉时，方可开。若将兔毛与药作捻子放伤口，亦可生肌肉候禀气之力，自然渐渐推出捻子来，至伤损平复则捻子亦全推出。此等治法，尤极妙。

又方：先贤礼里奴西_{是古回回医人}用过的，极有妙。

哈里哈达而即枯红矾二两　乳香一两六钱　芦荟八钱　胡椒八钱　雌黄四钱　术卜新即云母石二两

以上药捣罗为末，研极细，以捻子沾干用，或掺伤损处，能速生肌肉得济。

又方：安咱卢提□□□芦荟　血竭各量用

以上药研极细掺之。

又方：芦荟一钱　乳皮一钱

以上药研极细，粘蜘蛛网上粘伤处。

又方：有数等药，其性能将血凝结如胶者，如术卜新即云母石，水飞过的，亦里其即是满乳也、熬过的　小麦粉、磨盘尘三额即是李子树子上生的胶，乳香，兰提牙纳只□□□皆是也。

又有数等药，其性燥能止当血者，如芦荟、乳皮、造醋用过的葡萄核，儿马祖即木实子用油蘸烧过者，铁销骨头烧过存性者，蚌蛤烧过未经水洗过者，亦西樊只□□新者，于福提即青沥青或葡萄酒内浸过胖了，复于火内烧过者，麦炒过黑色者，或未烧过着皆是也。

一方：将马粪烧过的马驹儿骨头，并烧过蚌蛤末，用水飞过搽伤处，能止当血也。

一方：将家秥狸的粪在土中干者，与伤处掺之，能干其润也。

一方：将蜘蛛结的网放损伤处，能止当来的血也。

撒福非可哈剌人即是加琥珀造的末子药能止因伤损血流多者。

琥珀　紫梗　阿而马尼泥即是阿而马尼地面的泥　石榴花　血竭

以上药捣研细，每服三钱，与速麻吉即夫焖子浸的水一两，加阿肥荣即是黑御米子熬的膏子味有毒，修合后半年者，方可服。一分同服。

治伤血不止，却将伤口朝上，用冰水冷却用：

芦荟　乳香　没药　血竭

上各等分为末，却用鸡子清调合，用兔儿毛或用乱发粘上，此药贴伤其血即止。就上再贴紧药，一发生肌。此血从大筋来者，用此药贴不住，必索放开，将筋用线拴住，血止，却用生肌。若是失儿阳筋□□□来者，其血冒出，止者再出，治者较难。为者筋断，则可用撒那剌叶□□□贴，却用艾炙。此篇而终。

又方：将韭嚼烂贴伤，血流即止。

说凡伤损疮等在筋上者并治法

凡伤损疮等在筋上者，要知筋经原从脑经上生来，故比别经知觉较速。因此若有伤损疮等，觉疼甚。又生筋缩、智识错乱证候。有时间不伤损，忽然筋上或筋连肉上肿极甚，致生出筋缩证候。

又筋经肿必兼发热，有时间伤损处显出肿，便令人生焦渴、口干、无唾。

又伤损在连筋肉纹缕上，其生证候亦然。若在上半身，连筋肉纹缕上有伤损，生以上证候尤甚。盖缘上连带脑经的连筋肉故也。

又要知筋经能受速作坏，盖缘筋经本体原是凝定的润，凡物似此凝定润的动静，但遇外来的热或润必速热坏了。因此若在筋经有伤损者，着冷水则生筋缩；遇热水，则必作坏。

又由于筋经亦有损伤，然此有时间用油者，因二说：一说是用温热油可定疼；第二说能令药性透到伤损处根底。然药的怕燥，与油性相敌，自能减去油的所伤。

又筋经的伤损，若直理伤损比横理较轻。盖缘横理有伤多至筋经伤了，此伤必连脑经后，生出筋缩、智识昏乱证候。亦有不得已，必去其始所伤之体，然后可者。

又身中内皮有伤损，此筋经稍轻，盖缘内皮能受缝合故也。治法要知损并肿、筋经疼的证候，皆宜用精粹的药，其热与燥的性皆要得中，热不可使太烧，燥不可使太盛。又却要有吸的力，不可有收缩的力，病初时尤不可用。然病将瘥时，却宜用性收缩兼能推的药，如罗亦琐黑达铜屑等是也。又罗亦琐黑达是一等药，本性沉重者，其精粹处在醋内，研之方显。醋之为物，不但能显药的精粹处，又能引药力到病根前。若药性极热，又能减去其力，改得平和了，皆令的中。

又若筋经伤处显出，绝不可用性紧束的药，只可将性温向热的药用。

又治筋经有伤损，初间绝不可用生肌的药，只可将布片蘸热性的油，如宰体油即沙迷地面宰桐树上生的油先定其疼，后方可用生肌药等也。又油只可用性温向热者，如大热则伤筋，如向温则比筋经略冷。何者，盖筋经本性温而有力，若以性温的油则冷，亦能有伤矣。

若伤损有疼或有肿，可先治瘥其疼与肿，然后治其所伤。

一方：能定筋经疼者。

将八黑黎面即回回铁豌豆面，或那河豆子面即回回圆豆面，可刺西纳面□□，或若宰兽迷面□□□，或大麦沙面，研细之极。与蜜造成的西刊右即是葡萄酒醋共蜜熬成的煎味向甜者相和。或与灰水相和作搭药用。

一方：礼里奴西是古回回医人验过者能治筋经肿瘥。如法里俺木尼肿□□□者用更得济。

哈里哈的西即枯黄矾　　金丝矾九钱四分半　　铜屑二两二钱半　　乳皮一两半　别而咱的□□　黄蜡七两　宰体油即沙迷地面宰桐树上生的油九两葡萄酒醋四十五两

先将干的药以十日为度，研之后将销的药等销过相和，敷在所伤的一体上一日二次或三次，用时又加温热宰体油在内。其后将毡子蘸醋与宰体油温热，放在所伤周回，却当忌寒冷。盖缘筋经所惧者惟冷并硬物故也。

又方：治枪等伤者无肿且不作坏，将法而非荣膏药□□□贴得济。若伤损处狭，其割时必要宽。凡时伤损作坏了，将撒吉别拿只□□□，可而昔纳面□□□用得济。又凡时肿将大麦面、八黑黎面即回回铁豌豆面等，在灰水内或撒吉别拿只浸过的水内相和用。若所伤处直，其筋经又显，必先将伤的肉，盖筋经合过后，却将药敷其上拴之。若所伤处横，必不得已，却用缝了。若所伤有疼，恐横理有伤损的筋经烂了，必用全割断后，却用药，不令其肿作坏。盖缘若肿生筋缩让候，若作坏致其一体不可动，因此不令伤损的显儿连合也。若所伤处狭，其割时要宽，不令黄水并脓凝聚一处，深穿入内去。又拴药一昼夜，可视三回或四回，至少时亦当早晚开视。若所伤损处伤筋又显，凡热性的药，如法而非荣等不能受；又凡药微有辣烧性也不能受，只可将性能干的药如脱体牙_{即蕃里的炉甘石}水飞过者用。或将石灰膏药用。此膏药用洗过的石灰、梅桂油、摩而的油□□□造成的。若用亦里其_{即是滴乳}亦当水飞过。若筋经全不显，将热性法而非荣□□□药先贴于别体或小腿上，或贴于与已禀气同的人身上。试其若当得，方可贴于所伤处。若药力大，可将别药减其性至平和。若药力稍慢，又可将别药增其性大的。若用的药或能干、或能推、或能热者，其药要当随人禀气相增减平和。若要将所试药贴于其伤处一回，亦不妨，后却增减。

若损伤筋经，本身尚壮，将哈里哈达而_{即是枯红矾也}饼子、安答论饼子□□□等用，亦可。

凡筋经所生不问显否，用药之后，却将毡片蘸宰体油_{即沙迷地面宰桐树上生的油}加于其上后拴之。若所伤在上半体胸腹向上两腋下，可将油润。若伤在下半体两肋下并脾脐下及两腿拗内，亦用油搽之。又中伤的人，可在软铺上歇，或水或油绝不可侵所伤上，亦不可用油并水洗，只可将软布片或棉花或软毛衣抹其秽物干净。若因一等因由合当用油，先将买福黑达只□□□敷其上后方将油用之。

先贤者礼里奴西_{是古回回医人}说有人因一件细铁器所伤，在手上筋经，有唐医用生肌的膏药贴其上，致其伤肿了，又将消肿的药如大麦面并油与水造成的搽药用，其人因此医所伤作烂至死。

又筋经最精粹，故不能受力大之药。从骨上生的筋，然性重能受力大的药；连筋肉上的筋，然性平能受力平的药。

若筋经因打等有疼却无损伤并肿，绝不可将灰水等能蚀开毛窍者用之，只可将别药定疼而已。又将能消散的油如乌古虎顽油_{即白菊花油}、宰体油_{即沙迷地面宰桐树上生的油}、撒答卜油_{即薄荷的油也}温热用之。又将蜀葵花叶捣烂作搭药用，或蚌蛤肉捣烂放于其上，极得济。

若筋经因打等有肿，将熬稠的葡萄汁与葡萄酒相和作搭药用，得济。若将醋与宰体油相和用，要温热不可至极热，恐烫其皮发泡儿。如将一片有油腻的毛衣或祖伐的毛□□□蘸此药放在伤处，得济。若有所伤其筋转或硬了，将木黑里牙忽的□□□一两在水内化开，又将蜀葵花根一两捣罗过，与上药相和作搭药用，或将锁珊根_{即是马兰花根}与熬稠的葡萄汁相和作托药用，或将九沙吉□□、别而咱的□□法而非荣□□□与宰体油的脚相和作托药用，或将麻而兀子□□□与买福黑达只□□□□相和作托药用。又量用答黑里荣膏□□□□却将粘狸粪比其分两一半相和用，得济。

又治凡人筋经被损者，其药必用极精粹的。若所伤有肿且疼，饮食不可过饱。盖缘此病当多出血拔润故也。若多吃饮食则所伤也大矣。

又要知治筋经有伤或有疮，最可的药是亦厘苦厘卜试迷□□□。若人禀气润多，或单将亦厘苦厘卜试迷为末用，或与宰体油少许相和。若将兰提牙纳只□□□代亦厘苦厘卜试迷用亦可。又凡人身体的肉坚实，禀气稍燥，可将法而非荣随其人加减用之。若法而非荣新者，其分两比亦厘苦厘卜试迷分两，至少当十二分中之一，至多当三分中之一。又有药其力过法而非荣者，是野茶移乳□□□□墨黎提提_{即是阿魏}撒吉别拿只□□□□扎兀石而□□□此等能热有力。凡药的力比法而非荣弱者，是混堂中垢腻，或是销铜的炉中灰，或是金渣滓。有时间如无法而非荣将蜜蜂巢内的渣用亦可。又病将瘥时，将八撒里浑膏□□□□与上药相和用极得济。又石灰海水于日下晒过洗之作成膏药用亦可。凡药并膏药等载在药方内说。

说股因乘骑汗出皮至磨破或脚后跟脚趾因靴磨破

凡人乘骑有汗，致股上或股里的皮周回于鞍等上磨破皮起了；又有肥的人，因步行两腿相搽亦致皮起，有时间有肿，有时间皮子磨搽垂下。治法：若单去其皮，单露此体受凉气，后将梅桂露冰凉过洒之，或将冰抹之；若将阿黑哈牙_{即是五倍子}、马祖_{即木实子}烧过者，捣为末，掺之亦可。

又熬过的速麻吉汤_{即是夫烟子汤}或浸过的速麻吉水洒之极得济。

或将密陀僧与葡萄酒研细过的搽之得济。

又海水温热，热用亦可。

或将葡萄酒脚干者研细掺之亦得济。若靴子磨动及脚后跟、脚趾，因靴挤着，拖去靴，亦脚受外凉气。用冷水湿或用水搽，却用密陀僧为末，用酒调贴。或将羊肺新者放在上得济。若有骆驼肺尤可。若将肺在火上炙过用：

一方：将肺烧过搭药用，能令肿消疼定。如别体有肿用此亦可。若平复了，若无肿，将旧靴之烧过者研细掺上。

一方：用陈牛皮靴底烧过研细掺磨动的疮；又葫芦烧过者研细用得济；又将雄黄与梅桂油相和搽之；或白膏药或淀粉膏药搽之皆得济。

一方：淀粉　兀沙吉□□_{各等分}

以上药先将兀沙吉与葡萄酒或水化开，后与淀粉相和，却用梅桂油，或摩为油_{即是没药油}，或萆麻子油，或玉簪油作成膏。

接骨类

说接各体等骨并拴系的法。

说凡骨损折的动静

凡人骨的损折，有直理损折者，有横理损折者，有碎损折者，医人呼其名各有不同。直理损折呼为萨的，亦即是裂开折了。若直理损折兼横理损折者，呼为吸刺黎言，如新月弯的形状一般。若横理折，有圆折的，有全折的，呼为哈撒于，如黄瓜等；又呼为福只黎，如萝卜一般。有时间一半直理裂将去如笔一般，呼为木沙塔卜；有时间如树枝等折将去，呼为木塔沙奚卜，又呼为木塔沙即；有时间碎小折的，呼为剌子；若碎小折到极处，呼为撒于黑，又名者黑石，又呼为哈失哈石撒于黑，如捣烂的麦子炒等。者里石，如半捣碎的物等，哈失哈石，如御米子颗儿。又凡是骨全折了，本处因即塌下不匀，其骨周回的筋并内皮肉等，必有签，因此，有疼与肿显出。若圆折平复则迟。

又凡体的骨头全折者，必有挨脊。先贤卜忽剌式是古回回医人说：若向外折，平复朝①里折，盖缘向外折则与筋经相连。又凡辕接处或盛骨头儿②的去处边拦③有损折，若瘥了，其辕接处必坚实，盖缘生一物如脆骨在骨头上显出。因此那一体动即稍难，候日久方软了。又凡小骨等上的辕接处有损折，愈坚实了。又一等骨相近的辕接处，开合甚少者，如足踝骨的辕接处折了，更坚实。最难的损折是圆折者，盖缘难于辕接，其平复又迟故也。

有时间骨有损折，那一体有肿、有血伤去多，骨周回的肉挤脊了，各有法治。此等肉挤脊的，必要量治之，不令作坏了；又要刺破稍去秽血，如不去，恐其蚀损作坏了。

又凡人骨有损折，小儿童子的可望再生，盖因初生的力还在其身内。若既壮年老的人，虽然辕接了，必无再生之力，却生一等物如脆骨，在其周回显出来，将损折处把定如焊药一般。

又凡人身上骨头等，最难平复者是膊上的骨有损折，其次是臂骨，又其次是项圈骨④向里折者。又大腿的骨、臁骨⑤稍易平复。

---

① 朝：原为"迟"，字误，今改。
② 盛骨头儿：指关节盂。
③ 边栏：指关节盂边缘。
④ 项圈骨：锁骨。
⑤ 臁骨：腓骨，此指胫腓骨。

又平复日数有多少不等：鼻十日平复；肋肢骨①二十日；臂骨三十日至四十日；大腿骨五十日，又或一等人至三月四月者。凡此等处损折，其平复之日不齐如此。

又凡骨平复迟的因由有四等：一等是因损折处多用水洗；第二等是因拴系后解颇早了；第三等是因举动亦早；第四等是吃精碎的饮食，此等饮食多能净血，血既清则不沾粘。又黄痰盛之人的骨，其禀气干燥者，若有损折平复亦迟。因此等人的血亦不沾粘故也。所以人骨有损折，令吃浊粘饮食，则其血沾粘，损伤易平复。浊饮食如哈里撒，即羊头等熬的麦子糕，煮的羊头蹄、可其烧饼等是也可其烧饼地炉里做的烧饼。

又凡骨平复的显验，是皮外显出血的颜色来。盖缘损折既平复了，其前所用沾粘的血，今既无用，却为禀气推出向外来故红也。

说接骨并移骨总治法

凡有二等：一等是扯，第二等是拴系。扯的，遇人骨有损折，必量扯到相辏处方接；如脱出亦必量扯到盛骨处方入。若扯过，当必生筋缩极疼并发热证等，亦或解散了。又此等所伤，于禀气并各体润多的人稍少，因其筋与血道稍软能受扯故也。如此有不及，则未到相辏处，此等理在骨损折与脱出处并同。又凡各体损折或脱出，皆宜量多少，当如何扯。医人以手摩擦病处，与之治后，将有带布片拴病处。又损折的一体，拴后不可易解。若忽有疼并肿等，方可解。如无，解不宜速，一时要转动，亦宜量自己之力所能到，然后动。何者，恐其那一体禀气无知觉了，后不能转动故也。又凡骨损折并脱出，要扯或拴皆须酌中，不令生一等疼。又要知，若一体拴系解迟或失于调护，将久此体作坏无用了，必割去方得瘥。既知骨损折，只在小儿有再生之力，当知拴系添力的理，于人病处生一等物

————————————

① 肋肢骨：肋骨。

回回药方·折伤门　　　·31·

能坚。因其所损折，故凡能净血、能消散坚固根源之物，皆可忌。如转运太过，或房事，或极恼，或热气等处，多住此等，皆能消散，亦可忌。又居止处，欲其温凉得宜。又性收缩且热与沾粘的药，托之得济。凡治疝气等药，在"肾脏门疝气类"说过者，此处皆可用。如此药内有柏树子、松树子、可西刺□□更好。

又凡拴数日后犹不坚固，便知因别一等恶根源不令生坚固的力，此等根源，必可刮去。如人生恶疮，仓猝不能平复者，须刮净其恶根源，方生肌得瘥。刮去的法，先以指甲于病处刮除秒肉，次以手心搽病处令热。其恶根源与无用的血已消散，然后有力的血方至病处，生一等物能坚固其损折处。又有时间骨的色改，皮之层数皱起，必解其拴。若有此则拴不可用板，只可用布片等。

又凡骨损折，必伤此体肉，可速治。其骨拴定至平复时，慎不可迟，迟则此处坚实难治。与拴如欲治之，必用力扯，然生极疼，未免有惊恐。或不得已迟了，亦可扯手接，但多有疼。若疼极不可忍，又其惊险，不必与之拴治。盖不可以一体残废，伤其生故也。若损折与治并拴后，生极疼，可暂解宽。必不得已，损折到极处，若欲一一接治到本处，恐其疼极难忍，只可缓缓与之治。先贤卜忽剌忒_{是古回回医人}说：凡人骨拴系后，将哈而八吉□□令其匝。盖欲其拨根源向里去也。先贤者礼里奴西_{是古回回医人}不欲此证人呻哈而八吉，只许将阿里浑□□□与一等西刊古宾_{即是葡萄醋共蜜熬的}煎相和吃。此等西刊古宾有哈而八吉的力，却无其毒。又说卜忽剌忒同时的人虽与哈而八吉吃无损，令则不可。先贤卜阿黎_{是古回回医人}说：者里奴西_{是古回回医人}谓哈而八吉只①宜与卜忽剌忒_{是古回回医人}同时的人吃，此言果可言否。

又凡人骨直理损折者，拴必牢固，务欲挨沓。如横理损折，只可扯骨的头儿。既相辏，即宜拴之。又凡直理的骨，如

_____

① 只：原为"止"，通假字。

遇碎折交横偏去，必宜量扯，务要榛接平稳，令碎折各到本处嵌定，以手摩擦缓缓放下，急抡之，庶几此骨不再解脱，亦不可抡紧，则生疼。又凡骨折了偏入肉里去，于连肌肉有签疼，此处与之劈开可取，取出可割，割去劈开时，须看穴道并筋肉，宜伤之。又若骨碎了，多离本处斜入肉理法，必劈开二取出，否则生疼有签，若碎骨虽多，如御米子在壳干时的响，却不离本处。若与抡系缚托药，可望其榛接平复。

说碎骨在肉内不能治必割去者

凡割去的法，必先缓缓劈开，不令宽了，仍以软毡片破一窍，量碎骨的大小，以此毡片套至骨的根下，又以皮一片取窍套毡上，方用小尖锯儿比做牙梳，家用的尤小者，贴根下锯去此骨。有一等医人治此等骨，用钻排钻数窍，务相挨沓。此等治不免惊险有伤。盖缘钻时则恐透过骨，伤其下的肉，或别一体身周回有伤故也。只可以软物放骨下，量钻头透骨即止。此等亦未免惊恐，然皆不若锯去之为胜也。

说损折骨当如何抡系并所用物等

凡损折骨处，抡系比周回的肉上稍紧。此言无病处亦要抡系者，盖欲助损折处坚固也。然损折处抡亦不可太紧，其周回无病处抡又稍慢，则不得饮食的力行到损折处。又用的绢片并带，皆要软净，又要抡的带，要量各体的宽窄。其在胸膈肋肢用者要宽，在臂膊至少宽三指、四指，在指头又窄。又用绢片的理有二说：一说抡要极匀，令损折的体平正；第二说抡用板时，先以软绢片放损折的体上，后加板于绢上，令板压下方抡，欲损折与周回无病处相匀坚固也。若恐生肿，先贤卜忽剌忒_{即是古回回医人}说：以净黄蜡与宰体油_{即是沙迷地面宰桐树上生的油}熬成膏，搽之。有时间用此绢片荫凉处，或用凉水或和醋蘸湿此等绢片可擅□□□的尤佳，能止当肿。又甘菊花油，性收缩，葡萄酒能消散肿，于本体能助力。又宰体油加麻思他其_{是西域芸香}并九沙

回回药方·折伤门　　·33·

吉，各少许，熬的能消散助力。又损折拴系不匀，多半生疮。若生疮，不可用以上黄醋熬的膏，只可将绢片浸性收缩葡萄酒内，搭上。

又凡药等，在治损折处用的，另在本类后搽药，并用的药于接骨宜用者内说。

又损折大者，用三条带拴。其拴时，先放绢片，次用板。此等板，宜用柔软木制者，如石榴木、柳木等的最可，又要光且匀。然此板当损折处拴，欲牢固，非稍厚与硬不可用。盖缘能助损折处坚完故也。又带用三条的理，一条拴片上，从下拴上去，则绢片在损折处牢固；一条拴板上，从上拴至下，不令附余润到此处凝聚生疮；一条上下交拴，两头结住，则板与布带皆坚实，多有得济的力。

又凡损折处，初拴时，只可用绢片，至五日方可用板。若恐那一体后屈不伸，或成别一等证候，随即用板拴。

又凡损折愈大，拴用板愈迟，但绢片多用，然必看病人，不可令此体摇动垂下。

说损折骨上拴的带解有日数

凡损折骨上拴的带，先贤卜忽剌式^{是古回回医人}说：一日拴，则不令病人受疼；一日解，随即拴之，则不令作痒①。

又凡解时再拴上，须于原拴处拴之，其绢带与板皆不可改动。若改动，则恐原拴处作坏，令其挤沓有疼。过七日后却可，五日或四日一解。盖缘七日后，不患其生肿痒，然比初拴时宜稍宽，则饮食的力能行到病处，辏接既牢固，取起板时，亦不可太速。盖缘其处虽生一等物如脆骨，助其坚固，取板若太速，恐此体屈而不伸。又有或十日，或二十日拴不解，亦无伤者，但只是数日解一次，观其皮色与肉，若改动，必治之最可。

────────

① 痒：原为"养"，通假字。

说凡一体的骨有损折并伤肉者

但于周回用绢片并板，择其相宜之处，不可拴伤处，只用膏药、或布片，于性收缩黑葡萄酒内蘸湿，搭在上。有一等医人，以绢片放所伤周回，仍于拴用板上取一窍，要与伤处大小相当，然后拴之，令脓水从此中流出。又以带拴窍上，不令冷热气或蚊蝇等到伤处，有时以梅桂露并醋相和浸的布片，荫冷放其周回，能止肿，又黄蜡并油熬的膏，凡用时不可到所伤周回，恐其作坏。于夏天用，更宜慎之。

说凡搽药并用的药于接骨宜用者

凡此药等于接骨用者，有一等能定肿并痒；有一等能助一体的力，能坚实其所生之物；有一等能软辕接处坚实者；有一等能平和其所生之物；有一等能治散解的。使坚实了能定肿并痒的是黄蜡膏药，又性收缩葡萄酒或浇并滴亦可。又可檀布□□片浸醋并梅桂露内，或冰凉水内，或荫凉者，搭肿或痒处皆得济。又甘菊花油，与性收缩葡萄酒相和。本类前说损折骨当如何拴系，并所用物等内说过者，浸可檀布片搭亦得济。又温热水长浇长滴亦能定痒。又凡附骨的肉有伤或骨碎折，不可浇热水。盖缘此损折的骨并其周回肉，但沾水少许便作坏。又凡药能坚实损折的骨添一体的力者，在后说。

一方经验过者：木阿西□□　绿豆退皮各一两　没药　芦荟
白蜀葵花　阿哈黑牙即是五倍子各五钱　阿而马尼泥即阿而马尼地面的泥二两

以上药捣罗为末，用鸡子清相和，搽之能止肿并热，亦能坚实辕接处。

又方：松树叶　摩而的叶□□□　柳叶　速其□　梅桂花
紫檀　阿而马尼泥即阿而马尼地面的泥　刺丹即黑安伯儿香　槟榔　葵花
绿豆　阿哈黑牙即五倍子　以其黎黎□□　马而藏哥
失□□各等分

以上药捣罗为末，先将三等叶捣扭其汁，后将速其□以下

十一味调和，搽病处。若要力稍热，将松树子、刺辛□□
添用。

又方：绿豆_{去皮}与新摩而的水□□□ 相和，研细搽之。
若用油搽，将摩而的油搽之。又熬摩而的汤或摩而的子儿汤代
新摩而的水亦可。

又方：绿豆 咱法兰_{即番栀子花蕊} 没药

以上药与性收缩葡萄酒相和，托接辏处，能令所生的物
坚实。

又方：虎而麻_{即万年枣} 绵羊尾子 生芝麻油_{少许}

以上二味捣烂相和，用生芝麻油调匀作托药用，能软辏接
处并所生坚之物。

又方：蓖麻子洁净者，捣烂，用酥油比蓖麻子一半分两，
又以蜜四分之一相和作托药。用若要力大，将热性药如撒吉别
挛只□□□托兀石而□□腽肭脐等加入用。

又方：可檀子油的脚_{即胡麻子油脚} 芝麻油的脚 胡芦巴

以上药共在乳内熬过，又用羊尾子炼过的油相和搽。

又方：葵花根 黑撒兀里黑麻而根□□□□ 木黑
里_{即是安息香} 兀沙吉□□扎兀石而□□□

以上药先将二等根捣为末，次以后三味醋内化开和以上
药搽。

又方：胡芦巴涎水 可檀子涎水_{即胡麻子涎水} 黑撒兀里黑麻
而涎水□□□□□□ 兀沙吉_{□□□湿者} 别而咱的□□ 鸭子脂
木黑里_{即安息香} 牛犊儿脑子 玉簪油

以上药相和搽。

又方：陈宰体油_{即沙迷地面宰桐树上生的油四十两} 玉簪油_{三十两} 苏合
油_{湿者五两} 法而非荣□□_{二两} 牛筒骨髓_{四两}

以上药相和搽。又腽肭脐、木香、白芥子、鹁鸽粪，此四
等能消各体上辏接处生的附余小肉块儿。

又方：能坚实辏接处散解。

柏树子 松树子 咱法兰_{即番栀子花蕊} 没药 刺辛□□ 肉
桂 阿哈黑牙_{即五倍子}

以上药捣罗为末，以菖蒲熬的汤相和作托药用。

又凡药等能将鞟接处并所生的物坚实者，于鞟接散解处用亦得济。

又方：于胃经损伤处所生物上托，能止因伤的疼。

林擒_{熟且净者五两} 梅桂花_{一两} 阿哈黑牙_{即五倍子} 麻思他其_{即西域芸香} 摩而的叶□□□ 甘松_{各五钱} 咱法兰_{即番榅子花蕊} 松树子_{各一钱}

以上药捣罗为末，用车前子叶的水相和作托药，后将木瓜造的西刊古宾_{即葡萄醋共蜜熬成的煎}或单西刊古宾加珊瑚、琥珀与吃得济。

又方：能治因各体损折以致肝经有热且疼者。

紫檀 白檀 梅桂花 紫花儿_{干者各五钱} 大麦面_{三钱} 咱法兰_{即是番榅子花蕊一钱} 龙脑_{半钱}

以上药为末，以梅桂露并梅桂油相和作托药用，后将单西刊古宾或大黄散与吃。

大黄散方：大黄_{一两} 鲁纳西□□□_{一两} 鹿其_{即紫矿水洗过五钱} 天竺黄_{五钱}

以上药捣罗为末，每服一钱，与单西刊古宾_{即葡萄醋共蜜熬成的煎}加梅桂花汁同服。若肝经虽疼无热者，将后说的托药用。

托药方：梅桂花_{五钱} 甘松 麻思他其_{即是西域芸香} 肉桂_{各二钱} 摩而的叶□□□_{三钱} 刺丹_{即黑安伯儿香二钱}

以上药先将刺丹在海黎油□□□内化开，次以上五味为末与之相和作托药用，后将思鲁的徒西_{即是加没药咱法兰官桂的膏子药}或大黄与干姜同服。

又方：于肝经疼并各体上得济。

木阿西□□ 阿而马尼泥_{即阿而马尼地面的泥} 摩而的叶□□□_{各等分}

以上药为末作托药用。

说骨证候上用的热水并油得济及所伤处

凡人骨损折，鞟接拴系时用油及温热水搽之得济。盖缘能软损折那一体并筋经，则扯拽治时不甚疼。若骨肉平复，所生的物坚实后用之亦得济。盖当此时，那一体并辏接的坚实处，若不搽油与水，令其向软，恐后难转动。

又凡有的附余润亦能消散，又血道并筋经因拴时燥者，亦能润之。若当骨肉方生，所生的物虽显出，未坚实时，却不可用。所以不可用者，盖所生的物未坚实，用油与水则能软，软则接辏处把时不固。若此时托药干燥，生紧张的疼，却可解其拴系，稍用油少许搽托药上，令软不至疼亦可。小儿更可用。如无紧张疼，绝不可用油。有一等医人，凡解拴系时必搽温水，盖欲所生的物上添润且厚故也。但此水宜温不宜热，热则消散其添润的力，凡用水时，皆当酌量皮与血道来的润多少，不可过用。

说各体损折从头至脚

凡头有损折其大概呼为沙哲，伤皮呼为哈失喇，肉裂开呼为把即阿，皮肉俱断呼为哈里哈，头伤血流呼为打米牙。伤透入肉不到里骨的皮上呼为木他剌黑麻；如到呼为寻哈黑膏。显出，呼为木则哈。骨折，呼为哈失麻。折到至处取出碎骨来，呼为木剌黑纳。损伤从外皮至里脑的内皮，内皮却不伤，呼为马木麻，又呼为阿木麻。伤至脑，呼为答未阿。骨裂开不折，呼为末额没沙。又治打米牙、哈失剌、把即阿木、他剌黑麻、木则哈的法在本门伤损类说。

凡伤损疮等在筋上者并治法处说过的，此证等上可用。若治哈失麻、木剌黑纳、阿木麻的法说，见后。

又或头上骨损折，皮却不裂，然有肿。庸医但治其肿，不治其损伤。将久肿虽瘥，其骨反作坏，因此生极发热证，浑身颤，智昏乱，凡脑经等的证皆显出。又有肿未消，其骨作坏，以上诸证亦显出者，后必劈开其皮，方可。又有头上皮一处裂，皮下数处损折者，庸医但知治一处，其后以上诸证亦显出。因如此医人，要量看其皮裂并损伤及高低不匀处，又当思因何物致伤，并其轻重，作如何治。

又凡头上有损伤后的证是中风，无知觉，声喑哑，浑身颤，智昏乱。

又凡量知皮下骨有损伤，以刀十字劈开其皮，显出骨。若劈开血多流，以干净布片塞之，或布片浸醋与水或梅桂水相和的内，取出扭去水，以此布片塞之，后将绢片于葡萄酒与宰体油_{即沙迷地面宰桐树上生的油}相和的内蘸湿搭上拴系。至第二日，若无别证显出，方治其骨。如别证显出，且勿治。

又骨损折最少者，是一面有裂纹显未到那一面者，此等呼为撒的亦。此裂甚难见，因其纹细如发故也。最可的治法：是刮去其裂纹，略不留纤毫。若要知裂纹多少，滴墨水等少许即见矣。

又凡刮骨的器有大小，先用其大者，后以渐用至最小者。尽刮去裂纹，方敷药拴系。若裂纹极深，亦不可刮太过。又要看脑盖骨内的皮，若无脱离，则肿与疼，发热、发昏、智乱皆稍少；如有脱离，则肿等的证颇多。

又凡此证上用的药是知母、可刺西纳面□□□、乳香末、咱刺顽的□□□□扎石兀而根的皮，□□□ 没药、安咱卢提□□□□□、血竭等，若凡损伤辏接缝后，于此无等内但有者，即捣为末掺上。若伤不到骨，先以温热梅桂油滴上，后辏其伤处缝之，复掺末子药。又以可檀布□□片蘸鸡子清铺末子药上，后将绢片等蘸性收缩葡萄酒与宰体油_{即迷沙地面宰桐树上生的油}相和的搭布片上，另拴系。

又凡治头上损伤等并各体骨损折，当刮去及取碎骨时，必忌冷气、冷天、冷地面等。若夏天，令病人偃仰，倘有附余血与之出血。

又凡裂纹损折处，不可一概与之刮治及取碎骨。虽然头上伤损，多有医人曾取出骨来，其伤损的皮肉往往亦平复得瘥，却不可倚此。

又哈失麻_{即是骨折}并木剌黑纳①□□□□□□损折等，要知头上骨与各体骨不同。头上骨损折平复后，头出所生的物不坚实，在各体的则坚实。因此恐脓流入内去作伤。此一体必取出此碎骨，待脓去净，方于伤处拴系，令生肌。

又一说，凡各体的骨拴系后，其滋养的力不能到病处。若头上的骨则不然。虽拴系，滋养的力还到病处。因此，所生的物易生，恐脓去未净，在内作伤，故不得已取出碎骨。令脓流尽，不致病处作坏。若其余的骨拴系了，骨里显出脓来，便知此等脓在病处生，流入髓里去，必开其辖接处，显出骨，用物拭去脓，且勿令伤处生肌。至脓无，方治以生肌之药。若不畏骨内生脓，流入髓去作脓，不必与之锯并取其骨。

又锯骨时，亦宜择可锯处则锯，脓方能流。可锯者，在近脓处，然此亦不可近筋，如囟门上骨是也。又慎勿令冷气到脑筋上的皮。又滴温热油，若脑经皮上显出黑色，此只是伤在外。又或是药的颜色者，无损。此等以蜜一分、梅桂油三分相和搽，令去黑色。若黑色在骨上，或罗隔肉上，不可治。何也，其生气不能到此故耳。

又若要取骨时，速取则可，迟则有伤。夏天七日不过，冬天不过十日。此等取骨之法，若脑经上的皮无挤沓，碎骨头儿损折处不签脑皮，可停至数日；若有挤沓并签，必生肿或筋缩或中风不省人事证候等，宜即时取出，勿令生以上证候。

又割去及取骨的法：先令病人剃去发，就损折处伤纹上，或横或直作十字劈开，比损折旧伤放宽，显出骨来方取。此等必扶病人令坐，或令病人卧，使其便于割并取。仍将棉花少许塞耳，不令闻割声，凡拴系并搭的物都解去。又拭其骨，令净后将器缓缓细割，慎勿伤脑经上皮。若骨厚，先以钻排钻数窍。其钻头利处要与骨厚薄相同。临钻时，必先以钻比量骨的厚薄多少，于钻头上只留合用的分寸，余即以物限住，不令透骨伤脑皮。每窍必离一籖头。钻后用器于离处割开，以镊子或

---

① 木剌黑纳：原为"木纳黑剌"，据本文意改。

钳缓取碎折骨。亦不可一并取，恐伤脑上皮。后又于割骨处，用一细器锉令光滑。锉时，以一物衬骨下，不令伤脑并脑皮。若有锉下的碎骨并屑，亦宜缓。取净后，用膏药并药等。

用药的法，先将净可檀布□□片比伤处大小，微蘸梅桂油搽其上。又以布片两层或三层，于葡萄酒与梅桂油相和的内，微蘸湿放可檀布上，勿令在脑皮上沉坠。又以带，量布片大小，宽拴之。若有发热，先治其发热。此等布片常以油润之，三日一开，拭净其脓，以头上用的末子药掺上，后将本类前说凡搽药并用的药，于接骨宜用内说过的药，于此治。

先贤卜黎西_{是古回回医人}说：有人用器治后，在脑经皮上或脑内显出肿来且坚实。此等肿，或因取骨，或因锯骨，或因二者有动，或因碎骨签脑皮，或因搭布片等沉坠，或因冷气到脑经，或因饮食过度，皆能成肿。先要知其致病因由，然后易治。若因由不明，却无妨碍，可于血道上出血。又与精碎饮食吃。又将蜀葵花、胡芦巴、甘菊花、可檀子_{即胡麻子}熬汤长滴头上，并浇头上。又将大麦面、可檀子油或甘菊花油、温热水相和作托药，托损伤周回。又将鸡儿脂炼过者，在头并项脊背骨节等上搽之。又将紫花儿油滴耳内。又令病人坐温热水内，若无妨碍，可与下药，即与下药吃。

又治鼻上损折的法

要知鼻有二分：上一分是骨，下一分是脆骨。脆骨无损折，若有跌磕，只是扁①或塌了，因塌稍平下去。凡鼻骨损伤，若不速治，有二等候证显出：一等是鼻知觉香臭的气力无了；第二等是鼻曲了。此等只可于初间速治，若迟亦当于十日内治之，过十难治。

又拴系令其端正的法，是将光铜筋缓放鼻内到损折处，抬折骨拨使端正。仍以手指于鼻上向外缓揉，令其直后，其气易

---

① 扁：原为"匾"，通假字，下同。

通。虽一边损折，两窍皆放捻。用此捻时，将木阿西□□□并阿哈黑牙_{即是五倍子}研细掺捻上，又另以片纸搭，此二味搭鼻上，又鼻不可横拴，恐愈扁了，鼻内纸捻不可速取，病瘥方可取。

又凡脆骨有伤，用食指或小指入鼻内拨脆骨，后用手指于上揉捏端正，亦仿前法，作一纸捻放鼻内取直。若有肿，将答黑里荣膏□□贴令消散，或将回回炉内白烧饼心儿并乳香末宰体油_{即沙迷地面宰桐树上的油}与醋相和作托药，托鼻上。若脆骨向一边去，猝不能直，用二指阔棉布条或皮条于一头搽胶粘物。若鼻偏向左去，贴右边；向右去，贴左边，待胶牢固，扯此布条等向脑后拴系则鼻端正，鼻内放纸捻，鼻外放托药。

又治两颌骨损折的法

凡此骨损折，多半向里去。若左边损折，医人以右手食指并中指放口内推出外去，以左手在外托住，使之端正。此等端正验之牙床上下相对则可知。若右边损折，用左手推右手托，并如前法。若损折相离了，偏向前者，必用扯。令一人于颌的根上，以手扶住；一人扯其颌，医人用手辏接之，使牙床上下相对。若损折致伤，有碎骨交起签肉，可取出。必不得已，于损折处劈开稍宽。等取出后，用药并布片拴系。拴系的法，先用一布带，其中间放项上，两头从耳下绕至额，左右交纽，至项上又交纽，缠至两颌下。又交纽从面上过至头顶，又交纽从耳后过至颏下，方拴系。又以一阔带，中间放额上，两头绕至脑后，转到额拴系之。能令以上拴的带牢固者，不得已，将一片板衬在损折处拴亦可。勿令病人言语并动，饮食令吃薄者。若有热肿显，将定热并消散热的托药并浇滴的药用，多半在二十一日方牢固。盖缘颌骨软中有髓，故也。

又治项圈骨损折的法

凡此骨损折，其膊即脱下。若损折近胸，脱下稍少。拴系的法：令病人坐凳上，医人令一人扶其膊向上抬起，用力转向外；一人扶其项、并无病处那⁣ 边的肩髆，医人以手指于损折处辏接。凡有脱出移入本处，若向里去，往外扯出来，其法如上。若此不能治，多将布片缝一球嵌腋下，令人抬其髆向上。务使肘抵着肋肢，则脱下的髆损折项圈皆能入本处。若项圈头儿向里去了，如此治不能入本处，令病人仰卧，在两枕骨①中间，以二枕叠之衬起，将一棉布卷叠代枕用。亦可令人于左右两肩以手按之，令项圈出外来到本处，医人以手移入辏接之后拴系。若碎骨交起签肉，必劈开取出骨，然慎勿令伤胸膈上的肉皮，必将一器于损折的骨下衬住则无伤。若裂开后生热肿，以一片布稍蘸湿梅桂油，放劈开处。若无肿，即于劈开处缝之，常贴膏药。此等要全瘥，必待一月，亦或有不到一月者。

又治枕骨的法

凡此骨的损折，多半在周围，其平处稍少。何以知其损折，但用手摩擦，觉有高低不平，或肉上皮皱或签内疼，则知之。有时间折了向里去，本处必陷入。有时间折处有裂纹，此等亦是皮皱方可知。

又凡此骨损折等，比如在左边，则左手举动的力不全。又陷入的骨必用哑血构儿放本处，令人以气吸上来，后敷拓药拴系。其余损折等，只用损折的药。若有肿，将能消散定疼的药用。如将用哑血构时，宜慎之，勿令根源多聚在本处。所以慎之者，先于血道上出血，饮食勿令过多，又将浸的凡果子水加黑牙而闪八而心儿□□□□与吃，令润脏。若损折的骨交起签肉，必劈开锯取出之。

又治胸骨的法

凡此骨损折有二等：一等是辏接的骨节折了，离本处。其显验是折时有声，因其有声及手摩擦则知其损折；第二等骨节

---

① 枕骨：肩胛骨。

折向里去，胸子塌下。其显验是气窄，并有干嗽，或嗽出血来。其治法与治项圈骨治法同。若骨节向外脱出，令二人扶起肩膊，医人将脱离的骨缓缓移至本处辏接之，仍将以上说过的布片并药搭上拴系之。若骨节向里去了，将咂血杓儿如上用，其慎之之法亦如前，后将损折的托药用拴系之。

又治肋肢骨损折的法

凡人肋肢骨有全是骨的，有兼脆骨的。全是骨的共十四根，每一边七根，吸为胸上的肋肢。凡此等肋骨内，一根有损折则本体节节伤去。兼脆骨的稍在下，共有十根，每一边五根。凡此骨遇打或跌等到骨上损折，到脆骨则挤沓或扁了。

又凡肋骨折，其显验是有干嗽、气窄、痰中有血、有签疼。此等签疼比咱土里占必_{即胸膈肋肢疼痛生的肿}签疼尤甚。此等骨折亦只是以手摩擦然后知之与辏接。若折向里去，不可用手。

有一等医人说：可多与饮食吃，其生风饮食更宜多吃，令其肠经、胃经饱满，腹内膨胀，则肋骨自然向外推出。此等治于此证未甚相宜，盖缘饱满能添肿，使人不安故也。

有一等人说：可将咂血铜杓儿放病处，以气吸上来至本处。此等治稍可，但不可全倚信，恐咂血杓儿多吸，将根源在此处凝聚。只可先于血道上出血，后与下药吃并令吃精粹饮食，方可用铜杓儿。

若有碎骨，其签疼甚，只可劈开此处显出骨方取，却不可劈伤内皮，后于劈开处缝之，贴膏药。

有一等医人说：拴系肋骨的法，用折子蘸温热宰体油_{即是沙迷地面宰桐树上生的油}内放病处，其余肋肢骨中间放布片令其匀。

又治脊梁骨的法

凡脊梁骨损折者少，但只于其周围有伤。人之生，脑后有白筋①两条，下贯于脊梁骨节内。其筋外有一层皮裹，若人骨节有伤，此白筋亦挤沓，故速死。若此损伤在脖项骨节上，死尤速。如无此二等，只有肿显者，可治。又将油与湿热水相和浇滴，又托性能定疼能消散的药。

如脊梁骨上小骨损折，以手按可知，必劈开取出，于劈开之②处贴膏药。

若在腰下的骨节损伤，医人以一指入谷道抬起，外以手揉按与辏接，托损伤上用的药拴系之。若碎骨交签入肉，劈开取出后，于劈处贴膏药。

又治膊上损折的法

凡此骨损折，治时先要扯令骨到本处方治。扯的法，一人扶其肩，一人扶其肘，各扯之。医人以手按其交接处治之。后以治损折药，摊宽布片上于膊上缠两遭，仍将一薄板以布裹者，于缠处酌中拴系，不令其骨斜曲生疼。又勿令垂手并动，将一带挂其臂，一带横拴胸前，臂自然无动。初间七日内，凡三日一开换药。若骨在本处有动，三日前亦可开治，其动处过七日后，凡七日或十日一开。若有疼有肿，速开与治。如初间有肿，不可用板拴，只可先将紫花儿油温热滴病处，又于包裹布片上摊能定疼并消散的托药放本处，以白檀紫檀于可西尼_{即西域苦荬菜}或新园荽水内磨搽肿的周围。饮食与精粹的吃。若肿得瘥，方托搽治损折的药拴系之。至四十日间，七日或十日一开；四十日后以温水等浇滴其上。

又治臂骨损折的法

凡臂骨③有两根：一根稍大，一根小。大者在下，小者在上。若两根皆折，此是大证候，治之极难；若一根折，稍易

---

① 白筋：脊髓。
② 之：原为"指"，通假字。
③ 臂骨：指前臂尺桡骨。

治。又在下的骨①损折，平复之日稍迟。此等拴系与膊上的同。平复必待三十日。

又治手腕骨的法

凡此骨损折极少，盖缘其坚实故也。若有损，多半是离了本处。此等治只要扯并移入。其治法在本门骨脱出类说，各体离了本处的动静并显验总治法内说过。

又治手指损折的法

凡手指折者极少，只有打扁或损伤等。凡遇此证，使病人坐高大凳子上，令覆手心平稳，扯损折的骨。医人以大指并食指与辏接之。如大指折，拴系与手心相连。若小指损折，先于其上用药并布片缠了，又以布片与无名指同拴，如无名指损折，其治法如小指与中指连拴。若中指损折，治法亦同，与无名指、食指同拴。如食指损折，治法亦同，与中指连拴。大抵损折指与无病指同拴。如用板夹住，一般欲助其平直故也。

又治横骨②并臀骨③损折的法

凡臀骨损折，多半是直裂将去。此等损折，若有疼有签，其余显验皆少。其治稍难。盖缘此等骨比其他骨在肉内稍深，不近外，药力猝不能到其上。又凡是近臀的平骨有损折，其治法极难。若损折向里疼与签尤甚，大小腿的骨皆麻了。此等治法令病人覆卧，用有力者二人扯其大腿，又令一人扶其胸膈并手，医人用力揉其臀。辏接碎骨后敷托药拴系之，方令病人仰卧，以一硬枕放脊背下。有一等医人以治肩骨损折的法于此治。又在横骨损折极少，若有，以手辏接之。

---

① 在下的骨：尺骨。
② 横骨：耻骨。
③ 臀骨：坐骨。

又治大腿骨损折的法

凡此骨损折的治法与膊上损折治法同，必先用力扯，后与辏接之。若此骨损折，近臀将一长布片内贮棉花或毯子，多少相匀，缝一带如梢子入病人胯内，用有力者二人，前后各举一头向上扯，要令贮棉花等处，正与谷道并横骨相当。又令二人扶近膝骨上向下扯，扯各要用力。医人以手辏接损折处，用药与布片并板托上拴系。

若损折近膝于腿骨根上，用二人扶，一人扶膝盖，各扯，医人与辏接拴系之。辏接时，令病人覆卧。拴系后，将一枕等放两股内，令辏接的本体无改动。又用的板儿等要如枕的模样，则能拘束以上布片。若损折稍多，其拴时亦要令小腿能动，板用稍长者，布片放要匀。此等骨平复必待五十日。

又治膝盖骨损折的法

要知膝骨损折多在膝盖上，或因裂，或因跌等，皆以手按之。知拴系的法：一人扯其小腿，令直其膝，医人以手辏接后，以药布片托放拴系之。

又治小腿损折的法

凡此骨损折拴系的法，与臀骨损折拴系的法同。盖缘臂骨有二根，一根稍大，一根小。本篇以上说过。小腿骨亦然。凡两根皆折者，小腿并脚分两处；一根折，分三处。若小骨损折，其小腿偏向前往外去，亦稍能行；稍大的骨损折，小腿偏向后往外去，不能行。拴系的法：令有力者一人扶其膝，一人扶小腿并足踝，各扯，医人与辏接之，以药并棉花布片托上拴系。

若损折近膝骨，其布片棉花缠至膝盖上，到大腿方拴系。

若损折近足踝，如上缠至脚心拴系定，使不能动。

又治足踝骨并脚跟骨损折的法

凡足踝骨少有损折者，盖缘此骨极坚，猝不能伤，然伤多是遇跌。此治法在本门骨脱出类说，足踝骨辏接处脱出内说过。脚跟骨损折，亦是从高处跌下，其力尽在足故也。有时间血在脚心凝住；有时间或智乱，或身颤，或筋缩，或发热等证候显出；有时间有肿脚的色改了，暗了，其显验作的恶了。若肿显有热的，有生头儿的。治后生完了行稍难，有疼；如不甚生完，脚跟能行立的力皆无了。

又治脚并指损折的法，并其拴系与治手并手指治法同。

说打扑伤损骨折并拴系闪纳等治法

凡打扑伤损骨折，若骨节间折者，或骨窝折，痊者，骨节可了，动止且不可矣，要候其软。如此折在骨节者，近骨者，开少、空少。若背实骨折痊者，必依旧矣。多半其骨折着周回肉损，烧热必索治放恶少血，却蚀其恶肉。骨折者，只有童子老人不得原全，周回生起肉陇，如铜焊药之说。浑身骨节背膊骨折者，接满。手腕日久，方可接着，鼻梁骨十日接着，肋肢骨二十日，手腕骨三十日或四十日，腿胫骨五十日或三四个月。为人禀性有黄水者，接者亦迟，为同其人血不稠沾。此等病人可吃稠沾之食。接骨其形，血色在伤皮外，为因病根见识，准在里赶出在外。又治此经有两说：一者，扯拽；二者，拴缚。拴者，直至两边相合还回旧迹，慢慢而扯拽。重者，必伤发泡。用力微者，不得依旧。医人用手抹看伤处，可拴者取慢。若有肿疼不忍者，再开，不时要看，莫交死住其伤。或拴或扯，必要仔细安详。多有紧拴，或何开却不放开耳，不用心听，死溃其伤。或日开，或日不开，恐怕疼痒。开者不可移动劙板，伤损接伤形不能依旧，歪了，四五日必索开看一遍。七日后不看者，恐生痒肿，遂旋放松，交血脉还得入本处。若去板，不可忙，恐生起肉陇。因骨折别又有伤者，不可拴着其伤上，只可周围伤上只贴膏药取效。

又治浑身闪出骨节

如膝盖闪便出，天生。其治：软可以诸般动止，劳软在膝盖不交离了本处。若伤者即出即入。

肩胛骨节，其软如膝盖相同。

肘节壮似肩胛，手腕之节，难出入，指节相同。最近两胯骨节，如指节相同。膝节也，不在软也，不在硬松了。筋变成常病有沾湿微了，骨节或是腿膊骨头，或胯骨窝节即出即入。为因深浅不准，伤处便显动止绝矣。

又治骨折扯拽拴缚之药或时数等

打扑伤损，可以者便放血，不可者有①用罐儿㕭血，从别去却用溃药，或果木水软其见识。可服麦思鲁的秃思□□□茜草同为末，热蜜水调服食，先吃大麦米粥加菠菜，退皮绿豆把耽油□□□同吃。伤着胸者单吃蜜醋煎水加乳香末、比思的末□□□□各等半钱，为末，同蜜煎调服。却用去皮林檎热蜜水五两重，梅桂花一两，云香、阿家吉牙□□□□木儿的叶、□□□甘松各等五钱，柏子、咱法兰②_{即番栀子花蕊}、芦荟各等分一钱，一同为末，用车前子水同调贴膏拴住。

若伤着其肝者，用茜草一两，罗亦那思□□□一两，刺乞马里酥里□□□天竺黄各等分五钱，一同捣罗，每服二钱，用蜜醋煎水调服。又用白檀香、红梅桂花、紫花儿各等分五钱，大麦面三钱，咱法兰_{即番栀子花蕊}也一钱，龙脑半钱，同为末。用热蜜水梅桂油同调贴。肝若热少者，用红梅桂花五钱，云香、甘松、官桂各等分二钱，木儿叶□□□三钱，一同为末，安伯儿香_{即龙涎香}二钱，用丁香油调香入诸药末，调贴肝。

---

① 有：原为"右"，通假字。

② 咱法兰：原为"撒法郎"，据前文改。下同。

又治骨折贴药，用去皮绿豆二钱，芦荟、没药、白蜀葵花、阿家吉牙□□□各等分五钱，阿而马尼泥^①<small>即阿而马尼泥地面泥</small>二两，捣罗为末，用鸡子清调贴。折伤若伤热者，用麦儿桑过失□□□□亦乞里鲁木鲁枯□□□□刺辛□□松叶为末同松叶调贴。又用绿豆、咱法兰<small>即番梔子花蕊</small>、没药为末，同好酒调贴亦可。又用番酸枣、羊尾子油、甜油一同调贴，润其伤折骨节，奇妙不可轻述。

又治打扑伤损骨折

阿家吉牙□□□ 　石榴花　 芦荟　 没药　 安伯儿香<small>即龙涎香各等五钱</small>　绿豆　木阿西□□□阿而马尼泥□□□各等一钱

甘菊　紫花<small>各等五钱</small>　白檀<small>七钱</small>　咱法兰<small>即番梔子花蕊二钱</small>

上同为细末，用梅桂油一同调贴。

又说拴缚内腑，多半是妇人、村人。如此之说。此等治法，因有二等：一者揉搓，此等治有二等，一者务要扯拽还旧。若伤在脚者，将脚大指对着膝眼用力扯正，用物拴之依旧。若小腿上者，先用热水洗浇至热，还旧正者，却用涩药摊在一软物上贴，伤着处，再用软片一左一右而缠取正，上用杉木板片上用物件依法拴住。上有伤者，每朝解开用药。若骨折者，各要扯上依旧。伤在手者，用手大指拽上。

若是手骨折者，用紧膏药而贴。

又若闪出膝腕骨者，将此人卧倒，用热水洗浇，将扯拽还旧，却用膏药贴之，上用软物拴住。

若肩胛闪出骨者，将病人手从头上过去，扯住那边耳朵，却用膏药贴在腋下，将左右手筋脉用物拴住。如此一七，先不可多食。一七之后，可吃羊羔儿头蹄，一应软食。若拴紧了，疼者，常用冷水浇之。疼不止者，放松，莫交肿了，别生病证。若肿痒者，用热水浇淋，用法而抓。或伤内显有碎骨，如

---

① 阿而马尼泥：原为"阿（亦）儿麦你民"，据前文改。

同持鱼破开取出。若是肿者，放血，放开贴上凉药消肿，可了之后，骨节硬者，用油蜡膏药贴软，说在书前。伤后吐血者，却用治吐血方医，却用琥珀膏贴用。

琥珀　阿而马尼泥□□□　血竭　乳香各等一钱　阿夫荣即是黑御米子熬的膏，子味有毒，修合后半年者方可服一分。

上一同为末，用木瓜水调即止。又说用蜜人丹，用紫花油调合一丸，用回回那合豆子即回圆豆水送下。

又膏药方：

绿豆去皮　木阿西□□□　加吉牙□□□阿而马尼泥□□□□

上各等分为末，用松叶水调，或用木儿的水□□□一同调成膏药亦可。再有生肌膏，说在众疮肿毒门、痹疮类。

又凉膏药：

用密陀僧为末，酽醋、梅桂油一同调合，贴可最凉。

刺祖古膏□□□□：

用密陀僧八两为末，用醋半斤，甜油一斤，一同煎稠为膏，而贴。

骨脱出类

说刺的打的即是将脱出之骨移入本处者。

说各体离了本处的动静并显验总治法

凡体离了本处，呼为哈里霭亦。其说有二：第一等是离了本处稍向内去；第二等是离了本处稍向外去。若从本处有动不全脱出，名为扎洼禄里马福西里，又名洼西亦。若骨不动，其一体的肉或辏接的筋有损，呼为洼西亦。有时辏接的筋扯拽且长了，骨在本处却不动。又一等人所生之骨颇弱易脱离本处，盖缘其盛骨之处稍浅，骨的头儿亦细，并其辏接之筋皆不坚实故也。又一等人润在骨节内凝聚，此辏接的筋膨了且散解故，但有动有伤损即时滑出。又一等人，因动极甚或伤损此盛骨之处，其傍有伤辏接处，亦且散解，所以亦从本处脱出。又凡人能开闭的各体，有易开闭者、有难开闭者、有难易得中者。易开闭者，是膝盖骨接处，盖缘其骨之生本软且易动，因此诸动皆易，故易于脱出。然生膝盖骨则坚完得中。又因其易脱，若离本处亦易入。又肩的骨亦与膝盖骨相近，若瘦人的，尤近难开闭者是指头并臀、肘，因其稍坚实故。凡脱出，则难入。难易得中者，是两臀开闭处，有时间坚实辏接处，因粘滑润凝聚解散了，故易脱出。如亦而浑纳撒证候即筋松及筋长了病证人。日久者此证人其臀上之骨脱出，辏入皆易。又凡辏接处若难脱亦难入，易脱亦易入。

又凡骨的本体与别一体辏接处，周围有伤，此等难治。盖缘别一体虽无损，亦无倚赖，此体而能坚实。然此体的辏接处既有伤，则别一体亦不能坚实矣。

显验：凡辏接处脱出的显验有二等：一等是凡骨平日无陷入处，忽然有陷入，则知是脱出的显验；第二等是凡骨辏接处，平日能动者，若忽然不能动，亦知是脱出的显验。若有脱出处不显，宜将相似无损的那一体比之。则可见又扎洼禄里马福西里的显验，是高处陷入了，陷入处高了。又筋经并辏接纹缕，扯拽的显验是那一体垂解，其转动之力全无了。若以手托住，则如无病时，及放手又复垂解；有时间显出洼陷处来，按之可容一指。

治法：凡损折并哈里霭亦_{即是骨体离了本处者} 洼西亦_{即骨从本处有动不全脱出者}等总治法，先于穴上出血。若穴近损折处，更宜出血。后将一钱二分阿而马尼泥_{即阿而马尼地面的泥}和砂糖、水、梅桂露造的与吃。又用黑牙而闪八而心儿□□□□、他阑古宾_{即天降于树上的甘露}、虎而麻忻都的_{即忻都地面的万年枣刺}、不刺卜水_{即燕伏苗水}等与吃令润脏。又凡果子水与砂糖，是一等精粹于润脏相宜的药饮食，以即而八_{即回回酸汤}、把耽油□□□□相和的吃，不令发热有肿，后宜看。若哈里霭亦_{即骨体离了本处者}可接入，与之接入。若有损伤或有肿或成疮等，先宜治其损伤与肿并疮，后接入脱离处。若骨之脱离，是难治处。又有损伤或肿或疮等，更宜先治损伤并肿与疮。盖缘此等治疼多，若不先治损伤等处，恐生筋缩证候。又一等治法，试看病人若不疼甚，脱离处易接入，与接入后治其伤肿等。若疼甚，且勿治脱离处，先治其肿等，如因拴系有疼极甚，则解其拴。前人说有一人曾遇石伤，其肩皮肉皆脱，臂膊上显出骨来，项上辏接处亦脱出。庸医不知，即移骨入本处并扯其皮肉，拴系住。此肉作烂生秽气，因此骨亦作坏成绿色。然不知此肉必宜割去，后以宰体油_{即沙迷地面宰桐树上生的油}热者于割处炙之方瘥。

又治辏接的骨脱出仍移入本处的法，要将那一体左右两边缓缓扯动，后又缓缓直扯到本处。有时间有响，即知是此骨到本处，然后拴系。拴系的缘由有二说：一说不欲令其再脱出，又在本处坚完且能从其所生禀气的本体；第二说能止当其肿，又拴系的物必用湿，盖缘干则此处有热，恐生肿。最可的是一等搭药，等蘸湿其所拴之物，拴之搭的药。如木阿西□□□阿而马尼泥的_{即阿而马尼地面的泥}新摩而的叶水□□□捣细造成搭药用。又绿豆面和摩而的水亦是好托药。又拴时，不可紧周回拴，只可三四遭。又扎洼禄里而福西里_{即是骨从本处有动不全脱出者}的托药，要有力能热者，如马祖_{即木实字石榴花}、阿哈黑牙_{即五倍子}、兀失□□□少许木香，腽肭脐相和用，若将松树子。

说两颌骨脱出

凡两颌骨脱出，比余骨亦少，纵有亦或在一边。若全脱者，极少。显验：此等证候的显验，是口张不能收合，并哆动。盖因头后并项上的连筋肉与之相连，故能转动。令既脱出，则不能转动矣。其颌骨向外出与呵欠等的张口不同，若从一边脱出，其骨之体即有偏，牙床上下亦不相对。治法：凡此骨脱出了，必速治入本处，迟则必难，恐生别一等证候。且坚实了，欲治甚难。且有肿相连的连筋肉扯定，因此生长发热头疼极甚。有时间显出吐黄痰并泻证候来，第十日必死。又移入此骨的治法，是令一个扶正病人头，病人复大张其口后，令其颌垂解，医人方扶起，此骨左右摆动，缓缓向前推出，抬向上，恶却入本处。此言颌骨的尖如鹰嘴骨之下上，罐放处有一圈，所以盛住颌。移时只可向后推去就抬起放本处，何以向后推，盖缘颌骨的上尖住在本处亦是向后罐放。若医人从病人背后坐，以手托其骨入本处，更好。然要令病人仰卧，枕用柔软以棉花贮者，又令人守之，毋使其头转动。移入本处的显验，是上下牙床相对。既相对，将一片绢或布以黄蜡并梅桂油造成的膏摊在上，缓拴病处。若脱出日久，坚实难入本处者，宜令病人堂子内坐，以热水或紫花儿油滴病处，令其软却，移入则易。

说项圈骨①脱离本处者

凡此处脱离，只是向外，无向内脱离者。盖缘向内处与胸相连，无脱出之理；向外却以肩肋骨相连，若有损伤则因而脱出。

显验：庸医不识此证者，见瘦人有此证，其肩胛骨耸起，此骨陷入向外出，将谓是连筋肉脱了。显验最真的是病人举手，上不能至头，后不能至肩背。

治法：此等脱离的移入本处，宜用手。拾系之物，更宜多用。此等在本门接骨类说，各体损折从头至脚内说。

说肩骨脱离本处者

凡肩骨辏接处，最易脱离。盖缘其盛骨处甚浅，然因辏接的筋力有，所以便放转动。此等脱离，但向下，无向上向后的理。盖上则有肩胛骨，后则有背骨抵住向里，或稍有脱出的理。瘦人此等脱出与移入皆易，肥壮人则难。若婴儿初因难

---

① 项圈内：锁骨。

下，遇此处脱离不速移入，臂即短了，常有啼号；辏接处瘦了，手如黄鼠的手。

若股的骨头脱离，脚亦短了，臁上瘦，起动皆难。盖缘其股即有伤，足力不能胜一身之重。

有时间肩胛头儿上有损伤显出热肿来，人将谓是辏接处脱出。然实非也。显验臂膊从此处脱出的显验，是以无损处那一边相比则可知。盖缘脱离的去处空了，肩胛头儿偏向下，臂膊的骨头从腋下显出，肘不能垂到肋肢前。虽令其忍疼要垂到肋肢前，诸般用力不能到，手亦不能举至上，诸般转动皆难。治法：若速移入稍易，日久即难。移入的法：医人以一手抬病人臂膊，一手于病人腋下托起脱出的骨尖头儿，后将抬臂膊的一手扯向下，腋下的一手转向上，用力入盛骨处。若小儿有此证，医人一手抬其臂膊，一手中指于小儿腋下托起却转入本处。

如日久坚实难治者，令病人入堂子以热水或热油频滴病处，令转后使病人仰卧，以皮等造一球儿放腋下。医人坐其旁，扯起病人手，以脚后跟抵球儿，用力移骨入本处。又要令人看守。又医人扯其手时，勿令病人转侧。若右臂脱出，医人用左脚后跟；左臂脱出，医人用右脚后跟。

又一等治法：用一人长过病人者，负病人在身，令病人的腋放在长人肩胛上，扶病人手使其身垂下，用力扯其手到腹前来，则骨自入本处。

又一等治法：用梯一张，于最下的一根横木上，或做一球儿在上，或拴一球儿，扶病人的腋使到球儿上，却抬其手，用力扯向前；令一人举起梯，要使病人挂在梯上，其身垂下，则骨自入本处。

又一法：立坚木长者一根，上做一球儿，令人扶病人的腋使到球儿上，医人用力扯其手向前，使病人的身垂下，足稍去地，骨亦入本处。既入本处，以棉花或毡子做一球儿放腋下，要令其臂膊夹住肋肢，仍以拴系之物，从无病的那一边腋下周回拴转加十字样，拴七日或以上即瘥。

说肘骨脱出

凡人肘骨最难脱出，非极有损伤等，此骨不脱。若脱出，则难治。此骨辏接处凹可见，手亦可按。治法：凡是此骨脱出，可速移入。移入的法：令病人舒手掌，一人执其手向下扯，一人执其臂膊向上扯，医人以手按肘上，观其上下已扯到，然后移入本处。先贤卜忽剌忒是古回回医人说：若人肘骨向前脱出者，便一人抬其臂，要令手屈至肩上，则自移入；如向后脱出者，用力提到至处，然后移入。

说治手腕并手指骨节辏接处脱出者

凡治此证不甚难。治法：可缓缓揉扯使其平直，移入本处，然后拴系之。

说脊梁骨脱出者

凡脊梁骨脱出者，即死。人之生，脑后有白筋①二条，下贯脊梁骨节内。若此骨脱出，其筋即挤沓，故死。又凡筋从白筋相生者，遇有挤沓亦死。如脖项上辏接的骨脱出，气不能出入，亦死。若第一节骨脱出者，死尤速。盖缘凡人的气，必倚此筋之伸缩而后能出入，今若挤沓，故速死也。

若脊梁骨向里脱去者，无治，盖缘手不能到此地位，其移入辏接皆难故也。前人曾用意治此证，将病人拴系梯上，以咽血铜杓儿放本处咽之；又与嗽药并取喷嚏膨胀肚腹的药，令风在腹中动，欲将向里脱出之骨推到本处。然终不能治。先贤卜忽剌忒是古回回医人多恶此证。

人有时间脊梁骨节上小骨有损折，其处皮肉即陷下，人将以为脊梁骨向里脱出了。后见治之得瘥，便谓脊梁骨向里脱出者，亦可治。然绝无此理。盖缘凡人脊梁骨向里脱出者，大

---

① 白筋：脊髓。

小便皆结住，故速死。如脱出不全向外，大小便虽不结，其白筋并筋等不免有伤。将久，其大小便不自由而出。

若因撒刺唐证候_{即肿似螃蟹者}脱出者，于白筋不甚有伤。然骨节以下的筋力却弱了，其足与尿泡并谷道连筋肉皆弱。此是将死的显验。

又若骨的一节向外脱出，身却不由，或脊梁骨上碎骨损折者，皆无害治法。

凡有伤损脊梁，骨节向外脱出者，其治法是：医人以手扶过病人两腋下，令病人仰卧，其脊梁骨要着医人两膝上，如人入堂子浴后令人扯拽的一般，停少时，摇动其骨节入本处。或是令病人俯卧，医人以脚后跟踏脱出的骨节上，立少时。或将赶饼槌于脱出的骨上，用力赶入本处。若如此治不瘥，必以先贤卜忽刺忒_{是回回医人}所说的治法治之。其治法是用一张板床或一片板，其长与阔皆如病人之身，去墙一步，直放铺软褥，其上抬病人入堂子，令热气蒸其身，和软后扶到床上，使其俯卧，将棉布十字缠胸膈上三二回，布两头从两腋下出，拴肩胛中间，以一木杵扦十字，拴系处，令一人两手执杵柄横木上，立近病人头，其两膝上复缠至腰中间，如上拴系。又以一木杵纤十字拴系处，令一人执杵如上法，立近病人足，各用力扯杵柄向前。医人先以手用力按入其骨，如此不能治，可放胆立病人脊背上，用力蹴其骨入本处。

如此治不瘥，病人若力扯用一片板稍长，先抬病人俯卧床上，将板一头陷入墙内尺余，要使板中间正压着病人脊背。医人向对墙的那一头，以手用力按下，则骨入本处。仍用小薄板一片，宽约至三寸，长可尺余者，以棉布缠板上于病处拴系，至瘥。若此等治了，征有不平处，搽热性药，后又以此板拴之。

又若脖项骨①节脱了，其治法：令病人俯卧，一人扯其头向前，一人于骨节上缓揉令至软，然后入本处。先将有力托搽

---

① 脖项骨：颈椎。

回回药方·折伤门　　　　　　　　　　·57·

的药用后拴系。其法：以棉布生于脖项周回缠三二回，于头上
并胸前拴系，却不可系在喉下。

说腰下的骨①脱出者

凡人有伤损，或被跌，此骨脱出者，其显验是本处陷下，
病人举足并腿要伸缩皆难。治法：医人以中指入谷道摸其骨，
用力按其本处，后将有力的托药置病处拴系。又病人可少与饮
食，庶免大便多去有伤病处，然后可长润脏腑得济。

说大腿骨的头儿脱出②者

凡此骨从盛骨处脱出者，有五等：有时间向里，有时间向
外，又或向前，或向后，或直脱出。如肩骨脱者。显验：若向
里脱出，其足稍长了，小腿能伸缩，股不能闭，股内的肉如肿
显出来，盖缘此骨的头儿，偏向里去了；若向外脱出，其足短
了，股内的肉陷入，外亦如有肿，盖缘此骨的头儿偏外向去
了，膝骨如拓臼里去的一般；若向前脱出，其足能伸而难缩，
缩即疼痛甚，要行不能行，小便结住，股内的肉有肿，其谷道
周回缩入，盖缘脱出之骨偏向前去了，如要行，脚跟不能到
地；若向后脱出，脚亦短了，不能收缩，其辏接处无力。

骨的头儿偏向谷道去，此处如肿，治法：凡股的骨脱离本
处者，必速移入。若迟则盛骨处多有润凝聚作的恶了、坏了。
移入的法：若直脱下的，一人扯其大腿，左右摇动，移骨尖头
儿近盛骨处，然后入本处。

凡是骨的头儿到近盛骨处，自然易入。如此后要人扶守，
用托药的药后拴系。此拴系的法：以长布卷纽于向下一头做一
圈，令病人屈其膝，以脚心踏圈内，如踏马镫的一般，却拴在
大小腿上；向上一头布从肩上缠过无病的那一边腋下，到胸前

---

① 腰下的骨：尾椎。
② 大腿骨的头儿脱出：髋关节脱位。

拴系，不令其脚伸缩，则骨在本处得安。

如向里脱出，令病人屈其腰，一人向前把住病人，用力两股中；医人以手扯近膝处，且摇转向内，令脱出的骨转向外，后抬起入本处。若令一人，以长布帛等护拦两股中，用力向后扯，更能助医人转动的力。

如向外脱出，亦必以法移入本处，但与向里的治法相反。如向前向后的法有数等，最可且易者，是用卷纽长布先拴病人大小腿上。一人以向下的一头搭肩上拽定，其向上一头布从无病的那一边肩上绕过腋下，横缠病人胸前拴系之。又于横拴处两腋下，各用卷纽布一段牢系。又各以一人把定，后三人者齐用力扯起，令病人之身如悬于空中，其足垂下，医人方以脱出的骨头儿或前或后转入本处，敷托药拴之。

说膝骨的辏接处脱出并治法

凡膝骨的辏接处脱出与移入皆易。然脱出，只有向左向右向后的，无向前的。盖缘向前，则有膝盖骨把定。治法：令病人坐凳子上，使有力者一人把定其腿，又一人向后，以两手入两腋前把位，各向上扯；又一人扶其小腿并足，用力向下扯，扯必三人用举。医人于辏接处以手摩挲，转其骨近盛骨处，则自然移入，当即敷托药拴系之。

说治膝盖骨脱出者

凡膝盖骨滑了，从本处脱出者，其治法是：用力扯病人的足，摇动膝盖骨移入本处。如滑到左边去，以布片拴右边；滑到右边去，拴左边。如此拴定，令其骨入本处，后却敷托药拴系之。拴系的布上仍以原棉花数层摊上方拴。如此则牢甚，不令其脚有伸缩，但解时或有伸缩亦宜少缓，不可纵其舒伸。

说治足踝骨的辏接处脱出者

凡此骨辏接处脱出者，其治法，扯与摇动入本处，皆如膝盖骨治法。若全脱出，难入本处。其治法：先以木一根直插入地，牢甚，使病人仰卧。要令木居两腿中间，一人把定其无病的那一边大腿，一人把其病处的大腿，一人扶住其小腿并足，扯向前。医人以手摩挲其骨，不令偏了，入本处。又木上必以布缠数层，恐病人股内周回有伤故也。立木之法：盖不欲病人身有摇动，或扯时往下去，故以木助之。移入骨后，用托药拴系。拴系的法：以布片并带从脚趾内到脚底缠过，拴在那一边足踝上。不可缠到脚后跟，恐其筋有疼。又病人四十日内不可行。若辏接处未牢固，忽有行动，一时间弱了，又脱出，多生他证。

又脚趾如脱出，扯与入本处的法亦同。又凡手指的辏接处并别处辏接等脱出者，若移入本处，没有不匀或坚实，可将浮性软能软坚实肿的药治之。此等治法，在众疮肿毒门肿毒类说，治坚实肿内说。

后　记
《回回药方》学术渊源、作者和著述年代探讨

中国国家图书馆馆藏的明代手抄本《回回药方》（以下称《回方》），是四卷残本，无作者署名和著述年代，一般认为是元代回回医的遗著。本文将对此书稿的学术渊源、作者和著述年代作初步探讨，错谬之处，请同志们指正。

一、《回方》作者——回回医在元代的境况

"回回"之称，始于宋代①。自公元 7 世纪伊斯兰教在阿拉伯地区兴起并迅速向亚洲传播，到 10 世纪后已有不少信奉伊斯兰教的民族进入中国，当时宋朝人称这些民族为"回回"人。

回回人的祖先为世界医学作出过卓越的贡献。自公元 4 世纪后，欧洲处于神学猖獗的年代，继承了古希腊、古罗马医学的学者被迫南逃，并接受了阿拉伯文化。公元 6 世纪后，随着阿拉伯文化的兴起，古希腊、古罗马的医学文献被翻译成阿拉伯文。当时的医学专家还广泛吸取了古埃及、古印度和中国的医学经验，在公元 6 世纪至 12 世纪，形成了阿拉伯医学的全盛时期。②

公元 13 世纪，蒙古族兴起并先后征服欧洲东部和阿拉伯的亚洲地区，最后灭南宋（公元 1279 年）。在这个时期，欧亚文化得到广泛交流，阿拉伯医学专家有的被元朝录用，有的也随之来到中国。当时元朝把这些来自阿拉伯地区的医学者称为"回回医"。这其中也包括信奉基督教（景教）的欧洲学者

---

① 宋书·岳志. 北京：中华书局，1979.
② 赵士秋，译. 伊斯兰对于世界医学的贡献. 中华医史杂志，1954，（3）：214.
　　黎士曼. 阿拉伯的医药和科学. 医史杂志，1952，（2）：72.

和信奉伊斯兰教的西北部民族的医药专家。

元太宗窝阔台自公元 1234 年灭金之后，承袭金制，设立了全国最大的医疗行政机构——太医院。公元 1270 年，随着来华的回回医增多，并首先在军队中发挥了其医疗作用，因此，专设置回回医的医疗行政组织"广惠司"，并命在元朝任职较早的、精通西域诸国语言文字的天文、医药专家爱薛（1226—1308 年）为"广惠司"首领。后 1292 年（至元二十九年）又在大都（北京）和上都设专门从事回回药收集、炮制的"回回药物院"①。据《元史·百官志》所载，时"回回药物院"、"广惠司"和传统中医组成的"御药院"、"惠民司"都是太医院下属的医药行政机构和药物征集加工机构。由此可知，元朝虽以中医为国医，但对回回医也采取了行政措施予以兼收并蓄。

元朝在中国历史上虽由少数民族入主中华，然而在文化教育方面却沿袭宋、金的教育制度。于至元二十四年（1287 年）首先仿宋制成立"国子学"，进行中国传统文化教育，培养人才。时规定于"国子学"中蒙古人和回回人占学员的四分之三。（《元史》卷八十八，2029 页）这就使回回人的后代在中国有机会接受中国传统文化的教育。后来，又于至元二十六年（1289）和延佑元年（1314 年）设置"回回国子学"和"回回国子监"，进行蒙古族和回族传统文化教育，其目的是"以其文字便于关防取会数目……凡百司庶府所设译吏，皆从本学取以充焉。"（《元史》卷八十一，2228 页）这些教育措施，使回回族后代在接受中国文化教育同时，也有机会学习继承本民族的传统文化。

在医学教育方面，元朝似推行中医教育为主。据《元曲章》所载②，忽必烈接位不久，即通过太医院下令全国设立医

---

① 元史·卷八十八. 北京：中华书局，1979.

元史·爱薛传·卷一百三十四. 北京：中华书局，1979.

② 沈刻·元典章·卷五. 北京：中国书店，影印版.

学教育机构，对全国医生进行考核，严令未经考试合格者不得为医。中统元年（1263 年），太医院制定的下至州、县级医生的考核条令中规定："各说所行科业，治过病人，讲究受病根因，时月运气，用过药饵是否合宜……呈本路医学教授者较优劣，备申擢用，以革假医为名之弊。"（《元典章》卷五，至元二十二年，行台咨奉中书省劄付）当时太医院设十三科，考核章程规定各科都必须攻读《素问》、《难经》、《神农本草经》和《圣济总录》，否则，"不精本科经书禁治不得行医"（见《元典章》卷五，准中书省咨询礼部呈）而太医院所制定的所有医政政策中，既没有提及用阿拉伯医药文献作教材，也未提到对回回医考核另有规定。看来，来华回回医的后代在元朝中统年间以后要取得医生资格，必须学习中医，接受太医院太医的训教和考核。实际上，阿拉伯医学自 1258 年巴格达被攻占，大量图书被焚毁之后就一蹶不振。类似爱薛等来华的阿拉伯医是否携有医药文献就不得知了，但至今未见史料提及有阿拉伯医学文献流传中国。如当时的阿拉伯医仅仅以自己的医药经验培育后代，那么在有丰富理论经验和大量医学文献的中医面前则是独家之见了。太医院所制定的医学教育措施，大概也是面对如此的现实吧。

元朝，回回人虽"遍及中国"[①]，但回回医的人数不足以改变中国的医学。据公元 1322 年至 1328 年来华旅行的欧洲人鄂多立克的《游录》[②] 描述，当时元朝的御医队伍 409 人，仅有 9 名是回回医。他写道："我，僧侣鄂多立克，在他的那座城市（指北京）整整住了三年，因为吾人小级僧侣在王宫中有指定的一席之地，同时我们始终必须尽责地前去为他祝福。于是我抓住机会勤勉地询问基督徒、撒剌逊人（伊斯兰教人）和各色偶像教徒（指汉人的和尚、道士等），也询问皈依吾教的信徒，其中有些是该宫廷中的大王公，且仅与皇帝本人发生

---

① 明史·西域传. 北京：中华书局，1979.
② 何高济，译. 鄂多克东游录. 北京：中华书局，1981.

联系。现在这些人都异口同声地告诉我说：'给御体看病的医师是四百偶像教徒、八名基督教徒，及一名撒剌逊人。'"（《鄂多立克东游录》）。鄂多立克是 1322 年从海上到中国的，在北京逗留时间有 3 年之久。他对元廷医疗队伍的纪实，从另一个侧面反映了元朝时还是依靠传统中医为主。

从此可见，元朝回回医之在华，且不说其学术上，在人数上就远不如中医，所以不能取代中医；在元朝的文化、医学教育制度下，他们的后代要取得为医的地位，就必须学习中医。这样，使 14 世纪后的回回医，成为继承了一些阿拉伯医学知识的回族中医，或者谓中医和阿拉伯医结合的学者。

二、《回方》的文化特点和学术渊源

（一）文化特点

《回方》是用中文为主编写的。中文的文化已是半白话文，使用了大量的民间口语、偶语，如"××的×"、"××了呵"、"××儿"、"××者么"等等。这些文法语气在元、明时代的戏剧、小说中常见，元代地方官员的奏折也常用。例如《元典章》卷五所载奏折就多处应用"的""来""呵""了者么"以及"有一等××人"等文法语气词（包括形容词和助语词等）。这表明《回方》作者不仅精通中文，且对当代民间语言也十分熟识。

《回方》中出现阿拉伯文有两种情况：一是一些药名直接用阿拉伯文书写；二是部分诊断名词（病名）用阿拉伯文读音而以中文译出（音译）。值得注意的是阿拉伯文写的药名有的既有中文音译，有的译成当时通用的中药名，而诊断名词中却无阿拉伯原文，仅仅是中文音译（有个别注以意译）而已。深入推究这些诊断名词，不难看出不少是拉丁文或古希腊文语系。如"折伤门"中对头部损伤使用的 14 个外族语诊断名词（也是《回方》残本中最多使用外语诊断名词的部分），其中称头部损伤为"沙哲"，与拉丁语"Injurid"（意，损害）读音相似；称骨折为"哈失麻"与拉丁语"Foveol""Granular"

读音类同。在 14 个诊断名词中，有关出血的病名读音均有拉丁文"Hæmoptysis"的音素。可见，《回方》既有阿拉伯文化，也有当时阿拉伯医学所袭用的拉丁文、古希腊语系文化，只不过在全部书稿中应用不多罢了。但是，《回方》全稿未出现有拉丁文和希腊文原文，仅仅用其音译，这可能是作者对这两门文字的缺失，也缺乏有关的著述转录。而使用阿拉伯文（回文）者，说明作者受过这种文字的教育，具备这种文化知识。

《回方》残稿反映的另一个文化特点，就是现见书稿是经过与原稿作者不是同一民族的人整理过的。现见书稿中不少地方有小字注释且都是对回文或音译名词的中文意译，且多处注以"回回药"、"古回回医人"，其语气与大字原文完全不同。例如，凡述及一些医家名称则注有"是古回回医人"，如"折伤门"中有一处称"先贤卜剌忽忒"，下注"是古回回医人"。这可能由于原文作者是回回医，因此称"卜剌忽忒"为"先贤"，而注释者是汉人或其他民族学者，因而注以"是古回回医人"。不过，可以肯定的是，无论这位注释者是什么民族，他是懂得回回文和回回医药知识的学者，否则他无法进行这些注释。

（二）学术渊源

了解一册医学著作编写的模式，可以窥视作者的学术宗旨。

《回方》原书有 36 卷（现存 4 卷 8 门），据现见残卷分析，其编写方式是卷中分门，门下分类，类中论证立方药。这种编写形式方法，与宋代《圣济总录》（成书于 1111 年）及明代《普济方》（成书于 1406 年）相似，而且《回方》分门的名称也与此二书的名称雷同（见下表），不难看出《回方》作者受当时中医学术的影响。

《回方》所存 8 门包括了内、外科和针灸，如果全书是 36 卷，理应包括基础理论和妇科、儿科、五官口腔科等内容。8 门之中，除部分药名及个别诊断名词用阿拉伯文或译音外，所

回回药方·折伤门　　　　·65·

有学术名词均为元代以前中医固有的名词。在学术上，所见8门除"折伤门"有较突出成就外，其余各门对疾病的论述及治法，与《圣济总录》及元代医学文献所反映的学术水平相差不远。其特别之处，则是应用了回回药方。从全书的组方来看，以中医传统方药为多，中药和回回药联合组方占一部分，其中部分方剂为中医传统处方加减化裁而成。

表：《回方》残本分门名称和《圣济总录》及《普济方》的比较

	《回回药方》	《圣济总录》	《普济方》
分门名称	众风门	诸风门	众风门
	杂病门		
	金疮门	金疮门	金疮门
	汤火伤门	火伤门（疮肿门下）	火疮（诸疮肿门下）
	折伤门	伤折门	折伤门
	棒疮门		杖疮门
	人齿所伤门		诸虫兽伤门
	针灸门	针灸门	针灸门
	＊众疮肿毒门	疮肿门	诸疮肿门

＊《回回药方》于"折伤门"后述及，内容缺。

　　《回方》残本主要是各种疾病的论治，是临证医学的内容，有关基础理论方面，未见有专门的论述。但是，我们知道，宋元时期是中国医学在临证医学方面全面发展的时期，基础理论以五运六气兴盛一时，元气、气化等理论成为这时期医学理论的核心。各家医学众书对阴阳五行、脏腑学说和六经辨证都少立专门，而突出运气学说，如《太平圣惠方》和《圣济总录》等书。至于《回方》，因现在所见已是残本，有否上述基础理论的专门论述尚未可知。不过，我们从所存4卷8门对有关疾病的论述及治法方药中，可以了解到此书的理论圭臬是脏腑学说、气血学说和经络学说，并吸取了阿拉伯医学在解剖学方面的知识，可谓是以中医理论为主，阿拉伯医学理论为辅的一册中、阿医学结合的著述。例如，"众风门"中对"左瘫右痪口眼㖞斜类"的论述，秉承了中医对瘫痪病证属肾精不足、心脾血虚、肝不养筋和痰湿内盛的病因病机学说。书中卷十二记载："此病动止不随，意思是动止，相缠短了。动止，有动有止，相缠变成此病。为因力微了，动止亦微。若因力微者，病必久矣。如人多有房事，或做重事，或有惊恐，或上高处，或逢大喜，必经壮跳身战。若七窍都微，筋中有余湿，筋性随意出者，必冷松了。为因重醉多吃冷水，不消之食，因近生浊病根，闭住气力不通，不能到其身。若因重怒，起者多半筋中有湿，却着怒火毁其方动或（成）瘫痪。病症多在头手之筋。（筯）是动魂之器，筋头是脑，头是脑之巢。手近着湿，脑筋亦近有软。因此，此病多在头手。下半浑身筋硬，因离头远，其身也硬沉，为因担着浑身，因此不生瘫痪疾病。若病根到者，也无利害。治瘫痪病证，病根是湿者，或因失饥伤饱者，治必吐痰若因酒重醉者，一发便索断其醉。"这段记载，作者运用了中医的脏腑辨证和六淫、七情的病因病机学说，指出瘫痪有因肾精内耗，心肾不交，脾阳不振致湿痰内盛引起；有因盛怒伤肝，肝阳上逆，引动痰湿蒙闭清窍所致。书中虽未用文字述及这些病理机理，但所列病因已是十分明确，如说"力微者，病必久矣"，"房事"，"重事"、"惊恐"，这都是中医认为伤肾精的原因。"恐伤肾"、"喜伤心"、"怒伤肝"这些情志因素伤及内脏，是中医特有的理论。"肝藏魂"、"肝主筋"，所以说"筋是动魂之器"。又如饮食不节，醉酒冷食伤脾胃，导致痰湿内盛成中风瘫痪，更是中医关于中风瘫痪的病因病机学说。在论治中强调从"病根"论治，体现了中医辨证求因、审因论治的精神原则。所有这些，与《圣济总录》有关论述同出一辙。所不同的是，《回方》指出了疾病的病变部位是脑、筋，述及"筯头是脑"（这里的"筯"包括神经），这是盖伦（Galen）的解剖知识，是当时中医理论较少提及的，是回回医把中医理论和阿拉伯医学解剖知识的巧妙结合。

在"金疮门"、"汤火伤门"和"折伤门"中，《回方》作者也是以中医的气血学说来分析各种证候，也是运用活血化瘀的疗法辨证论治的。而在运用气血学说时，特别强调"气"的作用，这与宋元时代气化学说的影响分不开的。至于"针灸门"，亦是以经络学说为指导。所有8门，基本上运用了八纲辨证，组方用药上也是辨证论治，并非是对症治疗的验方集。关于这些例子，全书皆可见到。

至于"折伤门"在外科正骨方面的突出成就，有关其技术源流，代序中已有讨论。

总的来说，《回方》类似唐代孙思邈的《备急千金要方》，是一册吸取了外族医药经验的中医学论著，是回回医依据中医的理、法，运用回回药方的经验总结。并尝试把中医的理论和阿拉伯医的理论进行结合的临床心得集。

三、《回方》作者、著述年代考

（一）作者考

根据上述史料，《回方》的作者是阿拉伯医的后代——土生土长的中国回回医，即继承了部分阿拉伯医经验的回族中医写成的。根据《回方》内容涉及临床各科来看，作者（也可能几人合编）起码是相当于"医学提举司"职位，即"广惠司"的医官编写的。并且在作者之中，有一位是以外科、正骨为专长者。

元代在"广惠司"任职的较著名的回回医除爱薛之外，他的第五个儿子鲁合继承了他的事业，约于1285年任"广惠司提举"。爱薛是20岁即来华在元朝中任职，可见，鲁合已是土生土长的中国人，他能出任"提举"，表明他已是一个回族中医，并有条件继承其父辈阿拉伯医的经验。鲁合约生于1260年，到至治三年（1322年）"广惠司提举"改名"司卿"

时已 62 岁。《回方》不可能出自他父子之手，因为爱薛来华后是从事政事较多，常常出使西域各国，而鲁合虽具备《回方》编写的文化条件，但如果是鲁合编写，时值元朝兴盛之时，《回方》定已刊行了，且鲁合所处时代的医学状况，与《回方》反映的学术倾向不同，所以不可能是鲁合所编。

鲁合之后较著名的回回医是"广惠司卿"聂只耳，聂只耳约生于 1300 年，是一位以外科正骨为专长的外科医生。据杨瑀《山居新语》① 所载，元统甲戌（1334 年）杨瑀在内暑遇到聂只耳时，听他介绍了治疗刚哈剌咱庆王坠马致伤的经过。时聂只耳已是"广惠司卿"，但杨瑀未提及聂只耳有著述之事，由此看来，《回方》可能是聂只耳晚年主编的。根据《回方》文化和学术上的特点，阿拉伯医来华后，他们的医学经验必须经过一段时期的实践，方能和当时的中医结合成为《回方》所反映的学术状况。另一方面，聂只耳编写或主编《回方》，还有以下三个条件，即：

1. 聂只耳生活于元代中后期，已是爱薛之后第三、四代，更为汉化了的回回人。由于在中国土生土长，熟识通俗汉语，也由于是回回子弟，有条件得到"回回国子学"教育，懂得一些回回文字。又得到较汉人为优先的"国子学"中国传统文化教育，使他具备了《回方》作者的文化条件。

2. 聂只耳生活年代的医政措施，促使他较他的前辈更要精通中医。元朝自元仁宗年间（1312—1320 年）以后，在医学界进一步强化了中医教育。即使已经担任"医学提举司"，也要经太医院严格考核，不合格的只能当行政管理而不能作为医生。《元曲章》载："关延佑三年（1316 年）三月二十六日奏过下项事件，关请钦依施行，准批。本部议得太医院试验医人提领、提举等，逐一议拟，如蒙准呈移咨行者，劄付本部钦依，相应具呈，照详都省，咨请依上施行。

……

---

① 明·杨瑀. 山居新语. 知不足斋丛书.

回回药方·折伤门　　　　　　·69·

提领提举不在这里的依礼例，除将去到任时，限百日课将医义来的、替的、解由连将医义来。试得中呵委付；试不中的由提领内酌定夺，止（只）管医户，不得行医，若有诈冒，听从廉访礼察。……奉圣旨，那般者么，道：圣旨了也。"（卷五，中书省咨礼部呈太医院）聂只耳于1334年已是"广惠司卿"，是在元朝颁行考核提举司的政策之后，也是元成宗于1305年御赐《圣济总录》大批刊行"以惠天下"之后。他能任提举一类职称的"司卿"，并能行医，表明他对中医是熟识的，能通过太医院的考核。皇上所赐的《圣济总录》给他很深的影响。这样，聂只耳具备主编（或主持讲授）或者集天下医术于一家而编《回方》的职权和业务能力，也有编书的模板《圣济总录》。

3. 据杨瑀所记，聂只耳是元代著名的外科跌打医。而《回方》作者的特长表现正是在外科正骨方面，这一点与聂只耳的业务专长相吻合。

因此，从《回方》所反映的文化特点、学术特点及当时的社会背景分析，此书是"广惠司卿"医官所编，聂只耳可能是主要作者之一。

（二）撰写年代

对于《回方》的撰写年代，现在有认为成稿于元末，约1368年①，这是比较符合实际的。

一般来说，历史上任何一册医学著述，都从一些方面反映出作者所处时代的学术倾向。详细研究《回方》残本全文，即可了解到此书稿在中医方面有三个学术上的特点：一是论述疾病强调从病的"根"论治；二是针灸方面偏向于治疗外科病证（"针灸门"中论治外科病证较多）；三是论述正骨方面内容十分丰富。这三个倾向，正是元末医学界的动态。元代医学，是继承了宋代临床医学经验再发展而成的。由于宋代方剂学兴起，大量验方涌现，因此，元代医学家注重辨证求因、审

―――――――――――
① 中国中医科学院. 中医图书目录. 中国国家图书馆，1961.

因论治，《元典章》所载太医院对医生的考核也强调医生要"讲究受病根因"。（至元二十二年）元末医学家朱丹溪于1347年著《格致余论》也强调"治病必求其本"。在针灸学方面，运用灸法治疗外科病，在宋代已十分盛行，专著不少。朱丹溪更进一步论述"治痈疽当分经络"[1]，而且还有专论灸治疗痈疽的《痈疽神秘灸经》[2]（至正十四年，1354年印行）一书流传。在正骨方面，自1331年李仲南总结唐宋时期的正骨经验编《永类钤方》后，1337年危亦林又总结其祖传五代的经验，著《世医得效方》。此二书对正骨方面论述从理论到临床经验已十分丰富，且这些著作都先后经太医院刊行，广为流传。而《回方》正反映了元末学术上这些倾向。

　　另一方面，如果聂只耳是作者之一，据杨瑀所记，1334年他遇聂只耳时，并未提到《回方》此书。杨氏对聂只耳的治验病案都记述了，如果聂氏有专著，恐怕他不会不知道。从杨氏所记聂只耳治疗刚哈剌咱庆王受伤的一段话分析，聂氏当时在医学界还是晚辈。《山居新语》载："元统甲戌（1334年）三月二十九日，瑀在内暑，退食余暇，广惠司卿聂只耳（原注也里可温人，即基督景教徒）言去岁在上都有刚哈剌咱庆王，今上皇姊之驸马也，忽得一症，偶坠马，扶起则两眼睛俱无，而舌出至胸，诸医束手。司卿曰：我识此证。因以剪刀剪之。"（卷一）这段记述，反映出当时刚哈剌咱庆王得病后非仅聂只耳一人治疗，而是在"诸医束手"之后聂只耳才毛遂自荐。而且，聂氏还能巡回于京都、上都二地，说明他当时乃青壮年时期，到1368年约60多岁正是一般临床医学家总结经验的年纪。

　　元末的社会背景是，朱元璋于1367年10月挥戈北伐，但直至元都覆没之日，京都还是比较安定的。据《明史纪事本

———————

　① 元·朱丹溪. 格致余论. 北京：人民卫生出版社影印版，1956.
　② 元·胡元庆. 痈疽神秘灸经. 铁研斋消行石印版.

回回药方·折伤门　　　　　　·71·

末》所载①1369年6月，朱元璋大军攻克元都（北京），"破都之日，市不易肆"。明军首领徐达进都后即下令"封存府库图籍及故宫殿门，以兵守之……号令士卒无侵暴，人民安堵。……元朝大小诸臣，皆令送告于官，署民籍中，违者有罚。"（卷八）元都未克之前，元朝众将均主张坚守，但元主不听，"命淮王帖木儿不依监国，丞相庆童留守，是夜（二十七日）三鼓，元主及后妃、太子开建德门，由居庸北走如上都。"（卷八）可见，当时元朝弃都，并非倾巢撤走。明军入都后也采取一系列保护文化、安定元官（仅削职为民）的政策。因而，类似聂只耳这五品医官及"回回药物院"是能得到保存的，乃至清代嘉庆年间清理的"回回药物院"遗下药物有120种之多，此是最好的物证②。由于朝代更替，聂只耳等人流落民间，以至《回方》未能刊行而有散失，是可以理解的。

　　现在所见《回方》残稿是明代红格纸抄写的，且此书分门标题有明代《普济方》的痕迹。《普济方》是历史上汇集方书最多者，但从该书"折伤门"引用方书多达31家，唯独无《回方》，可见《回方》在明初流传甚罕。另一方面，从《回方》中的注释分析，现在所见残本，可能是明代永乐年间（1403—1424年）也即《普济方》问世后的抄本。

四、结语

　　1.历史资料初步证实，13世纪来华的阿拉伯医药学者带来了其医药知识。他们的后代自14世纪后，在元朝的文化、医学教育政策下，接受了中国文化和医学教育，成为回族中医，并继承了部分阿拉伯医药经验，为丰富发展中国医学作出了贡献。

　　2.《回方》残本反映的文化和学术观点，表明此书是吸取了阿拉伯医学部分理论和临床经验的一册中医临证医学论

————————

①　明史纪事本末·卷八［M］．北京：中华书局，1976.
②　元大都回回药物院的遗物［J］．医史杂志．1952，（2）：111.

著。全书是以中医基本理论为基础，兼收并蓄了元代以前中医的经验和阿拉伯医的经验，记载了回族中医在长期临床实践中的体会和创新。

3.《回方》是"广惠司卿"所编，主要作者可能是聂只耳，编写于元朝末年约 1368 年，现在所见残本是明朝永乐年间经过整理的手抄本。

永类钤方·风损伤折
[原卷二十二]

原著　元·李仲南
点校　汤耿民
助校　韦春德
审定　韦以宗

头目鼻耳伤

凡脑骨伤碎，轻轻用手搏捺①平正。若皮不破，用黑龙散敷贴；皮②若破，用风流散填涂疮口，用绢帛包③，不可见风著水，恐成破伤风。如水及风入脑，成破伤风，必发头疼，则难治④，急用玉真散贴敷⑤。

凡脑骨伤碎，在硬处可治⑥，若伤太阳穴不可治⑦。如在发际，须剃去发，用药⑧内，又看皮破不破，依上用药敷或填。若欲洗，只可熟油洗，髓出多脑麝末挼⑨。

凡面目伤青黑，用热酒调一黄散贴。如黑不散，酒调桂末贴。作热，用茶调贴。

凡脑两角及后枕或两眉有伤，可治；眼睛伤不突，瞳仁不碎，可治；头顶心有损，难治。

凡鼻两孔伤，凹者可治，有血出无妨。

凡耳或斫落，上脱下粘，下脱上粘，用封口药封贴，却以线对缚住，看脱落所向，用鹅翎横夹定，却用竹夹子直上横夹定鹅翎，用药封其耳后。

唇口喉齿腮伤

凡口唇开破，用药两头封贴，却以帛片看损横直，加封药于上，再贴上，牵住所封药，不令开落，仍少言语。

---

① 捺：《理伤续断方》本作"令"。
② 皮：《理伤续断方》本无此字。
③ 用绢帛包：《理伤续断方》作"绢片包之"
④ 则难治：《理伤续断方》本作"不复可治"。
⑤ 急用玉真散贴敷：《理伤续断方》本无。
⑥ 在硬处可治：《理伤续断方》本作"在头骨上则可治"。
⑦ 若伤太阳穴不可治：《理伤续断方》本作"在太阳穴，乃是命处，断然不可治矣。"
⑧ 药：《普济方·卷三百九·折伤门》此下有"入"字。
⑨ 挼：《普济方·卷三百九·折伤门》作"掩"。

凡上下腮口唇齿伤，或内外横直昏破有臭脓，莫出光处，少言语。或齿伤，且先安齿住痛。金井骨在唇①下，有损不可束缚，只捺令平正，用黑龙散敷贴，绵片贴缚，两肋骨亦然。

凡割喉者，用脚骑患人头顶，以丝线先缝内喉管，却缝外喉管②，用封血药③。或喉被人打叶④了，以手捎圆⑤之，□□吊项见急济方中⑥。若喉结伤重，软喉断不治，结下食喉管断，以汤与之得入肠可治，若并出不可治。封口药用江边厚蚌壳烧存性，入赤石脂、国丹，油调涂。消肿散血合口，加血竭、国丹干捺。

肩胛颈骨及手睁脱手盘手指骨伤

凡摔进颈骨，用手巾一条，绳一茎，系在枋上垂下来，以手巾兜缚颏下，系于后脑，杀缚接绳头，却以瓦罂一个五六寸高，看捺入浅深斟酌高低，令患人端正坐于其罂上，令伸脚坐定，医用手采捺平正，说话不觉，以脚一踢，踢去罂子。如在左，用手左边掇出；在右边，右边掇出。又一法，令患人卧床上，以人挤其头，双足踏两肩即出。

凡左右两肩或损坠失落，若骨脑叉出在前，可用布袋⑦腕系在前，如出在后，腕系手在背后，若左出摺向右肱，右出摺向左肱，骨即入接，左摸右鬐，右摸左鬐。

凡背上被打伤处带黑，单调肉桂末贴。热肿，用一黄散。血不出内疼痛者，乳香、没药、酒调一黄散贴，却下破血药。

凡手睁腕骨⑧□□直拽出，医用手抬起手睁腕，以患人本

---

① 唇：《理伤续断方》本为"胁之"二字

② 喉管：《证治准绳》作"颈皮"。

③ 封血药：《证治准绳》作"封口药"。

④ 叶：《证治准绳》作"歪"。

⑤ 圆：《证治准绳》作"正"。

⑥ □□吊项见急济方中：《证治准绳》作"却以前膏敷贴"。

⑦ 布袋：《证治准绳》作"手巾"。

⑧ 骨：此下脱字，《证治准绳》作"脱绷"。

身膝头簟①定，医用手于颈肩处，按下其骨还臼，却用药敷贴。若手腕失落，或在上在下，用手拽伸，却使手捻住，方可贴药夹缚。若手脝骨出，用圆大椅横番向上，医用足踏定，将病手在椅横内校曲入腕内，以文书贴定平稳，用绢兜缚时要手掌向上。若手盘出旧②，不可牵伸，用衣服向下承住，用手撙按入臼，摇三次，却用夹缚，下用衬夹。

凡手骨出向左，则医以右手拨入，骨出向右，则左拨之。一伸一折，摇动二三次。

凡手与脚骨皆有两胫，前一胫断可治，若皆断不可治。

凡手足骨断者，中间一坐缚可带紧，两头放宽些，庶气血流荫。又法肿③若如截竹断，却要两头紧，中间带宽，使血气聚断处。

又手盘④出向下，将掌向上，医用手撙损动处，将掌曲向外，用夹向背一片长，托在手背后，向西⑤一片短，在掌按处，向小指一片长，在指曲处，向大指一片短，在高骨下，三度缚，却贴药。

凡两手臂骨打断有碎骨，跌断骨无碎骨。

凡手指打碎，用油润，以薄笋箨管定，看冷热，用一黄散或黑龙散贴之。

胸胁肠伤

凡胸前跌出骨不得入，令患人靠突处立，用两脚踏患人两脚，却以手于其肩掬起其胸脯，其骨自入，用药封缚，亦随机应变。

凡胸脯有拳槌伤，外有肿，内有痛，外用贴药，内服化血

---

① 簟：《证治准绳》作"垫"。

② 旧：《证治准绳》作"臼"。

③ 又法肿：《证治准绳》无此三字。

④ 盘：《理伤续断方》作"骨"。

⑤ 西：《证治准绳》作"面"。

药。如刀伤，可用安骨定皮合口，外用贴药糁口，内用吃药。

凡胸骨肋断，先用破血①，却用黄云膏贴。胸胁伤，血作不通，用生绿豆汁、生姜自然汁和服，以一壮力②在后挤住，自吐出其血也。

凡肠出，可以病手搭在医肩背，随其左右狩③起，以熟油润疮口整入腹，却④打喷嚏一个⑤，却用桑白皮为线，打曲针向皮内缝合，后用断血合口药同济，用绢袋缚定再贴，绢上再缚。若秋冬间有此证，先用断血合口药，后用狗仔一只，割取腹口皮贴疮口，割喉封病，联口同用。若肠上有损针鼻大，以灯火照之，肠中有气射灯不可治。又一法：肠出，吊起病人手，用醋煎山豆根汁，服一口至二口，却以针于病人颈上一刺，肠自入。

凡肠上必有黑紫斑及有曲缝痕者，乃肠也。如土有膏，一重黄，一重肉，更有胰子肉出也。肠若出，不可割，如实是膏，不得入，可割除，须详下认。

腰脚臀股两腿膝伤

凡腰骨⑥损断，先用门扉一片放斜一头，令患人覆眠，以手捍止下，用三人拽伸，医以手按损处三时久，却用贴药。病人浑身动作一宿，至来日患处无痛，却可自便左右番转，仍用通贴药。若前后不便，听其施溺，更用内外住痛神授乳香散在后。

凡臀股⑦左右跌出骨者，右入左，左入右，用脚踏进。如跌入内，令患人盘脚，按其肩头，用膝抵入，虽大痛一时无

---

① 血：《证治准绳》此下有"药"字。
② 力：《证治准绳》此下有"人"字。
③ 狩：《证治准绳》作"收"。
④ 却：《证治准绳》此下有"以通关散吹鼻"六字。
⑤ 个：《证治准绳》此下有"令肠自入"四字。
⑥ 腰骨：腰椎。
⑦ 臀股：骨盆。

妨，却用贴药，以缓仰卧，用手捺衬入，再加贴药、吃药。患人未可番卧，大动后恐成损。腰腿伤，全用酒佐通气血药。

凡胯骨①从臀上出者，用二三人捉定腿拔伸，仍以脚捺送入。如在档内出者，则难整。凡脚骨伤甚难整。

凡两腿左右或打或跌断者，多用葱，打断者，不用姜葱，以手法整。其骨在上于前，在下于后，以手拽正，上拽七分，下拽五分，整定用贴药，后以杉皮夹缚，缚时先缚中，坐后缚上下，外用副夹竹绳。若上下有肿痛，毋虑。五日方可解外缚，约一七方可转动，解外缚未可换药，仍浑用酒服药。

凡辨腿胯骨出，以患人膝比并之，如不粘膝，便是出向内；如粘膝不能开，便是出外。

凡脚盘②出臼，用人以脚从腿上一踏一搬，双手一搏摇二三次，却以药夹。

凡膝盖③或左右损断，用手按直，用贴药夹一月。若肿痛，须用针刀去血，却敷贴用夹。

或外胫踝骨兀折左右脚盘，用脚踏直，或针患处，却敷贴，吃住痛药，不得令冷。

若膝头骨④跌出臼，牵合不可大直，不可大曲，直则不见其骨棱，曲亦然，可半直半曲，以竹箍箍住，以帛缚之。

阴囊阴门伤

凡阴囊被人扯脱者，用合口封贴，绢袋兜缚。凡阴囊处有青肿紫黑色，不用姜汁，可用赤芍药细末，入贴损药内，仍加良姜、肉桂打和，用韭菜叶打烂，同药贴。如无薤⑤叶，及葱亦可。仍服八正散利水道。

---

① 胯骨：髋关节统称。
② 脚盘：踝关节。
③ 膝盖：髌骨。
④ 膝头骨：胫骨结节。
⑤ 薤：《证治准绳》作"韭"。

凡妇人腿骨出，进阴门边，不可踏入。用登①一条，以绵衣覆之，移患人在上，以手拿患人脚，用手一樽上在好脚一边上，其腿自入。凡下近腿胯阴囊等处，不用通药，但贴不令血荫。

筋骨伤

凡断筋骨者，先用手寻采②伤处，整顿其筋，如前方用贴药，及用正副夹，正用杉皮，副用竹片。

凡骨断皮破者，不用煨姜、肉桂，止用葱汁调贴。或损在内，可用童便、姜葱、生油和通药服。如通气已过，只用顺气止血药。或余血在腹作胀，更进前药，无事后方用损药，仍看病人虚实。若骨断皮不破，整其骨，先用贴药，加良姜、肉桂在贴药内，以葱姜汁调涂。已上皆郡氏口教。

凡皮破骨出差爻③，拔伸不入，搏捺皮相近三分，用快剐刀割开些，捺入骨，不须割肉，肉自碎了。可以入骨。骨入后，用黑龙散敷贴疮四旁，肿处留疮口，用风流散填之。若不破，用黑龙散敷贴，破用风流散。破者必有血出，用力整时，最要快便。

凡骨碎，看本处平正如何。大抵骨低，是不曾损左右骨，骨高定损，要拔伸捺平，用药敷贴，束缚要平正，捺正了，曲处要时时曲转，使活处不强。

凡敷贴，用板子一片，就板子上，将皮纸或油单纸摊黑龙散在上，移在损处。皮内有碎骨，后来皮肉自烂，碎骨自生④。若破断皮内，用风流散填涂，用线缝合，用黑龙散敷贴。

---

① 登：《证治准绳》作"凳"。
② 采：《证治准绳》作"揣"。
③ 爻：《证治准绳》作"血"。
④ 生：《证治准绳》作"出"。

凡拔伸搽①正，要黏绢软物单正，仍拔伸骨近在骨损处，不得前去一节骨上。仍拔伸相度左右骨，有正拔者，有斜拔者。搏捺要手法快便，要皮骨相就平正，整拔亦要相度难易，或用一人、二人、三人。已上彭氏口教。

束缚敷贴换药

凡束缚，夏二三日，冬五日或四日，缚处用药水泡，洗去旧药，不可惊动损处。洗了仍用黑龙散敷缚，束缚要杉木皮浸软，或如绵，或纸缠令软，约手指大片，疏排周匝，以小绳三度，缚时相度高下远近，使损续②气血相通，有紧有宽，说见前，三日一次洗换涂贴。

凡损大小便不通，未可便服损药，盖药热加酒，涩秘愈甚。看患人虚实，实者下，大承气汤加木通，尚未通加芒硝。

凡损不可服草药，服之所生骨必大，不得入旧。损一月之内可整，久则难整。

凡损药必热，能生气血以接骨也。更忌用火灸。如治③不效，服药亦不效。

凡损药用酒，用酒不问红白，忌灰酒，且重伤不可便用酒，反承起气作腹胀胸满。切记。此大口功④。如稍定贴，却用酒水煎或汤浸酒。

凡肿是血作，用热药水泡洗，黑龙散敷贴。

凡用夹，须摊药于纸上，平两头，要带薄搭头，搭得不厚不碍肉平坦者，无高低不匀之患。若四岸高低不匀，此上便有空缺，不着肉处生泡也。此大大口功⑤。如换药，不可生脱⑥

---

① 搽：《证治准绳》作"捺"。

② 续：《证治准绳》作"处"。

③ 治：《证治准绳》作"敷药"。

④ 此大口功：《证治准绳》作"切记"。

⑤ 此大大口功：《证治准绳》作"切记之"。

⑥ 脱：《证治准绳》作"换"。

药，用手巾打温①搭润，逐片取脱。如取脱一片，随手上药贴了，脱一片，上一片药，切不可经停一时，便生泡为害，此大节，病累遭害，切记。仍先摊下换药，应手用，切记。

凡用生姜一节，有用有不用，良姜解姜毒，故姜有毒，常能作梗。且如用姜，与同门在病家，治疗不可不用姜。讨姜一斤，研烂，分作数处，却以热汤泡开，令冷，候澄得滓在下，却以其滓调药，此热汤去其热，在上去了，不必虑其作梗，莫若不用姜为上。切记。切记。

凡伤重，其初麻而不痛，应拔伸捺正，或用刀取开皮，二三日后方知痛，先且匀气血。

凡打伤在两胁、两胸、两肛②、两肋，却用通气通血药。又看病人虚实不同，虚者通药须兼补药，实者补药放缓，且用贴药在前，通药在后。凡用通药，反不通者，后用顺气药，腹肚全无膨胀而得安，此为不于血作，乃是气闭不通。如腹肚果有血作，一通便下，亦须以顺气药兼之，庶胸膈腹肚不致紧闷。气顺后，却用损药，无不愈，须先顺气故也。有人醉卧跌未③下，脾胃④疼痛，不可屈伸，损药不效，服刀豆酒数日愈。豆下气所损轻也。有小儿误跌凳角上，止用□白⑤子煎汤⑥愈，亦顺气也。整作之法，除头脑上不可用药水洗，恐⑦伤风，余可用油同药水避风洗之，且与住痛。整时，先用热酒调寻痛药加草乌方整，整后气绝，用苏合香丸灌苏，未醒以大黑豆汁冷服，或淡豆豉煎，不可用盐解之。如吐加生姜汁。

---

① 温：《证治准绳》作"湿"。
② 肛：《证治准绳》作"肚"。
③ 未：《证治准绳》作"床"。
④ 脾胃：《证治准绳》作"胂背"。
⑤ □白：《证治准绳》作"萝卜"。
⑥ 汤：《证治准绳》作"服"。
⑦ 恐：《证治准绳》此下有"成破"二字。

用药次第发散寒邪通气通血

用药先看病有轻重，若有破伤，未可便用洗药，恐成破伤风。被伤之时，岂无外感风寒之证？且先用三四服疏风顺气药，却看患人虚实，有何证候轻重。若伤重，气血潮作，昏闷胀痛，亦先通气，而后通血，盖血随气行。虚弱者药用温通，壮实者药可峻通，或通气血兼用，斟酌只在此。亦须看脉之强弱加减。《经》云：坠压内伤忧小弱，坚强之脉可求安。

《和剂》① 五积散②：疏风顺气、五劳七伤及伤损头疼。伤风发汗，姜葱煎热服；下元有伤，可加木通、茴香、苏木、乌药、何首乌；弱者无汗，亦可三四服；伤重昏闷不省，酒调苏合香丸；壮者，热童便更佳。《和剂》七气汤③亦匀气。

彭氏④匀气散：治同上证。茴香、青皮、制厚朴、杜乌药、白芷各半两，陈皮、麦芽、前胡、桔梗、苍术、粉草、枣仁各一两，㕮咀，姜酒⑤煎。

邵氏用《和剂》乌药顺气散，每服加苏木、桃仁、生香附子饼、贴水败荷末六钱，水蛭一分，炒茴香一分，水煎服。停血胀，加毛蛇藤根生研自然汁，酒汤各半浸服。

若心头紧痛，通气通血，壮盛人，槐花散。槐花、黄连各半两，熟枳壳、生大黄各三钱，黄芩二钱，朴硝、苏木各一钱，㕮咀杯作二服，灯心百茎滤后加清油一平杯。又姜、蜜、小便、酒入，空心服即通。

---

① 《和剂》：即《太平惠民和剂局方》。

② 五积散：方出自《理伤续断方》，《和剂》五积散药物组成与《理伤续断方》同。

③ 《和剂》七气汤："治虚冷上气、热气、怒气、□气、喜气、忧气、愁气，内结积聚，坚实如杯，心腹绞痛，不能饮食，时发时止，发即欲死，此药主之。"其组成：人参、甘草、肉桂、半夏制。

④ 《彭氏》：即《理伤续断方》，是该书作者将书传给彭氏，因此当地由言治损者，字彭氏。

⑤ 酒：原为"旱"，同音异字，据医理改。

永类钤方·风损伤折　　　　·83·

诸伤损血气并心不省：白芷一两，大黄木通各一两，山栀十个，百草霜一钱，细末，每三钱苏木汤下。

血作潮热，大艾煎醋汤调。

诸伤气血膨胀，大便不通，腹肚痛：雄黄、腻粉各一钱，巴豆十粒，五粒去油生用，五粒清油灯烧存性，真蒲黄一钱为末，饭丸绿豆大，每十丸冷茶下。过一时未通，用水边乌臼根研汁，吞十五丸即通。

诸伤小便不通：生苓、滑石、车前子各半两，天花粉三钱，海金沙二钱半，细末，麦门冬煎汤。

大小便俱不通：生大黄末二钱，当归尾二钱，红花二钱，苏木三钱，熟枳壳半两，煎熟入大黄末，加童便酒煎。有潮热除酒用水。

《三因》① 鸡鸣散：治坠压内伤，血瘀凝积，痛不可忍，推陈致新。

大黄一两酒蒸，杏仁二十七粒去皮尖上②研烂，酒一碗煎六分去滓，鸡鸣时服，至晓下瘀血愈。若气绝不能言，先擘开口，以热童便灌苏，加芎归芍药，酒煎更妙。

《济生》③ 夺命散：治从高坠下，木石压损及刀刃伤，瘀血凝滞，心腹胀痛，大小便不通，欲死。红蛭石灰慢火炒令干黄色半两，大黄、黑牵牛头末各二两，细末，每二分热酒调下。约行四五里，再以热酒调牵牛末二钱，催之，即下恶血或块，以尽为度。

邵氏用水蛭、茴香各一两，先以茴香三分同水蛭炒，去茴香，又以茴香七分，微炒黄，为末，用水煎苏木，加酒和调乌药顺气散一帖，作三服。

又一法：硇砂、水蛭、竹膜、丝头四味，将砂炒蛭，去砂用蛭，为末，竹、丝烧灰，和匀酒调服。

---

① 《三因》：《三因极一病证方论》，宋·陈言。
② 上：原为"右"，今改。
③ 《济生》：《济生方》，宋·严用和。

邵氏骗通之法：打扑伤损，得三五日，水食不入口者，用生猪肉二大分，口中嚼烂，或用刀打烂，却以温水洗去血水；又再擂烂，用阴阳汤打和，却用半分多入碗中，以鸡毛送入喉内，闭口，以阴阳汤灌下之。其食虫闻此肉香，赏开瘀血，寻上贪食，胸中自然开解，却用通药。此损血凝聚心间，其虫食血，病人心膈闷。他□虫不来，故用此治法。

敷贴药

《三因》集胡氏夺命散，又名玉真散。治打扑金刃伤及破伤风湿如痉者，至危、至效。

南星、防风各等分，细末。

疮口破伤风依上敷贴疮口，仍以温酒调服一分。牙关紧闭，角弓反张，或死而心尚温者，热童便调下一分。斗殴内伤坠压，并酒和童便调，速进三服苏，南星为防风所制，服之为麻，追出黄水尽为度。

《瑞竹堂方》[①] 治前证，又用黄蜡一块，热酒化开服立效，与玉真散一对，速服神效。

邵氏贴诸伤损：生独活一两，草乌三钱，南星半两，紫荆皮，粉菖尖钱半，黄橙叶又名大□，叶能散血，麦茶生者佳，蓝荣能住痛，此五味倍用，不拘等份，细末。如打损伤，有大紫赤色未破肉，可加良姜、山桂皮、生姜自然汁调贴，无姜水亦可；若紫黑色已退，除姜、桂、姜汁、却用后药煎汤泡洗。上用前药，以葱汁、茶清调放温贴；或有痛，可有饼酒麸调药，不用姜，痛肿即除，仍吃药消之。若伤损跌磕，骨疼痛，仍加前姜、桂坐热贴之，药□透骨痛止。

桃红散：贴损折筋骨肿痛。草乌三个去皮，见血者不可用，□□面半两，国丹二钱，贝母半两，天南星半两，细末，生姜自然汁调贴，加作潮热茶清调贴。如皮破见血者，去草

---

① 《瑞竹堂方》指《瑞竹堂经验良方》，元·沙图穆苏著。

乌，恐坏皮肉。若轻者血聚，以䒷白叶研罨患处，帛缚之。

骨断者，可用肥株去皮弦子膜以童便煮，生姜，二味打烂，入䴬䴬面，加入前独活八味，打和，用□□□，却用前后正副夹，须仔细整顿其骨，紧缚后，看上下肿痛消者，方可换药。肿痛不消，不可换药，仍服住痛药。且贴了此肥株一番，便如铁钳牢了，宜斟酌日子，看有□□□，方可换药。

诸伤至重，但不透膜者，以海味中咸白鳔，拣大片色白而□□者，成片敷在伤处，以帛扎之，血即止。如膏脂出，不伤肉膜者，即剃去患人头心发，不令患人知，以热熨斗于顶上一熨，膏脂自入，以桑白皮线缝合，用血结草、木腊叶、磁石为末，干掺之即合。

《彭氏》黑龙散①：治诸扑伤损，筋骨碎断，差爻生田②。先煎葱汤药水淋洗，整拨平正，看热冷，用姜汁或地黄汁调，或纸，或帛，随大小裹贴，有破留口，别用歁药。如骨断碎，斟酌夹缚，三日一次，淋洗换药，不可去夹，以待骨续。如刀箭兽啮成疮坏烂，擦。磕肿痛，用姜汁和水调贴，有破留口。

穿山甲六两，丁皮六两，当归二两，百草霜、枇杷叶略用些，为细末，姜汁和水调贴。

《经验方》③走马散：治折伤接骨。生柏叶少用，生败荷叶、生皂角多用，骨碎补去毛，各等分，为末，整骨入旧④平正，以姜汁调药，摊纸上，贴骨断处，却用夹缚，不得摇动。三五日后，依夹法取开，温葱汤洗，再贴再夹，七日后如痛，加入没药。

《澹寮》⑤治打扑折伤手足。绿豆粉，新铁铫炒令紫色，以井水冷调敷，夹缚。

---

① 《彭氏》黑龙散：即《理伤续断方》黑龙散。
② 生田：《理伤续断方》为"出臼"，传抄误。
③ 《经验方》：指《瑞竹堂经验良方》，元·沙图穆苏著。
④ 旧：同"臼"，同音异字。
⑤ 《澹寮》：即《澹寮方》字，已佚。

《百选》①治打扑接骨。夜合树即合欢花，越人呼为乌颗树，去粗皮炒黑四两，芥菜子炒一两，为末，酒调二钱，澄清，临卧服，以滓罨疮上，夹缚之。

一方用葱白、砂糖二味等分，烂研敷痛处，立止，仍无瘢痕。

《经验方》伤损打扑，伤筋骨。胡孙姜即骨碎补，石上生者补损，樟树上生者通气。治风损各用一半，研烂取汁，以酒煎或调服，留滓敷伤处。制法：去皮毛，切片微炒，常用煮酒窨者，七日后饮之。

打扑有痕伤，瘀血流注：半夏末水调涂伤处一宿，不见痕。作潮热者：大黄末、姜汁调涂一夜，一次上药，一宿黑者紫，二宿紫者白矣。

指甲伤，擘裂：用炭火煨热葱汁，剥去皮，取其中葱涎滴，罨损处，仍陆续煨易热者，痛止而安。

续筋：金沸草根研和滓汁以筋相对涂而封之，即续。蜀几逃去，多刻其筋，用之验。

金刃及打伤，血出不止：降真末，五倍子末，镜面上削下铜末，细研等分敷伤处。

金刃箭伤：桑叶阴干为末贴。

刀斧伤：隔年四月苎麻叶揉软覆伤处，缚定血即止。野苎叶亦可。又陈年苏叶和血揉匀封缚，神效。五倍末亦佳。

伤损皮肉破及刀刃伤：急用未经水葱白细切炒极热，裹伤处，血止痛定。或用晚蚕蛾为末，和石灰罨伤处，住痛止血合口。

伤筋肉骨痛楚：寻生龟取甲入损药，梦龟授方，用生地黄一斤，藏姜瓜旧糟一斤，生姜四两，赤小豆二斤，研烂同炒令热，以帛裹罨伤处夹缚，不过三日。《医说》②。

胸胁诸骨伤断：东云膏。木菖蒲炒常用，红内消，如肿，

---

① 《百选》：即《百一选方》，宋，已佚。

② 《医说》：即元·李杲著《医说》。

加生者五两，即何首乌，白芷生用令加一两，赤芍生二两，痛亦，加土独活生三两，常用为末，热酒调涂。

诸损敷贴：当归三两，白芷三两，肉桂半两，熏陆香、没药各二两，为末，姜汁调，白芷一味自佳。

欧阳氏贴损：白芷、赤芍、南星、天花粉、木蜡叶、牡丹皮少许，为末，姜汁调贴。

干掺药

《彭氏》风流散[1]：石膏十两固济火煅，白矾飞二两，枇杷叶少许，松脂、黄丹各一两。为末。伤经久者，药水洗后用，疮干用油调敷，新破伤，忌风湿。

邵氏破伤血不止：真血竭三钱或用番降节中油代亦可，五倍子一两，陈紫苏叶三钱，白芷半两，海金沙一两，细末掺之。军前急救，不可着水至效。

淋洗药

《彭氏》用[2]生葱切，荆芥、桂、当归等分，煎沸汤放温洗，或加连翘、防风、白芷、黄连。

邵氏用南蓼、杜独活、藁本、黄柏、生姜，煎洗，如有口，除姜、蓼；损而青肿，用此二味。若肉冷痹痛，骨断而肿，不可洗伤口。有脓水，别用合口药，如前风流散。

凉血消肿：千金草即荆芥、山桂皮、藁本、石南藤、皂角、连根葱，煎水洗。

《御药院》[3] 淋渫顽散：治诸坠压伤折筋骨，瘀血结痛，淋洗宜透风。顽荆叶两半，蔓荆子、白芷、细辛、防风、桂心、川芎、丁皮、羌活各一两，为末，每二两加盐半匙、葱连根五个、浆水五升，煎五七沸去滓，手淋痛处，冷却再温热。

---

① 《彭氏》风流散：《理伤续断方》有方名无用药。
② 《彭氏》用：《理伤续断方》用药同。
③ 《御药院》：指《御药院方》，元·许国祯撰。

又方：桑白皮，赤芍，白芷，乌药，左缠藤，臭橘叶。金疮去乌药加荆芥、防风；如疮臭加藿香；如毒加乌柏叶或橡根皮、黄桑叶；如有脓，去荆芥加五倍子、白芷、黄连。

风损药

《和剂》方：花蕊石散、没药降圣丹、接骨散、补损当归散，四方见前《和剂》方。

《御药院方》没药乳香散：治打扑伤损，痛不可忍。白术炒五两，当归焙，甘草炒，白芷，没药别研，肉桂，乳香别研，各一两，为末，每二钱温酒调下，不拘时。

《杨氏家藏》① 紫金散：治诸伤，内损肺肝，嗳吐不止，并瘀血停滞，心腹胀闷。

紫金藤皮二两，番降油，续断，补骨脂，无名异煅，酒淬七次，琥珀别研、蒲黄、牛膝酒洗、当归洗焙、桃仁去皮炒各一两，大黄煨、朴硝别研各一两半，为末，每钱浓煎，苏木当归酒调下，并进三服，利即安。

《本事方》② 打扑内损，筋骨疼痛：没药、乳香、芍药、川芎、川椒去目及合口者、当归各二两，自然铜醋淬半两，为末，黄蜡二两溶开入药末，不住手搅匀，丸如弹大，每二丸好酒煎开，热服，随痛处卧片时，连进有效。

《杨氏》③ 内托黄芪丸：治针灸伤经络，流脓不止。黄芪八两，当归三两，肉桂、木香、乳香别研、沉香各一两，为末，绿豆粉四两，姜汁煮糊丸梧子大，每五十丸，热水送下，不拘时。

《百选》治老弱坠压折伤：当归、肉桂、甘草、川椒炒去，各三分，川芎两半，附子包、泽兰炒各一两，为末酒调，忌葱、冷水等物。

---

① 《杨氏家藏》：指《杨氏家藏方》，宋，已佚。
② 《本事方》：指《普济本事方》，宋·许叔微著。
③ 《杨氏》：即《杨氏家藏方》。

《经验方》应痛丸：治诸伤损及损后为血气所侵，手足疼痛，忌热食二时。

生苍术一斤，破故纸斤半炒，舶茴二两炒，骨碎补一斤去毛，穿山甲去膜以紫灰炒胀，生草乌一斤锉如麦大。上除草乌用生葱二斤、连皮生姜二斤，擂烂，将草乌一处淹二宿，焙干，连前药焙为末，酒煮面糊丸如梧子大，每三十丸，汤酒任下。

《经验》治诸折伤：乳香、没药、苏木、番降节、川乌去皮尖、松明节、自然铜醋淬各一两，水飞过，地龙洗腥净半两略炒、水蛭油炒、龙骨各半两，血蝎四钱，土狗十个油浸焙，《本草》名蝼蛄。为末，每五钱酒调，看病上下服，一身上下飒飒有声。

邵氏诸风损伤折：干姜洗一两半，僵蚕生水洗二两，木鳖水浸去壳二两，杜独活三两，藁本二两，乳香水浸半两，没药水浸一两，二味别研，藁本、木芎、制枳壳、赤芍、破故纸炒、续断酒浸炒、黑牵牛炒、穿山甲灰炒各二两，白芷、肉桂、独活、良姜、净细辛、当归酒浸、川牛膝酒浸焙各一两，草乌去皮尖三两，羌活半两，骨碎补炒去毛三两，苍术炒半斤，海桐皮酒浸炒三钱，附子川乌炮各一个，后二味看虚实加。上末，每药末一斤，用面二两，酒水煮糊丸梧子大，每二十丸，壮实者加二十五丸。有臂胛头痛，生葱姜酒细嚼吞下；两胁腰腿疼痛，茴香姜酒空心下；脚膝痛肿，木瓜姜酒下。四五月加荆芥，春月去破故纸，夏月去牵牛。

治损接骨，活血住痛，虚弱及经久未安：附子八钱炮，泽兰一两，川椒去目及第二重皮炒半两放冷，甘草半两，当归、川芎、独活各半两，白芷一两，川乌八钱，细末，细嚼生姜酒调。如刀伤，不用酒；骨断皮不破，加乳、没浸酒调；体弱伤损气痛，茴香姜酒调；看虚实，每服加少草乌末。

脑上有伤，头痛不止：荆芥、川芎各半两，白芷一两，荜澄茄二钱。为末，热酒调。

诸损伤，草药捷径：毛蛇藤，有血瘀多加一两，打破，大青根半两化气，矮樟根半两，熟骨草半两，柞草七寸长七茎住痛多加，紫金藤又名山甘草用一两，可加姜三两拌和，牛膝根半两，消血瘀加用，过路蜈蚣即过墙枫一两，松青一两，左缠藤，接骨草一两，上生研酒浸开，去滓加童便温服，体弱温热服，有瘀血在内，用麻油葱同酒后入以滓合伤处，皮破出血者不用贴。

凡伤重用姜半斤，坛古酒水各半，用前药擂烂，先有猪蹄筒骨熬汁，加前药同前至半坛，日夜服尽偃卧安。此法是戈法，打损遍身难贴，边吃边搽尤妙。

诸伤损筋折骨，先用趁痛散住痛：川独活、川五灵脂、乳香别研、白芷、茴香各一两，防风、百草霜、没药各半两，净生地黄二两半，赤芍二两，当归二两，杜白芷三两，桔梗三两，草乌二钱，小麦煮透去皮尖，焙。为末，每六钱煨葱头酒或炒松节姜酒调下。

接骨散：诸伤筋折肿痛服之住痛消肿。白芍二两，故纸炒一两，自然铜醋淬、没药别研、羊胫骨炭各一两，白茯苓、骨碎补去毛各二两，川乌炮、木鳖去壳并油煨各半两，虎骨随多少醋煮别研。上细末，每一大钱依前汤使调下。烧羊胫炭法：四五月收麻羊粪用灰一层又加粪一层，尽意烧之存性，令了烟作炭，先姜汁童便，候炭成，将入汁内淬晒干为末。

筋骨散：治新旧损，除痛状筋骨，可常用。生地黄、赤芍、当归、石南藤各二两，杜白芷、骨碎补炒去毛各三两，五灵脂、肉桂、山桂皮、荆芥穗各一两，桔梗四两，川乌炮、草乌制各半两，雄黑豆煮去皮四两。为末，姜汁和酒调。妇人风损痹痛煨葱酒调。

接骨续筋，住痛生血，周竹传，甚神秘之内□□□□□□又胜诸方：

乳香，没药，自然铜醋淬七次，南木香，生地黄，熟地黄，川羌活，川独活，川芎，当归，防风，南星，松嫩心去毛，粉草，侧柏叶醋煮加倍用，草乌数个制去皮尖，痛甚加作五七个柘木炉火中煨存性作炭。前药各等分，松心、侧柏炭加倍用。细末，生姜自然汁调下，或蜜丸弹大，生姜汁和酒调嚼下。

应痛乳香丸：治诸损。乳香、没药、信朱别研各半两，白胶香一两同乳香溶，草乌制四钱，石南藤二两，骨碎炒去毛、桔梗、白芍药各二两，熟地黄一两，川乌二钱，荆芥穗一两，松节烧过存性一两。细末，醋糊丸梧子大，每三十丸煨葱或葱或松节酒下。

接骨丹：骨断八分，加用此药。当归二两，川独活二两，乳香、白胶香半两溶过，用生熟地黄各一两，自然铜醋淬半两，侧柏叶四两□□焙，肉桂半两，石南藤二两。细末，糯米糊弹大，国丹为衣，每一丸炒松节或番降真节酒下，看损上下服。亦可梧子大丸，每三十丸，前药加松条、松节、好土珠、荆芥、桔梗各二两，脚气入骨痛，木瓜酒浸，黑豆炒酒浸。

《彭氏》活血丹①：治打扑伤损，折骨碎筋，瘀血肿痛烦闷，风痰、瘫痪、顽痹，妇人血风，产后败血浮肿，血气瘀痛，风劳发动，四肢疼痛。孕妇勿服。

青桑灰一斤好醋杀火，大栗间焙、骨碎补制焙、南星姜汁浸一宿焙、赤白芍并焙、牛膝洗焙、川乌炮、雄黑豆各一两六钱，自然铜醋淬、木鳖子肉切和面炒赤各八钱，净细辛一两焙，没药四钱，乳香六钱并别研，白胶香三钱，血蝎六钱或番降节代。为末，糯米粉醋煮糊丸，杵千下，集手丸，缓则发裂。大丸重六钱湿，中丸三钱湿，候干，以潦搭手上将匀三丸，挪漆为衣，收用。每半丸无灰酒磨化，渐煎三五沸，温服，无时。以纱菖袋收挂净处，经久不坏。

小红丸②：治诸伤劳损，蹉折筋骨，风湿挛拳，壮筋骨，活经络，生气血。

川乌、何首乌、苍术、蛇床子、五灵脂、白胶香、赤小豆、牛膝、当归各制净一两，乳香一钱。酒糊丸，绿豆大，每

---

① 《彭氏》活血丹：即《理伤续断方》之大活血丹，药物组成同。

② 小红丸：与《理伤续断方》小红丸药物组成同。

三五十丸，酒下。

大红丸①：治证同上。不问新旧经年，诸伤损，孕妇勿服。

赤白芍药兼用一斤，何首乌一斤焙，川乌一斤十两炮，南星一斤七两，当归十两，骨碎补姜制一斤，牛膝十两，净北细辛八两，青桑灰三斤或不用，赤小豆二升，自然铜二两醋淬。细末，醋糊丸，梧子大，信州朱为衣，每二十丸温酒下。

黑神丸②：治证同上。

白蔹一斤，白及四两，当归四两，白芍、制南星六钱，川乌二钱，骨碎补制八钱，牛膝九钱，百草霜半钱，赤小豆一升。为末，醋糊丸梧子大，汤使同上。一方加细辛或白鲜皮。

当归散③：治诸风损折伤，或作痈疽，或因损中风瘫痪，圐④役所损。

泽兰、当归、牛膝、续断各十两，芍药、白芷、川芎、肉桂、细辛各五钱，白杨皮三钱或不用。为末，酒调下。

乳香散⑤：治证同上。

干姜、肉桂各三两，牛膝、羌活、川芎、杜细辛、姜黄、芍药、草乌、川乌各四钱，骨碎补、当归、苍术、木鳖各六钱，没药五钱，何首乌四钱，桔梗十钱，乳香半钱，赤小豆一升，白芷三钱，海桐二钱，不用亦可。为末酒调。

鳖甲散⑥：治五劳七伤，四时伤寒壮热，骨节烦痛，痰嗽岚瘴，心腹积气，一切风痊，妇人血风，产前产后诸疾并治。

鳖甲醋浸炙令赤、肉桂、紫菀、川芎、白芷、秦艽、羌活、当归、干姜、陈皮各四两，乌药、五味子、芍药、柴胡各

---

① 大红丸：与《理伤续断方》大红丸药物组成同。
② 黑神丸：与《理伤续断方》黑丸子药物组成同。
③ 当归散：《理伤续断方》当归散药物组成多川椒、桔梗，余同。
④ 圐：残文，可辨认字，劳。
⑤ 乳香散：与《理伤续断方》乳香散同。
⑥ 鳖甲散：与《理伤续断方》鳖甲散药物组成同。

七两，苍术①，川乌四十个炮，桔梗二斤半拣净。细末，每二钱，姜二片、乌梅半个煎热服。伤寒加葱白，劳损加酒。

黑虎丹②：治诸损，男女头风，手足麻痹。

川乌、木鳖肉各一斤，地龙净洗去十两，黑小豆半斤，五灵脂二两，为末，以五灵脂同面糊为丸。一丸至三丸，温酒、薄荷茶皆可下。

何首乌丸③：宽筋治风损。

何首乌十斤、生黑豆半斤同煎，薄荷二十两，青木香、牛膝各五两，皂角一斤烧存性，牵牛七两炒取头末，川乌二两炮。酒糊丸，葱汤薄荷下三十丸。

欧阳氏治诸损，红黑二散：

当归、川芎、白芷、陈皮、赤芍、牡丹皮、茴香、柳桂各一两，嫩松香蒸过去毛、杜当归各四两，生地黄二两，研细末；草乌醋炒、自然铜酒醋淬各一钱，苍术、良姜、骨碎补制各二两，杜独活四两，拓木炭、松香加倍作黑七钱。二药各细末，随病轻重打和茴香汤或姜葱酒调，常合《和剂》石南丸兼服。

又方：草乌、细辛、羌活、独活、白芷、牛膝、白胶香、五灵脂、川芎、甘草、藁本、茴香、藿香各二两，石南藤、木瓜、自然铜、骨碎补、干姜、当归、肉桂等分。细末，酒调通用。

如伤重，去石南藤加杜当归，脚伤重加木瓜，手伤重加木鳖子，腰伤重加茴香、牵牛、狗脊，减去桂加百药煎、石南藤。

秋担接骨散：姜黄、薄黄、骨碎补炒、无名异煅、生地黄、葱姜各自然汁一两，为末酒调，外用。生癞虾蟆一个研如泥，敷贴。

———————

① 苍术：原文无用量，据《理伤续断方》为"一斤"。
② 黑虎丹：《理伤续断方》作"黑龙丹"，药物组成同。
③ 何首乌丸：《理伤续断方》作"首乌丸"，治证及药物组成同。

《集验》① 打伤肿痛：无名异细末，热酒服赶下，手末血皆散失。

四妙散：治打破跌损内伤。

骨碎补制，生姜，乳香，当归，糯酒热服，接骨加自然铜。

《本草》② 打伤，只以骨碎补末和黄米粥裹伤处。打跌骨断，只白及一味为末，酒调服，神效，其功不减自然铜与古五铢钱。

《直指》③ 打跌血滞腰胁疼：故纸、茴香各炒，辣桂等分为末，热酒调。

小儿五足伤肿，小便少：当归尾煎汤，磨大黄通，仍用《和剂》泽兰散，姜酒调服安。

《集验拣要》治诸风损伤折，疏风顺气，匀血住痛。当归一两半，川芎一两，白芷、杜乌药、木瓜、牛膝各一两半，京芍、牡丹皮、净陈皮、净细辛、玄胡索炒、川续断、茴香炒、破故纸炒、石菖蒲洗炒、浙术、穿山甲、蚌粉炒各一两，交阯桂七钱，桃仁炒去皮半两，粉草一两，五加皮二两酒浸。或加入槟榔、枳壳制各一两，咬咀姜煎，酒浸乳没各半两加入，或加老松节、炒乌豆、老姜，煮酒服。

《集要》治诸损丸子药，健筋骨，生气血，养百脉，疏风顺气，升降阴阳，虚弱常宜。

长条川牛膝、木瓜、天麻、苁蓉、当归、川续断酒浸焙、何首乌酒蒸、杜乌药、白芷、五加皮酒浸、狗脊制、淮乌姜葱炒、骨碎补去毛酒浸炒、川独活二两、净大川乌、附子各一两炮、乳香、没药别研、嫩茸酥炙、自然铜碎淬、川芎各一两净、菟丝子净淘酒蒸、杜仲四两净姜炒、苍术半生半熟，上三味各四两，全蝎半两炒，破故纸三两酒浸，虎骨酥炙、北五

---

① 集验：指《朱氏集验方》，宋代方书，已佚。
② 本草：指《本草衍文》，宋·寇宗奭撰。
③ 直指：即《仁斋直指》，宋·杨士瀛撰。

味、威灵仙水洗酒浸、京芍药、穿山甲蚌粉炒、茴香炒、净细辛、龟板酥炙各一两半。细末酒糊丸，常服即补。

下丸药：破伤水方。糯米末生用三分之二，甘草末三分之一，用砂糖调搽肿处，先自肿赤尽处搽起至疮口，水皆自疮口出，即安。

治诸伤瘀血不散：五、六月收野苎、苏叶擂烂，金疮止。如瘀血在腹，用顺流水擂烂服即通，血皆化水，以死猪血试之可验。秋月恐无叶，早败。

伤紫眼：紫金皮小便浸一七，晒作末。眼青肿黑紫色，用生地黄姜汁调；不肿用葱汁。

闪腰痛：神曲火煅红，酒淬温服，或米醋和平胃散罨痛处，或杜仲制及莳萝末酒调服。

杖疮：不问轻重，先逐寒邪，方治疮口，切不可与酒，则寒酥邪不散，生他证，不能便愈。看若弱，先服香蔬散丸；有热服败毒散三四服，然后服十宣散，除桂；疮上用水调膏，用绿豆粉、清油、白水各半调涂。

住痛用一黑散：赤龙鳞煅存性，即古松皮；退肿用一黄散：蔚金四钱，赤石脂三钱，白芷二钱，天花粉三两；肿甚加荆芥，一方红内消；如不用白芷，加独活，并用茶调贴疮口，外留口。其他疮如无热，酒调贴。如有脓，姜汁三分、茶清七分调。杖疮用乳香煎油调敷，疮口内外皆可用，仍加善应等膏药贴；肉溃烂用生肉药掺。或肿不消，用破血药，外以针刺去瘀血，用一黄散敷贴。一黄散逐时调，不可调下，则不验。

如臭，洗药中加藿香。或杖后被人施毒药，急烧百沸汤，候温，以芒帚梗五六寸二百茎干净，一横一直拓病臂上，用二人于病腿上压出瘀血扛出，于熟冷水中洗净，至无血为度。忌毒食，行房，不净席卧，登厕熏触。或再仗后苦痛，只加乳没二药。

诸伤疮，封口住痛：白芷、五倍子炒、赤石脂、乌贼骨，生血封口需研细末，不然反作痛不止。此药治诸般恶气及脚上臁疮、蛇头指痛。一方加乳香、雄黄、白芷，一黑散为末，掺清油，蒸熟去滓，用鸡毛洗疮口，却用上药擦干，用油调涂。治秽气，加国丹。

□□生肌桃花散：国丹、白芷、滑石兼上药味通用。

疮口水不干：枯白矾、穿山甲烧灰炒焦，更加龙鳞搽。白芷一味，疮中圣药。

方·第二十二卷终

论跌打损伤症

原著 无名氏
点校 汤耿民
助校 韦春德
审定 韦以宗

论跌打损伤症

凡跌打伤、内伤、外伤，内筋骨，外皮肉，又重伤脏腑瘀血，皆其症也。血肉筋骨受病，不在气分，专从血分。大要宜分血之虚实。如皮破①损骨而亡血，虚也，治宜补血而和之；如皮不破而内伤瘀血者，血实也，宜破血和伤矣。切脉：亡血之脉宜虚细，不宜大数实，浮大数实者死；损伤瘀血作脓，其脉又要坚强者生，小弱者死。俗医惟虚实，瘀血浮滞者二症，故并而可之，即误矣。

损伤汤药_{未总方开后其方上圈子验}②身伤汤药方：

当归尾_{一钱五分} 炙乳香_{一钱} 玄胡索_{一钱} 赤芍药_{一钱} 上桂肉_{五钱} 苏木末_{一钱} 真川芎_{一钱五分} 敲查③_{一钱} 母丁香_{五钱} 陈桃仁_{一钱} 陈皮_{一钱}

总论：吐加半夏、沉香；热加独活、羌活、蝉蜕；风加防风、荆芥；气加木香；左手加桂枝；左脚加牛膝、灵仙；嗽加芥子、青皮；痛加乳末④；小便秘加小茴⑤、木通；左上⑥加童便、韭汁少许；初胀倍桃仁、禾木⑦；如出血宜补血，瘀血作胀宜破血和伤，加减。在此合二贴，水煎，陈酒冲服生大黄二钱，第三贴如大便讫⑧，通结三钱⑨，卜子⑩炒去壳八钱，加枳壳一钱五分，煮服。

如头打破出血损骨，恐防破伤，凡为重破写立此方，以补血发散为主。

---

① 皮破：原误为"及被"，据文意改。
② 其方上圈子验：原抄本于方剂名上加圈圈，今略。
③ 敲查：焦楂，即山楂炒焦，敲通烤，下同。
④ 乳末：即乳香、没药。
⑤ 小茴：应为小茴香。下同。
⑥ 左上：指左上半身，胸胁部位。
⑦ 禾木：应为苏木，误误为禾。
⑧ 讫：应为秘。
⑨ 通结三钱：煮为需通下瘀结，大黄用三钱。
⑩ 卜子：即莱菔子。

白菊花_{一钱五分} 香白芷_{一钱} 当归_{头带身二钱} 酒熟地_{二钱} 赤芍药_{一钱} 炙乳香_{一钱} 秦艽肉_{一钱} 鲜红花_{五分} 软防风_{一钱} 牡丹皮_{一钱五分} 真川芎_{一钱} 炙没药_{一钱} 淮生地_{一钱} 净藁本_{一钱} 何首乌_{二钱} 生甘草_{三分}

如出血过多、肿者加羌活一钱，陈酒冲服，饱吃。如破口当用人参八宝丹敷之，无不效。头破损，六腑之气上翻，呕吐不止，加参一钱即止矣。

又如疼痛不已，开定痛乳香散服，立即痛止，名八宝丹：

炙乳香_{五钱} 炙没药_{五钱} 香白芷_{五钱} 赤芍药_{五钱} 真川芎_{五钱} 牡丹皮_{五钱} 小生地_{五钱} 生甘草_{五钱}

外加虎骨_{醋炙五钱} 穿山甲_{火炮醋淬更效二钱五分} 骨碎补_{一钱}

共为末，每服二钱，定痛去肿之神方。

如小腹受伤，诚恐小便不出，故立此方，煎汤药饥服，水煎：

鲜小茴根 陈枳壳 香白芷 当归尾 橘子仁 炙乳香 真川芎 鲜红花 炙没药 赤芍药 荔枝核 小木通 真花粉 青木香 生大黄

外用朝天子①，此人年如双年十四粒，如单年用十三粒，冲碎和煎。

又如腰间受伤，汤药食少者加焦楂、半夏，发热者加柴胡、蝉蜕、秦艽：

牛膝肉_{三钱} 母丁香_{五分} 炙芍药_{一钱} 当归尾_{一钱五分} 上桂肉_{五分} 紫荆皮_{一钱} 赤芍药_{二钱} 参三七_{一钱} 小茴香_{一钱} 真川芎_{一钱} 炙乳香_{一钱} 台乌药_{三钱} 威灵仙_{一钱} 玄胡索_{一钱} 陈枳壳_{一钱五分}

先水煎好，用陈酒冲服，半饱半饥吃二帖愈。

如脚腿下部受伤汤药：

牛膝_{二钱} 威灵仙_{二钱} 赤芍药_{二钱} 川芎_{二钱} 木瓜_{一钱} 白

---

① 朝天子：天仙子。

芷一钱　红花亘分　加皮①二钱　乳香二钱　归尾后面当用归身二钱　防
己可用防风二钱　秦艽一钱　独活一钱

先用水煎，不用酒，饥服②。

如腋胁伤痛方：

青皮二钱　白芥一钱　玄胡一钱　当归尾一钱五分　红花八分　乳
香一钱　荆皮一钱五分　桃仁去尖一钱五分　丁香五分　川芎一钱　郁金一钱
赤药③一钱　没药一钱　枳壳一钱

外加金不换，用猪油炒过同煎，每服二钱效。

如背上受伤方：

炙鳖甲一钱五分　鲜红花六分　赤芍药一钱五分　川芎一钱五分　紫
荆皮二钱　香白芷一钱　三七一钱　上桂肉五分　草乌④三分　独
活一钱　炙芍药一钱　炙乳香一钱　藁本二钱　净川乌三分

先用水煎，酒冲此药饱服，或加钩摘刺根⑤五钱，同煎。

如手上受伤方开手用⑥：

桂枝一钱　当归身一钱　独活八分　白芷一钱五分　川芎一钱五分
红花三分　防风八分　赤芍一钱　威灵仙一钱一分　加皮一钱　防
己八分　生地酒炒一钱　牡丹皮一钱　炙乳香二钱　炙没药一钱　何
首乌一钱　生甘草三分

先水煎后用陈酒饱服，外用后敷八宝丹贴膏药，不可经
风。手足肿者可用白矾四两煎洗即退。

如身上破或刀伤或打破：

当归身一钱五分　半夏八分　没药一钱　广皮⑦一钱　乳香一钱
赤首乌三钱　土茯苓一钱　生甘草三分　敝查一钱　怀

---

① 加皮：五加皮。下同。
② 饥服：原缺"服"字，据文意补。
③ 赤药：赤芍药。
④ 草乌：草乌、川乌均有剧毒，内服需炮制。下同。
⑤ 钩摘刺根：又名黄桑勒，草药名。
⑥ 开手用：借手外伤有伤口者。
⑦ 广皮：两广产陈皮。

地①_{酒炒一钱五分}　　川芎_{一钱}　　炙黄芪_{六分}　　白芍_{一钱}　　防风_{一钱}　　白芷_{一钱五分}　　丹皮_{一钱}　　白术_{炒五分}

水煎酒冲半饥吃，后八宝丹敷、膏药贴。发热加羌活，气加木香、上沉香。

接气药：

地龙_{一钱}　　珍珠_{一钱}　　麝香_{五分}　　三七_{五钱}　　地鳖②_{三对}　　滕黄③_{一两}　　木香_{一钱}

景④病轻重或一二钱，用好陈酒送下，大棍棒伤可用，临时奇效如神。

专医穴道损伤⑤：

当归尾_{一钱}　　丁香_{五分}　　荆皮⑥_{一钱}　　川芎_{一钱}　　乌药_{一钱}　　郁金_{一钱}　　玄胡_{一钱}　　炙乳香_{一钱}　　威灵⑦_{一钱}　　赤芍_{一钱}　　炙没药_{一钱}　　酒炙土鳖_{三对}　　麝香_{一分半}　　鲜红花_{三分}　　炒川乌_{三分}　　炙然铜⑧_{一钱}　　白芷_{一钱}　　木香_{一钱}　　枳壳_{一钱}　　桃仁_{一钱}　　青香⑨_{一钱}　　炒草乌_{三分}

外加草药二味，名金不换_炙、一寸金⑩。如背上受伤，不用此二味当加朝天子根⑪，每帖加在内。

肚腹受伤瘀血不利：

未展青荷叶⑫阴干研末三钱，童便调下，恶血自痢；如不痢，再服破血丹，透骨丹。损伤深入骨髓隐隐疼痛，或天阴则痛，或年远四肢沉重无力。此方主之如神。

---

① 怀地：怀化产生地黄。
② 地鳖：即地鳖虫。下同。
③ 滕黄：应为滕黄。滕、滕之误。
④ 景：当为颈。通假字。
⑤ 穴道损伤：指穴位跌打损伤。
⑥ 荆皮：紫荆皮。
⑦ 威灵：威灵仙。下同。
⑧ 然铜：自然铜。下同。
⑨ 青香：青木香。
⑩ 一寸金：又名金不换。
⑪ 朝天子根：天仙子根。
⑫ 未展青荷叶：谓刚露出水面未展开的荷叶。

闹羊花子_{二两火酒浸炒三次童便浸二次焙干} 乳香_{不去油} 没药_{不去油} 上血竭_{各三钱}

俱和匀外加麝香一分，磁瓶叠①每服三分，壮者五分，不必吃夜饭，睡时方吃，酒可甚重，荤肉可过口，豆腐亦可吃，后忌房事、酸、寒、茶、血等物。弱者五日一服，壮者三日一服，脚上服验②。

麝香_{一两} 牛膝_{二两} 灵仙_{一两五分} 肉桂_{八两} 红花_{二两} 当归尾_{一钱五分} 地鳖_{二两} 杏仁_{二两} 小茴_{二两}

一帖效。

据此方专治点穴③：

沉香_{二分} 麻根_{一两} 虎次根皮④_{二两八钱} 红地龙_{一钱} 砂仁_{四个} 红木⑤_{一两} 酸肢草汁_{少许} 毛草根⑥_{一两先煎水，后入各药}

人弱者用酒二茶盅，尿二盅，重者照加方吃。

接骨红丹：

炙乳香_{一两} 炙没药_{一两} 北细辛_{五钱} 儿茶_{五钱} 青蒙石_{卜消锻炒五钱} 白蜡_{五钱} 朱砂_{五钱} 炙黄芪_{五钱} 醋炙无名异_{五钱} 丁香_{五钱} 麝香_{五钱} 肉桂_{七钱} 沉香_{一钱} 班毛⑦_{五钱} 青木香_{五钱} 猴儿骨⑧_{一两} 真神金⑨_{百张五钱} 土鳖_{一两} 珍珠_{五钱} 龙骨_{五钱} 血竭_{一两} 木香_{五钱} 炙羊油虎骨_{一两} 生川乌_{五钱} 人参_{三钱} 三七_{五钱} 生草乌_{五钱} 白术_{五钱}

研细末，每服五分，陈酒送下。

接骨不知痛，又方：

---

① 磁瓶叠：磁石粉末成饼状。
② 脚上服验：指下肢损伤服此方也有效。
③ 点穴：点打穴位致伤。
④ 虎次根皮：应为"虎蓟"，好大蓟。
⑤ 红木：苏木。
⑥ 毛草根：即白茅根。
⑦ 班毛：斑猫。即斑蝥。下同。
⑧ 猴儿骨：动物猴骨。
⑨ 真神金：用金箔制成的纸。

用白凤仙根①酒磨服半寸，最多上一寸为限②，最多要伤人的。用金缨子根酒煎服，渣敷患处即愈。

接骨消肿止痛_{此方得事陕西羊皮否童相令为末}：

苏木_{为末一两}　　好蔴③_{五钱剪碎入锅内炒盖灰}　　炙没药_{三钱}　　炙乳香_{三钱}

又将苏木、蔴灰煎熟去渣，冲入乳香、没药碗内，合少时温服，出汗效。后又将乌骨鸡_{一只}，乌鸡亦可去头爪，去肚内肠等物，装胡椒末_{四两}，连鸡捣碎，抹扣在青布上④，裹在患处，如今日卯时上药，须于明日午时去药，后用鸡子清⑤扫患处。

后又内服：

酒炙大黄_{三钱}　　红花_{三分}　　酒洗当归尾_{一钱五分}　　炙乳香_{五分}　　竹叶_{廿片}　　炙没药_{五分}

用黄酒、童便煎服。

折骨七厘散：

灶鸡⑥_{五只}　　地龙_{五钱}　　水狗_{三钱}　　焙地鳖_{五钱}　　炙没药　　蜒虎⑦末_{去心}闹羊花　　_{醋炙七次}然铜　　生大黄　　元麝香　　炙乳香

每服七厘冲服。

折骨丹神方_{折骨断用此方，不可用名方，再所确者地方}：

灶鸡末　　地龙末　　地鳖末　　麝香　　炙乳香　　水狗末　　蜒虎末　　火醋炼九次然铜　　生大黄　　炙没药

俱研末，每服二分或一分，陈酒送下。

接骨麻药：

---

① 白凤仙根：凤仙花又名指甲花，有红花、白花两种，其根有毒。
② 限：原误为"根"，据文意改。
③ 好蔴：好苎麻。
④ 扣青布：即白扣布染青。
⑤ 鸡子清：鸡蛋清。
⑥ 灶鸡：即灶马，俗名灶蟀。下同。
⑦ 蜒虎：又名壁虎、檐蛇。形蛤蚧之小，爬行动物，生活于墙壁、石缝之中。

炙乳香_{三钱}　炙没药_{三钱}　南星①_{五钱}　川乌_{五钱}　闷头花②_{五钱}

每服八分或一钱，酒冲服，取骨③不痛。

跌打损伤折骨末药：

江西黎先生传授，共计念五味用效。

麝香_{七分五厘}　肉桂_{七钱}　蒙石④_{二钱二分}　骨补⑤_{醋炙五钱}　炙乳香_{一两}　羌活_{一两}　熟地_{一两}　血竭_{一两}　白木香_{五钱}　独活_{一两}　制川乌_{五钱}　白术_{五钱}　沉青香⑥_{五钱}　细辛_{二钱五分}　熟附片_{五钱}　三七_{五钱}　朱砂_{五钱}　黄芪_{五钱}　土鳖_{十三个}　全当归_{一两}　硼砂_{三钱五分}　茯苓_{醋淬九次五钱}　然铜_{一两}　炙没药_{一两}　桃仁_{五钱}

俱研末，每服二钱或一钱或五分，陈酒送下。

上受伤加秦艽、麻黄、节核⑦；左胁柴胡、青皮；右胁杏仁、白界足⑧；下⑨伤牛膝、木瓜，煎酒送下。

损伤服用瑞香花，上身用叶，下身用根，煎酒送下。

马钱子_{四两}，用童便浸数十日，剥出毛，炙燥研末。陈枳壳_{二两}，半开水浸三日，陈壁土炒研末。

两味和匀每服四分，酒送下。

总伤药：

川乌　草乌　广木香　肉桂　牛膝　大茴　小茴　五加皮　甘草

每各一钱，研末，用酒冲服。

此方系罗汉寺龟笠和尚传教，应效如神。

跌打骨断：

绿矾_{一斤}煎汤。粗纸浸透裹伤处。手执灯芯燃火不停，纸

---

① 南星：天南星。
② 闷头花：疑为闹羊花。
③ 取骨：指取碎骨。
④ 蒙石：青礞石。
⑤ 骨补：骨碎补。下同。
⑥ 沉青香：沉香、青木香。
⑦ 节核：疑为桃核。
⑧ 白界足：白芥子，通假字。
⑨ 下：原为"上"，据文意改。

上炙，纸上温即易。火熄换燃，再炙。二者相际效速。断骨处用竹片绑扎，七日痊愈。

夏月接骨丹扎药：

生大黄_{五钱}　天花粉_{六钱}　生南星_{七钱}　生半夏_{七钱}　川草乌_{七钱}

用淡醋调敷骨皮处，棉花包定，裹脚①裹好，七日即愈。

夏月接骨末药：

麝香_{一钱八分}　虎骨_{二钱}　然铜_{五钱}　枳壳_{一两}　乳香_{二钱}　猴骨_{五钱}　红花_{二钱}　朱砂_{二钱}　沉粉②_{二钱}　土鳖_{二钱}　中白③_{五钱}　没药_{二钱}　三七_{五钱}　上竭④_{二钱}　前子⑤_{二钱}　桃仁_{二钱}

每服三分，酒送下。

夏月接骨末药：

麝香_{一钱}　没药_{三钱}　琥珀_{四钱}　三七_{五钱}　然铜_{四钱}　沉香_{五钱}　血竭_{四钱}　土鳖_{四钱}　硼砂_{一钱}　乳香_{三钱}　朱砂_{五钱}　蒙石_{二钱}　杜仲_{二钱}

如加木香_{三钱}　地龙_{三钱}　丁香_{三钱}　更效。

每服三分，陈酒送下。

八大金刚丹：

真铅⑥_{四两铅烧烊就下硫黄，放锅罐烧过，要碎米样方可好}　硫黄_{四两}　血竭_{五钱去油}　芭霜⑦_{三钱}　玄胡_{三钱}　壁虎_{五对骨断要药}　朱砂_{三钱}　硼砂_{笋箬上煅二钱}　乳香_{五钱}　金蒙石_{五钱}　桃仁_{酒炒炭三钱}　当归尾_{五钱}　没药_{五钱}　半夏_{三钱}　白蜡_{三钱}　西香⑧_{五钱}　自然铜_{五钱}　上牙骨⑨_{煅三钱}

棕树根煎水打糊为丸，丸为弹子大，每服一丸，童便冲酒

---

① 裹脚：裹脚布，即绷带类。
② 沉粉：铅粉。
③ 中白：人中白。
④ 上竭：上血竭。下同。
⑤ 前子：应为马钱子。有毒，内服用炮制之熟马钱子。
⑥ 真铅：铅丹。
⑦ 芭霜：巴豆霜。
⑧ 西香：疑为西南瑞香。下同。
⑨ 上牙骨：应为象牙骨。

下，能破肚内死血。

七厘丹_{永康程(方岩)宅折骨方}：

土班毛_{三个}　自然铜_{一钱}　红地龙_{三条}　大地虎（鳖）_{七个}　灶鸡_{七个}　大黄_{一钱}　水狗_{七个}　闹羊花_{七分}　无名异_{三钱}

火酸没三次，每服七厘，陈酒送下。

强筋壮骨丹：

_{香油炙}老鹰爪_{一对}　母丁香_{三钱}　炙乳香_{五钱}　于术①_{炒五钱}　参三七_{五钱}　_{羊油炙}虎掌骨②_{一两}　_{酒炒}鳝鱼骨_{一两}　大土鳖_{五钱}　_{酒炙}猴身骨_{一两}　自然铜_{一两}　炙大龟板_{一两}　红地龙_{五钱}　上肉桂_{三钱}　上血竭_{五钱}　白蜡_{五钱}　炙没药_{五钱}　无名异_{一两}　当归全身_{一两}　何首乌_{一两}　炙黄芪_{一两}　朱砂_{三钱}　儿茶_{三钱}　灶鸡_{三钱}　熟地_{一两}　附片_{三钱}

每服二钱或一钱五分或一钱，陈酒送下。

永康程宅七厘丹照前方。

头破受风，肿痛，用此即愈，风散，每服一钱五分，山楂煎酒送下。

制南星　软防风　炙乳香　炙头药③　白芷梢

各等分，共研末，每服一钱五分。

八宝丹_{敷患处长肉拔毒}：

龙骨_{五钱}　赤石④_{五钱}　血竭_{五钱}　没药_{五钱}　琥珀_{五钱}　冰片_{五钱}　儿茶_{五钱}　乳香_{五钱}

共研末。

八宝丹_{即定痛乳香散}：

炙乳香_{五钱}　炙没药_{五钱}　败龟板_{一两}　琥珀骨_{五钱}　穿山甲_{火炮二钱}　紫荆皮_{二两}　半两钱_{醋淬五枚}　骨碎补_{五钱}

共研末，酒送下。

---

① 于术：即白术。

② 虎掌骨：即虎爪。

③ 炙头药：炙没药。

④ 赤石：赤石脂。

论跌打损伤症　　　　·107·

五虎八宝丹行骨损伤吃：

地龙水洗酒焙一两　灶鸡去长足五钱　水狗酒焙五钱　蝇虎①二十四个

地虎酒焙五钱　炙然铜五钱　炙没药五钱　麝香三分　生大黄三钱

炙乳香五钱　外加龙制②十二个占米炒

共研末，每服二分，陈酒送下。

五宝丹去肉生肌，此方有者先用：

珊瑚一钱　人参一钱　龙骨一钱　珍珠一钱　玛瑙一钱　麝香三分

血竭一钱五分　石脂一钱五分　琥珀一钱　冰片五分　儿茶一钱　无名

异一钱　炙没药一钱　炙乳香一钱

此方效好。

八宝丹此方施之于结痂生皮时，此方收口生皮甚效：

炙乳香三钱　炙没药三钱　象皮一钱五分　龙骨三钱　血竭三钱

儿茶三钱　琥珀三钱　冰片五分　麝香三分

共研细末。

七厘丹：

此方为妥，专以损伤服之，不用在折骨，其折骨后再有一
方，金疮应名定痛乳香散。

生大黄三钱　地龙先水洗酒醉焙三钱　斑蝥二十四个　土狗酒浸焙三钱

炙乳香去油三钱　灶鸡焙去头足三钱　血竭三钱　然铜七钱　没药炙去油三钱

地虎先用红花食三日酒醉七钱　闹羊花阴干去心二钱　生半夏一个　元麝香一钱

蝇虎廿四个　朱砂腐煮三钱　丫蟆③三个酒浸，用山上青皮丫蟆更炒

每服七厘，陈酒送下，外加儿茶一钱五分，折骨应用。

七厘丹：

苍蝇虎七个　地龙七条　麝香一分　地虎七个　炙乳香一钱　炼

然铜七分　炙没药七分

每服七厘，陈酒送下。

八宝丹此方江西离先生传授：

---

①　蝇虎：苍蝇虎。为跳蛛科动物，短螯蝇虎的全虫。
②　龙制：制，牡之误。龙牡即龙骨、牡蛎。
③　丫蟆：虾蟆。下同。

人参_一两_　琥珀_一两_　炙明乳香_去油一两_　鲜血竭_一两_　燥龙骨_一两_　明没药_去油一两_　赤石脂_一两_

如筋断、肉破、皮破用此方敷之神，如加珍珠更好，腐煮研末。

伤服八仙丹：

川羌活_二钱五分_　肉桂_二钱五分_　炙乳香_四钱_　丁香_三钱_　地虎_五对_　炙虎骨_一两_　朱砂_腐煎丸四钱_　神砂①_四钱_　金星石②_五钱_　杞子_七钱_　然铜_煅七次五钱_　三七_四钱_　血竭_一两_　寸香_二钱_　桂枝_五分_　炙没药_四钱_　牛膝_酒浸七钱_

外加更妙：桃仁_七钱_、灵仙_五钱_、红花_三分_、归尾_一两_，共研末，每服一钱，酒送下。

七厘丹

红地龙_去泥酒醉死，末五钱_　大地虎_红花食五日酒醉死三钱_　真麝香_一钱五分_　真辰砂_一钱五分_　苍蝇虎_廿四个_　虾蟆_酒醉，末三个_　自然铜_酒淬七次研末_　儿茶_一钱五分_　赤灶鸡_瓦焙五钱_　真熊胆_炙过三钱_　上血竭_五钱_　花大黄_三钱_　土斑蝥_占米炒十四个_　闹羊花_阴干七分_　生半夏_大研末一个_　炙乳香_一钱一分_　车水狗_瓦焙三钱_　巴豆霜_八分_　飞朱砂_腐煮三钱_　炙没药_三钱_

共研细末，每服七厘，陈酒送下。

枳马二仙丹，损伤：

陈枳壳_四两_　马钱子_四两_

童便浸，春七日、夏秋五日、冬六日，共炒研末，每服一钱，陈酒送下。

枳马三仙丹：

枳壳_四两_　马钱子_四两制同_　皂角_醋炙七次一两_　细辛_一两晒干_

共研末，陈酒送下，每服一分。

七厘丹：

斑蝥_十个_　地虎_二十个_　金虾蟆_五个_　三七_一钱_　炙然铜_二钱_　飞朱砂_一钱_

---

① 神砂：即平口砂，朱砂之别称。
② 金星石：金精石。

共为研末。

七宝丹即九宝丹，损伤专治头昏、风痛跌打、失气痛、折骨：

马钱子童便炙八钱　地虎八钱　枳壳炒二两　三七七钱　闹羊花火酒炒八钱　血竭八钱　麝香一分　然铜八钱

每服三分，陈酒送下。

又方八仙丹下步[1]此方不人：

草乌八钱　广皮二钱　菖蒲一钱　牛膝二钱　小茴二钱　天召[2]二钱　红花二钱

共为研末，每服四分，弱者二三分，陈酒送下。

又方八仙丹上步[3]：

马钱子童便炙一两　枳壳一两　三七四钱　上竭四钱　闹羊花火酒炒六钱　朱砂三钱　麝香四分　地虎一两　然铜三钱

每服二三分，陈酒送下。

又方夺命丹：

三七一钱　琥珀一钱　红花一钱　泽南[4]一钱　麝香一分　乳香一钱

共为研末，每服一钱，陈酒送下。内有回生之妙。

又方，一粒丹：

乳香五钱　龙骨煅五钱　地虎五对　没药五钱　麝香二分　虎骨五钱　白蜡一两　朱砂五钱　丁香五钱　猴骨一两　血竭三钱　上桂三钱　然铜三两　海金沙三钱

共研末，每服三分，陈酒送下。

又方，一时风：

朱砂一钱　棕树根四两　乳香二钱　马钱子十个　白蜡二钱　天花粉四两　没药二钱

共研末，每服一分，陈酒送下。

---

① 下步：步，部之同音异字。下同。下部，即腰以下部位。

② 天召：天椒。下同。

③ 上步：即腰以上部位。

④ 泽南：泽兰。

又方，万应丹：

麝香_{五厘}　地虎_{十个}　川芎_{五分}　儿茶_{五分}　乳香_{一钱二分}　血竭_{五分}　归尾_{一钱一分}　朱砂_{五分}　金虫①_{五分}　然铜_{五分}

共为研末，每服八分，陈酒送下。

七厘丹：

地虎_{五钱}　灶鸡_{五钱}　乳香_{三钱}　没药_{三钱}　地龙_{五钱}　然铜_{五钱}　儿茶_{五钱}　血竭_{五钱}

共研末，酒服。

八宝丹：

龙骨_{五钱}　珍珠_{腐煮一钱五分}　儿茶_{五钱}　炙乳香_{五钱}　琥珀_{五钱}　没药_{五钱}　赤石脂_{五钱末}

能止血，折筋去肉收口，诸疮内可用，如破风肿可用陈藕节_{一两}，葱头_{七个}，弹退②_{一钱五分去头足}，共研末，酒煎冲服。

八宝丹_{五分}，饱吃其肿自退。此方又加地虎_{五钱}，陈酒食醉，焙燥，研末，地龙鲜_{一两}，闹羊花_{三钱}瓦上焙干，研末并入，每服二分，损伤效。

不痛丸_{挟打验}：

无名异_{酒淬三次五钱}　明炙乳香_{五钱}　红地龙_{酒熔五钱}　地虎_{酒浸五钱}　炙没药_{五钱}　麝香_{少许}　净南星_{五钱}　软防风_{五钱}　醋淬自然铜_{五钱}

共为研末，炼蜜为丸，弹子式大，陈酒送下，每服一丸。

周名大全末药：

冰片_{一钱}　白及_{四钱}　蓖麻_{去油五钱}　轻粉_{四钱}　黄马屁③_{二钱}　麝香_{五分}　升麻_{五钱}　血竭_{二钱五分}　炙明没药_{三钱}　明雄黄_{八钱}　儿茶_{二钱一分}　炙明乳香_{三钱}

共十二味研末，应效。膏药内用累毒打伤，红肿腐烂用此药粉敷膏上帖，可能呼脓去肉。

膏药内用_{折骨破瘀血止痛}：

———————————

① 金虫：金边土鳖之别名。
② 弹退：蝉蜕，字误，即蝉衣、蝉蜕。
③ 黄马屁：马勃之别名。

炙没药_{二钱}　荜茇_{三钱}　山柰_{三钱}　细辛_{干松三钱}　皂角_{一钱三分}
肉桂_{五钱}　麝香_{一钱}　丁香_{三钱}　炙乳香_{三钱}

共研细末。伤如受痛调入膏药内做成贴之，折骨止痛。

拔箭方：

巴豆肉_{微炒五个}　蜣螂虫^①_{五个}　麝香少许　外加韭菜根、葱头，共为烤烂，贴上，其箭刺自出。

各神仙活命散：

净羌活_{一两}　青木香_{五钱}　然铜_{用金黄炙七水飞过一两}　净独活_{一两}
当归尾_{一两}　炙黄芪_{五钱}　草乌_{炒炭三钱}　白术_{炒五钱}　燥附片_{三钱五分}
细辛_{尖底三钱五分}　赤芍_{一两}　白芷_{五钱}　真川芎_{一两}　明乳香_{炙去油一两}
鲜上竭_{五钱}　明没药_{炙去油一两}　枯木香_{不见火五钱}　上沉香_{五钱}　鲜黄
丁香_{三钱}　上安桂^②_{五钱}　骨补_{切片醋炒五钱}　炒川乌_{五钱}　金蒙
石_{醋炙七次五钱}　镜面朱砂_{腐煮三钱}　元麝香_{不见火七分五厘}　三七_{五钱}　桃
仁_{去皮尖五钱}　鲜红花_{酒焙五钱}　灰烧木耳_{一两}　大土鳖_{食红花三日酒醉}

新伤重者每服二钱或一钱，小儿或五分，酒送下，去木耳一味，另加红地龙酒洗焙干，研末入更效。

刀伤金疮散：

赤石脂_{五钱}　炙乳香_{五钱}　炙没药_{五钱}　银朱_{二钱}　象皮_{砂炒五钱}
干石^③_{一两}　白蜡^④_{五钱}　冰片_{三分}　竹青^⑤_{四两}　硼砂_{五钱}　麝香_{二分}
琥珀_{五钱}

用竹青不如用名异^⑥，刀伤敷上能生肌。

又方：

白矾_{半生熟一两}　龙骨_{三钱}　五倍子_{半生熟一两}　乳香_{三钱}　没药_{三钱}
无名异_{一两}

共研末，敷上止血止痛，生肌如神。

---

① 蜣螂虫：即蟑螂。
② 安桂：肉桂。安南肉桂之简称。
③ 干石：炉甘石。
④ 白蜡：原文为"白独"，字误。今改。
⑤ 竹青：疑为沥青。
⑥ 名异：无名异。下同。

定痛乳香散：

乳香_{一两}　炙没药_{一两}　川芎_{五钱}　白芷_{五钱}　赤芍_{五钱}　甘草_{五钱}　丹皮_{五钱}　生地_{五钱}

共研末，每服二钱，童便伴酒送下，不俱时服。各等分亦可。

神仙五香散：

如受伤处用破血散和膏药内做成，贴患处即愈。

麝香_{三分五厘}　净然铜_{五钱}　酒焙地虎_{五钱}　丁香_{一钱}　琥珀_{一钱}　灶鸡_{三钱}　沉粉_{二钱}　血竭_{三钱}　地龙_{五钱}　木香_{二钱}　肉桂_{二钱}　炙熊胆_{一钱}　乳香_{二钱}　炙没药_{三钱}　朱砂_{一钱}　川芎_{五钱}　草乌_{炒黄用二钱}　酒炒红花_{三钱}　川乌_{二钱}　蒙石_{五钱}　独活_{五钱}　黄芪_{三钱}　羌活_{五钱}　白术_{三钱}　加细参_{三钱}

每服一钱，陈酒送下，或八分或五分，量人服，虚弱者大小不拘二分。

跌打损伤五灰散：

炙然铜_{醋炙七次飞五钱}　蒲壳灰_{久陈蒲壳烧灰八钱}　真云耳_{烧灰八钱}　铁荔枝_{用子白酒粮炒灰五钱}　红地龙_{每洗酒醋焙干三钱}　炙乳香_{明三钱}　炙没药_{三钱}　大土鳖_{三钱}

每服三分，陈酒送下。破血损伤方，此方及验。大损_{二钱或一钱或五分或八分}，陈酒送下。

金疮损伤应名定痛乳香散_{七厘丹同用}：

炙乳香_{五钱}　炙没药_{五钱}　败龟板_{一两}　穿山甲_{炮三钱}　紫荆皮_{二两}　碎骨补_{五钱}　虎骨_{醋炙五钱}　半两钱_{五枚火炼醋淬}

共研末，每服七厘，陈酒送下。

打伤散寄杖方，用刑三时，吞一丸，打之不痛：

乳香_{一钱五分}　没药_{一钱二分}　木别①_{一两}　马钱子_{一两}　然铜_{一两}　山甲②_{一钱五分}　无名异_{一两}　地龙_{一两}

炼蜜成丸，如弹子大，服一丸，酒下，忌热物生血。

---

① 木别：木鳖子。

② 山甲：穿山甲。

论跌打损伤症　　　　·113·

杖疮敷药散：

白蜡　血竭①　轻粉　乳香　大黄　龙骨　冰片　石蜡　没药　黄芩

黄柏汤淬冻七次，调敷患处即愈。

和伤万全散：

参三七三钱　地虎四对　然铜八钱　血竭五钱　炙乳香三钱　鹿茸油炒三钱　肉桂三钱　西香四钱　炙没药三钱　丁香三钱　桔梗三钱　当归五钱　猴骨醋炙五钱　加皮五钱　米仁五钱　木瓜三钱　炙龙骨五钱　独活五钱　神砂飞五钱　牛膝五钱　虎骨醋炙八钱　防己四钱　防风四钱　细辛三钱　赤芍四钱　麝香一钱　桂枝五钱　朱砂四钱　生地醋炒五钱　秦艽五钱　枳壳四钱　乌药四钱　天麻三钱

此方头昏、风痛、跌打、失气痛、折骨，每服酒炮二钱，一日送下。

七厘散上步：

马钱子六钱　地虎炒一两　血竭五钱　朱砂三钱　古铜钱三钱　郁金五钱　麝香一钱　三七三钱　枳壳一钱二分　山羊血五分

如无羊血即用红花。共研末，每服四分，酒送下。

损伤散：

麝香二分　水香一钱一分　上肉桂一钱　神金十张　沉香五分　朱砂□□　地虎一钱五分　血竭三钱　丁香一钱二分　然铜三钱　琥珀一钱　三七一钱　乳香一钱五分　没药一钱五分　熊胆五分

外加：红地龙末五钱　闹羊花一钱　儿茶一钱五分

每服八分，姜煎酒下。

当用名太师散大全末药：

琥珀五分　朱砂一钱　地虎一对　麝香二分　丁香四分　上肉桂六分　沉香五分　熊胆五分　神金廿张　乳香二钱　没药二钱　木香八分　然铜一钱五分　三七五分　血竭六分　地龙末二钱

外加：川乌一钱　草乌一钱　红花二钱　川芎二钱

每服八分，陈酒送下。

---

①　血竭：原文"白竭"，字误。

五虎西川散：

川乌　草乌　郁金　上桂　地虎

各等分，陈酒送下。

七厘散：

子草绒[1]$_{四钱}$　龙骨$_{烧三钱}$　然铜$_{一两}$　地虎$_{五对}$　青木香$_{四钱}$　麝香$_{五分}$　上竭$_{三钱}$　朱砂$_{二钱}$　山羊血$_{一钱}$　乳香$_{三钱}$　白蜡$_{三钱}$　没药$_{三钱}$　神金$_{廿张}$　儿茶$_{二钱}$　红花$_{二钱}$　三七$_{一钱}$

每服三分，童便酒下。

玉真愈片散$_{受伤破气所肿服}$：

制南星$_{五钱}$　软防风$_{五钱}$　白芷梢$_{五钱}$　明天麻$_{五钱}$　白附子$_{五钱}$　川芎$_{五钱}$

酒浸研末，敷赤效，每服五分或八分，酒冲服。如打伤欲死者勿温热酒，童便灌下二钱。破风牙关紧闭，背反转，咬牙缩舌，用童便调服三钱即效。

杖风散：

生川乌$_{八钱}$　炙没药$_{七钱}$　大茴香$_{八钱}$　枯矾$_{二钱四分}$　金蒙石$_{五钱}$　然铜$_{一两}$　生草乌$_{六钱}$　炙乳香$_{五钱}$　牙硝[2]$_{二钱五分}$　闹羊花$_{三钱}$　香白芷$_{八钱}$　血竭$_{八钱}$　生半夏$_{六钱}$

每服二分四厘或二分，酒送下。

---

① 子草绒：即紫草绒。

② 牙硝：芒硝。

龙源洪氏家传跌打秘方
（后附其他各症的验方）

原著　无名氏
点校　汤耿民
助校　韦春德
审定　韦以宗

一、龙源洪氏家传跌打秘方

红末药

紫荆皮_{一斤,焙赤色研末,醋浸三次}

黑末药

黄荆子①_{一斤,焙干,香油炒黑为末}

黄末药

羌活_{八钱一分}　当归_{二两二钱}　白芷_{二两零五分}　防风_{八钱一分}　陈皮_{八钱零五厘}　白茯②_{一两零四分}　秦芁_{一两零一分}　防己_{八钱零六厘}　牛膝_{一两零六厘}　花粉_{八钱零五厘}　姜黄_{一两四钱}　加皮③_{一两五钱}　白芍_{一两五钱一分}　木瓜_{一两四钱八分}　桂枝_{六钱一分}　桂皮④_{七钱二分}

上⑤十六味共一斤，火焙为末用。

千金托里散

当归_{一钱}　白芍_{八分}　桃仁_{八分}　枳壳_{八分}　生地_{一钱五分}　麦冬_{一钱}

从高坠下，余血攻心者加大黄_{一钱}、朴硝_{八分}，用水二盅煎，加前三色末药各一匙，先服。

上部煎药⑥。治疗胸、背、头面、上肢损伤的方药

当归_{一钱}　白芷_{八分}　羌活_{五分}　防风_{八分}　生地_{一钱五分}　川芎_{八分}　半夏_{八分}　升麻_{三分}　水煎加姜三片，加前三色末药各一匙，日进二服。

中部煎药⑦

羌活_{八分}　当归_{一钱}　防风_{八分}　生地_{一钱五分}　加皮_{一钱}　官

---

①　黄荆子：为马鞭草科植物黄荆的果实。

②　白茯：即白茯苓。

③　加皮：即五加皮。

④　桂皮：为天竺桂、细叶香桂或川桂的皮。

⑤　上：原文方中为"右"，今改，以下各方同。

⑥　上部煎药：上部，或称"上焦"，包括胸、背、头面、上肢。

⑦　中部煎药：中部，脐之上，剑突之下，包括两胁的下部即季胁（浮肋），浮称上腹部和季胁。中部煎药，指治疗上腹部，季胁部位的方药。

桂一钱　细辛八分　白茯一钱五分　黄芩八分　枳壳八分　丹皮一钱　甘草三分　腰上加杜仲、黄连少许，水煎冲前三色末药各一匙。

下部煎药①

生地八分　牛膝八分　防风八分　独活五分　黄柏八分　萆薢草一钱　连翘八分　赤芍一钱　陈皮五分　加皮八分　木瓜一钱五分　米仁八分②　白及一钱　海桐皮二钱　用水煎，酒冲前三色末药各一匙，日进二服。

住痛散

川芎八分　归身一钱　白芷八分　羌活八分　山甲③一钱　大茴④五分　独活八分　小茴⑤五分　甘草八分　官桂八分　木瓜一钱　自然铜一钱　虎胫骨二钱(酒制)　川乌⑥一钱(去皮)　淮乌⑦一钱　生姜三片　上药研为细末，每用五分，生姜水煎，冲童便服。

气喘：加沉香八分、木香磨八分。

被惊伤胆，狂言乱语，恍惚失音：加人参三分，辰砂八分。

虚汗：加黄芪一钱、牡蛎一钱、白术一钱、浮小麦炒二钱、麻黄根一钱、白芍八分。

寒重：加厚朴八分、陈皮三分。

热重：加前胡八分、柴胡一钱、黄芩八分。

大便不通：加大黄八分、朴硝五分。

小便不通：加木通八分、车前⑧一钱、滑石八分、瞿麦一钱、茵陈八分。

发汗：加麻黄八分、生葱一钱。

分理阴阳：加猪苓一钱、泽泻八分。

---

①　下部煎药：下部，指脐以下部位，包括下腹、腰骶、下肢。下部煎药，指治疗下腹、腰骶及下肢损伤的方药。

②　米仁：即薏苡仁。

③　山甲：即穿山甲。下同。

④　大茴：即大茴香、八角茴香。

⑤　小茴：即小茴香。

⑥　川乌：有大毒，内服需用炮制的"制川乌"。以下各方同。

⑦　淮乌：即草乌头，有大毒，内服需用炮制的"制草乌"。以下各方同。

⑧　车前：即车前子。

久伤成痨：加天冬₂钱。

极热不退：加连翘₈分、山栀₈分、薄荷₈分。

言语恍惚伤心：急加辰砂₈分、远志₈分、木香₅分、人参₃分、琥珀₃分、茯苓₁钱、硼砂₈分。

失笑：加当归₁钱、破故纸₈分、蒲黄炒八分、杜仲₁钱、川楝①₁钱、桂枝₁钱。

呕吐、饮食不进：加丁香₃分、南星②₈分、砂仁₈分、半夏₈分、旋覆花₈分、大附子③₅分。

跌伤，口中粪出者，诸药不纳：加丁香₅分、草果₈分、砂仁₅分、半夏₈分、南星₈分。

腹内气血成块：加三棱₈分、莪术₈分、乌药₈分、香附₁钱。

胸膈膨胀：加枳壳₈分、白蔻₈分、砂仁₅分、香附₈分、大腹皮₈分、半夏₈分。

口中血腥：加阿胶炒成珠一钱，如不止，用丁香嚼之。

咳嗽滞血：加蒲黄₈分、阿胶₁钱、茅花④₈分、朱蒂花⑤₈分。无效，服人参清肺汤。

伤肺口出血疱：加服人参清肺汤，加蒲黄₈分、阿胶₁钱、茅花₈分。

肚中血毒：加红花₈分、苏木₈分。

伤头皮破出血过多：加生地₁钱、熟地₁钱。

腹中冷痛：加良姜₅分、干姜₃分、玄胡索₈分。

刀伤血出过多，遍身麻木，不知人事，时或昏死，先以三味服之：人参₃分、木瓜₈分、没药₈分。或不能食，水煎服。倘刀伤枪刺，血行不止，切不可用酒煎药，切宜慎之。

人参清肺汤

专治跌打伤胸胁，以致血泡从口出，服此神效。

---

① 川楝：即川楝子，产于四川为通用正品。

② 南星：即天南星，有毒，内服需用炮制过的"制南星"。以下各方同。

③ 大附子：附子，大热有毒，内服需要炮制过的"熟附子"。以下各方同。

④ 茅花：即茅草的花。下同。

⑤ 朱蒂花：待考。

人参三分　地骨皮八分　乌梅八分　桃仁去皮尖一钱　罂粟壳蜜汁炙八分　阿胶炒三分　桑白皮蜜炒八分　用①水二盅，生姜三片，大枣二枚，煎至八分，食前温服。

昏昏散

或损伤断出荀②，用此药麻倒，去尖整骨归荀③。

草乌一钱五分　川芎一钱　骨补④去毛八分　香附米⑤八分

上为细末，每服一钱五分或二钱，姜酒服下。凡有跌打损伤，务要审量可治。倘有从高处坠下，余血攻心，必用桃仁、红花、大黄等药，吐泻其血方可。

止血方

马兰头　野芋根⑥　车前草

捣烂敷患处，止血极妙。

生肌散

乌鸡骨火煅二钱　血竭另研二钱　儿茶二钱　赤石脂煅二钱　真龙骨煅二钱　猫头骨火煅二钱

上六味捣细末，生肌。

又方

肉桂一钱　红花四钱　三七二钱　自然铜五钱　广木香一钱　五加皮三钱　当归四钱　土鳖二钱　血竭五钱　麝香一分　陈皮三钱　丁香七分　防风三钱　草乌一钱

头上，加细辛；手上，加桂枝；腰眼，加杜仲；脚下，加牛膝、续断；女，加黄芩。

又方

---

① 用：原文中为"右"，据文意改。

② 损伤断出荀：这里指损伤后露出的骨折端。

③ 去尖整骨归荀：去掉露出的尖骨，然后整复归位。

④ 骨补：即骨碎补。

⑤ 香附米：即香附。香附米是不经火燎，直接用石碾去毛皮，碾碎入药者。

⑥ 野芋根：又名"海芋"，为天南星科植物海芋的根，分布于两广、福建、辛温有毒，功能消肿散毒。外用治疮肿，内服久煎2小时可去毒，治感冒。

桂心①_一钱_　陈皮_五钱_　川芎_二钱_　广三七②_一钱五分_　防风_五钱_
麝香_一分_　木香_一钱_　续断_四钱_　丁香_一钱_　自然铜_二钱_　当归_五钱_
土鳖_二钱_　骨碎补_四钱_　五加皮_三钱_　川贝_二钱_　虎骨_三钱_　紫荆
皮_一钱_　血竭_五钱_　杏仁_五钱_　红花_三钱_　草乌_一钱_

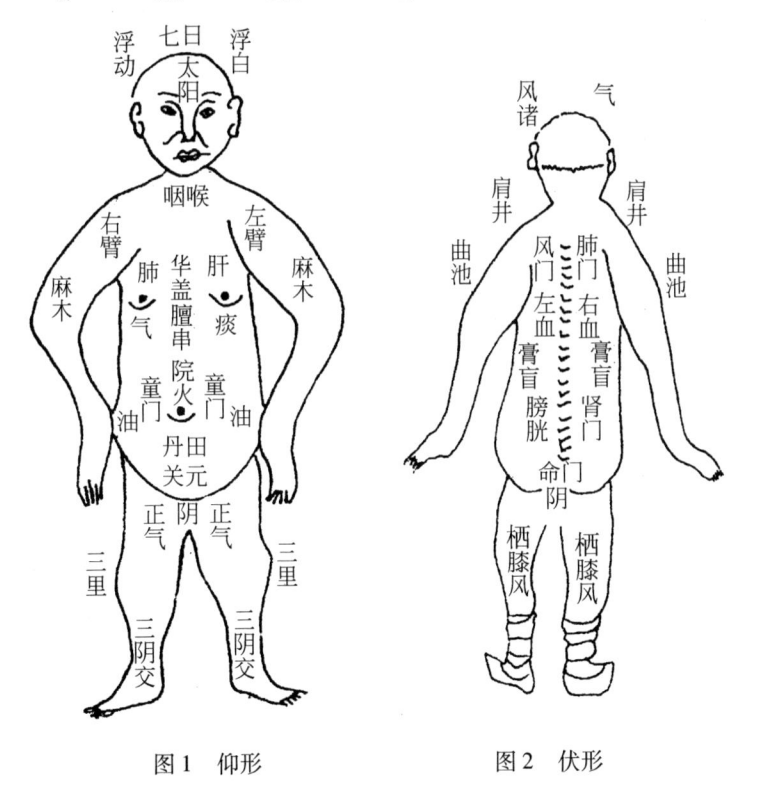

图 1　仰形　　　　　　　图 2　伏形

二、跌打要诀

脉法若见沉细微弱，虚者则生。如浮数大弦，紧实急短则死。若失过变之，脉而过缓滑，忽痰痉则死矣。若腹内瘀血积胀，脉见牢大者生，细沉无力者必死矣。

---

① 桂心：即肉桂内面的油质部分。
② 广三七：三七盛产于广西，故称广三七。

凡看跌打者先看穴后看症，生死之法辨明仔细，庶不致有误也。

凡看跌打有十症不治：唇青齿黑；眼睛翻白；心口中打伤发渴；寻衣摸床；拳紧不放；舌缩囊踡；发直如麻；面青舌黑；羊目鱼口；哭声涕泪或时发笑。此十症，或犯者乃伤穴之源也，欲治其病，一二犯之者有可救也。

凡用药治之，先辨其穴，次探其轻重，有上、中、下三部之位不同，宜辨详细，决知生死。见一二伤者可治，三四伤者则不能医。夫目为肝之窍，若伤肝，重则恶冲心所，有目不转睛之症，又发搐搦者，乃肝一助也。丹田有伤，血气冲厥阴包络，则发咳语；胃口有伤，呕吐难食，口吐白沫；伤脾则发嗳而大便不通；伤肺则气陷难语，拳紧下放；伤肾则发直舌蜷囊缩；若是伤心即时便死，心于小肠相表里，则阑门不通；大肠伤则各道不通。以上伤者，若犯一二重者，则死矣，难救矣。若不伤穴，只伤肌肉手足，医何难哉。

第一穴：胸前右边为肺，系华盖穴，直打伤者，则人事不醒，乃气凝血迷心窍者，若过三日，则无救矣。然伤于气，所以血迷于心，用十味煎药加枳壳，又用七厘散二分，行血止痛。

第二穴：心胃两经在胸之中，直打伤者或有痰者，行过三次即闭，冷粥汤治之，再用夺命丹一服，自愈后再发者，吐食吐血而死。

第三穴：在胸前三根虢骨节，穴名肺底穴。直插打伤者，恐九日而亡。用十味煎药加百部、桑皮各二钱煎服，又用七厘散二分三厘，再用土鳖紫金丹三服，自愈后再发衄而痛，周年而死。

第四穴：左边乳上一寸三分，名气枝穴。金枪打中伤者，三十日发寒冷而死，医用十味煎药加沉香一钱、肉桂四钱煎药，又用七厘散又夺命丹三服，而愈后再发者，十年而死。

第五穴：在左边乳下一分，名正气穴。冲拳打中者，十二日死。医用十味煎药加青皮、乳香各三分，用三服，再用七厘散二分五厘加在内煎服，痊愈后，再发痛者，四十九日而死。

第六穴：在右边乳上一寸三分，名气海穴。拳插打中者，十六日死。用十味煎药加木香二钱，煎三服，再用七厘散二服，又用夺命丹二服，自愈后再发痛者，九十日而死。

第七穴：在右边乳下一分，名贮血海穴，被拳打中，血凝者，吐血不止者，半日而死。用十味煎药加玉金、寄奴各二钱煎服一帖，用七厘散一服，又用夺命丹一服，自愈后再疼痛不止者，六十日而死。

第八穴：在乳下中间一寸四分，名食海穴。直插拳打中者，三十六日下血而死。用十味煎药加灵脂一钱五分、炒蒲黄一钱煎服，七厘散二钱五分，再用夺命丹三服，自愈后再发翻食一世而死。

第九穴：在两乳下一寸旁，名三肾穴，三肾者，肝肺也。直拳打中伤者，七日而死。用十味煎药加石菖蒲三钱、枳壳一钱三分，又用七厘散三服，再用夺命丹三服，自愈后发疼痛血胀，六十日死。

第十穴；心中，名君主穴。直插打中伤者，立刻目昏不省人事、舞拳者但气未绝，速用十三味煎药方加用肉桂一钱，丁香六分二服，七厘散三分三服，再夺命丹三服，又紫金丹三服，自愈后又发疼痛难忍者，一百二十日而死。

第十一穴：在心口下一寸二分，名藿肺穴。直拳打中者，即下半身闭拳掷，气行即醒，用十三味煎药加桔梗八分，贝母一钱，用七厘散三分，再用夺命丹三服，痊愈后再发疼痛气闭者，一百二十四日而死。

第十二穴：在脐下一分，名气海穴。膝盘鼎中者，二十八日死，用十四味煎药加桃仁、元索①各一钱，又用七厘散二分，再用夺命丹三服，痊愈后发胀痛者，二十六日死。

第十三穴：在脐下一寸二分，名丹田精海穴，直打中伤者，十二日死。用十四味煎药加三棱、木通各一钱，二贴，愈

---

① 元索：即元胡。以下各方同。

后发小便闭胀痛者，一百四十六日而死。

第十四穴：在脐下一寸四分，名卜水穴。踢打中，大小便不通，十二日死。用十味煎药加三棱一钱五分、莪术一钱、生大黄二钱，用七厘散二分五厘，用夺命丹三服，又用紫金丹四服，痊愈后再胀闭而痛，一百六十日而死。

第十五穴：在脐下一寸三分，名关元穴。直打中伤者，五日死。用十四味煎药加青皮、车前子各一钱，用七厘散二分，又用夺命丹四服，痊愈后发痛胀筋制者，六日而死。

第十六穴：右边胁脐下毛中，名气门穴。木棒点中者，一百五十日死。用十四味煎药加柴胡、当归各一钱，用七厘散二分，又用夺命丹二服，自愈后若发口而渴，胁筋胀痛，三十日而死。

第十七穴：在胁下气街一分，名气囊穴。木棒打中者，四十二日死。用十四味煎药加归尾、苏木各一钱，再用紫金丹三服，自愈后发疼痛，过四十二日死。

第十八穴：在右边胁下软骨，名地门穴。直打中者，六十日死。用十二味煎药加丹皮、红花各一钱，再用夺命丹三服，愈后复胀肿痛者，过二月死。

第十九穴：在左边地下一分，名血囊穴。直打中者，四十日死。用十四味煎药加蒲黄、韭菜子各一钱，饮酒，胀再用夺命丹三服，愈后再复发痛者，过八十日而死。

第二十穴：在脑顶心中，名坭丸穴。直打中破者过二日而死，或朦胧头眩者，六十日而死，用药酒方加羌活一钱、苍耳子一钱五分，酒服，再用夺命丹三服，自愈。

第二十一穴：在两耳下半分空处，名听宫穴。擗上点中者，二十四日死。用十四味煎药加川芎、细辛各一钱，再用夺命丹三服，自愈。

第二十二穴：在背心第七节骨内旁边下一分，拱对心穴。直打中者，吐痰带血者，三百日而不死。用十四味煎药加骨碎补、杜仲各一钱，夺命丹三服愈。

第二十三穴：在背心第七节骨下一分，名气海穴。直打中者，周年而死。用煎药酒方加狗脊、杜仲、骨碎补各一钱，再用紫金丹三服，自愈。

第二十四穴：在背两膀骨①软肉处，膏肓穴。直打中者，年半而死。用药酒方加鳖甲、狗脊各一钱，再用紫金丹三服，自愈。

第二十五穴：在背心上二分第五节骨，名风俞穴。直打中者，三月而死。用药酒方加防风、狗脊各一钱，再紫金丹三服，夺命丹三服，自愈。

第二十六穴：在背心上第六节骨，名肺俞穴。直打点中者，气闭不通，身麻，一月而死。用药酒方加天麻、狗脊各一钱，用紫金丹三服，夺命丹三服，自愈。

第二十七穴：在背后第十五节骨中间，名肾命门穴。直打中者，九日发咳而死。用十四味煎药方加桃仁、续断、红花各一钱，再夺命丹三服，自愈。

第三十八穴：在背后第十六节骨两旁，名肾经穴。直打中者，一日半而死，用十四味煎药方加桃仁、胡桃肉各一钱。

第二十九穴：在背后第十七节骨两旁，名膀胱俞穴。溲便闭寒，七日而死。用十四味煎药加木通、牛膝、滑石各一钱，再用夺命丹三服，自愈。

第三十穴：在尾下一分，名海底穴。直打点中者，七日而死。用十四味煎药方加大黄、芒硝各一钱，再用夺命丹三服，自愈。

第三十一穴：在两小腿中，名霍口丹穴。直打伤筋者，周年而死。用十四味煎药方加牛膝、米仁各一钱，用夺命丹三服，自愈。

第三十二穴：在两膝阴眼②，名鬼眼穴。直打中者，三年脚酸浮黄而死。用十四味煎药方加松节③、藕节、牛膝各一

---

① 膀骨：肩胛骨。
② 两膝阴眼：内侧膝眼。
③ 松节：为马尾松或油松枝干上的结节。

钱，加七厘散三分五厘同煎服下。

第三十三穴：在两膝阳眼①，名足三里穴。直打中伤者，三年筋敛胁下痛者死。用十四味煎药加牛膝、官桂、木瓜各一钱，再用夺命丹三服。

第三十四穴：在足前凹中，名大冲穴。直打中者，三年骨节酸痛不能走动成废疾也，用十四味煎药加牛膝、米仁、黄柏各一钱，用夺命丹三服。

第三十五穴：在足底心，名涌泉穴。直打伤者十四个月死。用十四味煎药加牛膝、木瓜、槟榔各一钱，再用夺命丹三服。

第三十六穴：在天庭上三分，名昭心门穴。直打破骨髓血不止者立死。生肌散敷上，血止者有气，看脉有生机者，用十四味煎药方加蔓荆子、桔梗、天麻各一钱，自愈。

已上三十六穴乃伤人之重也，凡用药必须细心观看，辨明轻重，脉法恭酌虚实，庶不致有误也。

三、验方

十四味煎药方已前三十六穴定用：

五加皮_{三钱}　枳壳_{一钱}　陈皮_{一钱}　杜仲_{二钱}　五灵脂_{一钱}　上肉桂_{八钱}　蒲黄_{一钱}　寄奴②_{一钱}　延索③_{二钱}　全归_{三钱}　香附子_{二钱}　红花_{三分}　朱砂　陈酒一两冲服朱砂

跌打药酒方三十六穴听用：

赤芍_{一钱五分}　骨碎补_{二钱}　青皮_{一钱}　补骨脂_{一钱二}　乌药_{一钱}　枳壳_{一钱}　秦艽_{五分}　元索_{四钱}　广皮④_{五分}　麦冬_{五分}　远志_{五分}　丹皮_{五分}　松节_{五钱}　桂枝_{五分}　香附_{二钱}　用陈酒十斤煮熟，每早、晚服下三盅立效。凡跌打真重之症，若不能问⑤口灌汤药

---

①　两膝阳眼：外侧膝眼。
②　寄奴：即刘寄奴。
③　延索：即延胡索、元胡。
④　广皮：产于广西的陈皮。
⑤　问：应为"开"，字误。

者，先用此药开关节气，如急或不能开口下药者，即用此药末吹入鼻内待口自开后，用此药缓缓灌下，用酒一贴。

土鳖紫金丹

血竭_{八钱} 远志_{二钱} 山栀_{二钱} 土狗①_{二钱} 云苓②_{二钱} 自然铜_{二钱} 元索_{二钱} 胎骨③_{二钱} 硼砂_{八钱} 广皮_{二钱} 青皮_{一钱} 肉桂_{三钱} 苏木_{二钱} 乌药_{五钱} 桂枝_{二钱} 赤芍_{二钱} 归尾_{五钱} 莪术_{二钱} 木通_{二钱} 香附_{四钱} 寄奴_{二钱} 贝母_{二钱} 灵仙_{二钱} 朱砂_{四钱} 枳壳_{二钱} 枸杞④_{二钱} 木香_{二钱} 杜仲_{二钱} 灵脂⑤_{五钱} 桃仁_{五钱} 牛膝_{二钱} 泽泻_{二钱} 续断_{三钱} 五加皮_{五钱} 葛干⑥_{二钱} 松节_{八钱} 黄芩_{二钱} 麝香_{三钱} 红花_{二钱} 蒲黄_{四钱} 韭子⑦_{二钱} 秦艽_{二钱} 丹皮_{二钱} 骨碎补_{二钱} 土鳖⑧_{八钱} 共制为细末，陈酒送下用二分。

夺命丹

三棱_{四钱} 前胡_{二钱} 香附_{五钱} 莪术_{五钱} 元索_{四钱} 土狗_{一钱} 寄奴_{二钱} 赤芍_{二钱} 桂枝_{二钱} 乌药_{二钱} 土鳖_{二钱} 归尾_{五钱} 广皮_{二钱} 加皮_{五钱} 血竭_{一钱} 贝母_{二钱} 灵脂_{三钱} 桃仁_{四钱} 木香_{五钱} 韭子_{二钱} 然铜⑨_{八钱} 肉桂_{二钱} 蒲黄_{二钱} 补骨脂_{二钱} 羌活_{二钱} 骨碎补_{五钱} 硼砂_{八钱} 枳壳_{二钱} 杜仲_{三钱} 秦艽_{三钱} 朱砂_{二钱} 葛根_{三钱} 青皮_{二钱} 麝香_{一钱} 共为细末，陈酒送下，重者三分，轻者二分，神效。

七厘散

硼砂_{八钱} 补骨脂_{四钱} 朱砂_{八钱} 血竭_{八钱} 土鳖_{八钱} 枳

---

① 土狗：为蝼蛄科昆虫蝼蛄。
② 云苓：云南所产的茯苓。
③ 胎骨：死亡的新生儿骨骼。
④ 枸杞：即枸杞子。
⑤ 灵脂：即五灵脂。
⑥ 葛干：即葛根。
⑦ 韭子：即韭菜子。下同。
⑧ 土鳖：即土鳖虫。
⑨ 然铜：即自然铜。

壳五钱　木香五钱　大黄五钱　巴霜①三钱　青皮二钱　乌药五钱　灵脂五钱　广皮四钱　三棱五钱　莪术五钱　肉桂一钱　琥珀一钱　珍珠一钱　参三七五钱　马脑②一钱　麝香一钱　共为细末，每服三分五厘，陈酒送下，其效如神。

刀斧槌棍打破并脑出髓者

川乌二两五钱　白附子去皮炒,二两五钱　香附五钱　甘草五钱　乳香三钱　没药三钱　共为细末，陈酒送服一钱。

或有破伤之处通用方

桃仁一钱　红花八分　苏木一钱　乳香一钱　没药一钱　血竭一钱　共为末，用好酒服下一钱，外用生肌散敷患处。若有痛甚者，用土鳖、骨碎补、然铜、半夏、月石③、归尾等分。

麻药方

治损打伤骨不归窠白者，用此药麻之，然后下手整顿骨节归窠，则能止痛。白芷　川芎　木右子④　猪牙皂　乌药　半夏　紫荆皮　杜仲　当归　川乌各一两　草乌　小茴香各一两　木香二两五钱　共为细末，治骨节出白者，好酒服下一钱，麻到不知痛处，或用刀割肉，或剪出骨锋，再整顿骨节归原端正，再外用杉壳⑤挟好，然后服药医治。遇箭镞、木石入骨不出者，亦用此药麻之，凿开取者或用铁钳出者，若有人昏沉不知人事者，用盐汤水服下立醒。

迷人止痛方

干姜、草乌等分，研末，用好酒送下三钱，随量饮酒。

上部伤头脑煎药方

白芷一钱　柴胡一钱　细辛五分　赤芍一钱　归尾一钱　红花八分桔梗八分　防风八分　川芎八分　前胡八分　甘草三分　或发热恶心加川芎三分，加一二帖，不可过用。

---

① 巴霜：即巴豆霜。
② 马脑：矿石玛瑙。
③ 月石：即硼砂。
④ 木右子：即木鳖子。
⑤ 杉壳：杉树皮。

中部胸前背后煎药方

赤芍一钱 归尾一钱 红花八分 桔梗一钱 前胡一钱 香附一钱 乌药一钱 枳壳八分 陈皮一钱 甘草三分 或伤两手加桂枝一钱 伤腰间加杜仲一钱 破故纸一钱 牛膝一钱水酒各半，煎食送服。

下部伤腿膝足上煎药方

木瓜一钱 米仁一钱 牛膝一钱 独活一钱五分 枳壳一钱 防风一钱 荆芥根一钱 赤芍一钱 归尾一钱 红花八分 甘草三分 损伤血胀作痛者加桃仁一钱 五灵脂一钱 元索一钱，或大便不通加大黄酒炒一钱、木通一分，或小便不通加通草一钱、猪苓一钱、泽泻一钱。再真不通用真琥珀①酒磨服。凡损伤后见两腿发肿者加苍术、猪苓，凡损伤发热、口渴、燥干者加天花粉、知母。

通二便阴阳中瘀血煎药方

泽兰二钱五分 青木香②一钱二分 水煎热酒冲服，或大便不通加大黄二钱。

头面至喉打伤未出血者

红花一钱 元索一钱 羌活一钱 细辛一钱 虎脑骨③二钱 川芎二钱 归尾二钱 赤芍二钱 生蒲黄二钱 泽兰二钱 水煎冲酒服。

头面至喉打伤出血者

羌活二钱 升麻一钱 细辛二分 银花二钱 元参一钱 丹皮二钱 枳壳二钱 广皮二钱 水煎冲酒服。

胸膛至喉下至脐打伤未出血者

枳壳一钱 射干三钱 山豆根三钱 然铜二钱 桔梗二钱 桃仁二钱 班猫④制一钱 归尾二钱 赤芍二钱 红花二钱 水煎冲酒服。

胸膛至喉下至脐打伤出血者

郁金二钱 厚朴二钱 枳壳二钱 三棱二钱 莪术一钱 木香五分

---

① 真琥珀：琥珀的正品称"真琥珀"。
② 青木香：即兜铃的根。
③ 虎脑骨：老虎的头颅骨。
④ 班猫：即斑蝥虫。有大毒，内服需要炮制过，一般入丸散服。

沉香_{五分}　川芎_{一钱}　桃仁_{二钱}　红花_{一钱三分}　生蒲黄_{二钱}　白豆蔻①_{一钱五分}　酒煎服下。

下身阴囊打伤未出血者

大茴_{一钱五分}　小茴_{一钱五分}　桔核②_{二钱}　沉香_{五分}　木香_{五分}　白蔻仁_{一钱}　苏木_{一钱}　延索_{一钱}　枳壳_{一钱}　川椒_{五分}　防己_{一钱}　酒煎服，食前下。

背后打伤左边血与肝穴者

草乌　川乌　羌活　附子　赤芍　红花　归尾　木瓜　三七　肉桂　木香　厚朴　柴胡_{各等分}　酒煎，食后服。

背后打伤右边气与肺穴者

木香_{五分}　沉香_{五分}　白豆蔻_{一钱}　广皮_{一钱}　南星_{一钱}　红花_{八分}　归尾_{二钱}　赤芍_{二钱}　草乌_{一钱}　桃仁_{一钱五分}　鳖甲_{一钱}　酒煎，食后服。

腰间命门肾经打伤者

续断　杜仲　木瓜　三七　腰骨③　赤芍　归尾　红花　蒲黄　泽兰_{各等分}　酒煎，食后服。

脚膝至后跟与大冲穴打伤者

五加皮_{二钱}　牛膝_{一钱}　米仁_{二钱}　虎脑骨_{三钱}　草乌_{一钱}　然铜_{一钱}　归尾_{二钱}　木瓜_{一钱}　蒲黄_{二钱}　三七_{五钱}　酒煎，食前服。

跌打上中下各部末药方

当归_{二钱}　生川乌_{去皮分脐，二两五钱}　丹皮_{二两五钱}　川芎_{炒二两}　桂枝_{二两五钱}　肉桂_{三钱}　泽兰叶_{六两}　上部加白芷、藁本、柴胡_{各八钱}，中部加桔梗、陈皮、香附_{各二两}，下部加牛膝、独活、杜仲_{各二两}。

治破脑伤风，手足乱动，言语乱作者用

胆星_{一钱}　姜蚕_{一钱}　天麻_{一钱}　白芷_{一钱}　肉桂_{三分}　熟附片_{五分}　荆芥_{八分}　赤芍_{一钱}　当归_{一钱}　红花_{八分}　防风_{八分}　血

---

① 白豆蔻：即白蔻仁。

② 桔核：柑橘核。

③ 腰骨：腰椎。

竭六分　百草霜①八分　水二盅煎八分服。

破脑伤风：因跌破打伤头脑而风邪乘入，以发热，手足搐搦，人事昏愦者而天麻散主之

天麻　生南星　防风各一钱　荆芥三两　共为细末，每用五钱，连须葱白煎汤送下。

接骨当方

自然铜用酒醋制九次，为细末，再用水飞过，用酒送下二钱。

治跌打损伤或从高坠下：伤者以致瘀血流入脏腑，昏沉不醒，大小便闭及水滞后瘀血内攻，肚腹膨胀，结胸不食，恶心，干呕，大便燥结者，服后大成汤。

当归一钱　苏木一钱　红花一钱　木通一钱　厚朴一钱　陈皮一钱甘草一钱　枳壳一钱　大黄三钱　朴硝三钱　用水二盅煎八分，不拘时服。

伤久后成痛疯方

海风藤二钱　桂枝二钱　草乌二钱　千年健二钱　当归一钱　五加皮二钱　甘草二钱　牛膝一钱　地桶蜂②二钱　大茴二钱　红花二钱加毛竹节一片，用酒煎服。凡跌打伤真沉重之症者，必先服童便数次，散瘀血为主，然后服药。如通身瘀血作胀作痛者，必先用广三七或用上人参，用熟酒磨冲，煎七厘散、末药和服，外加乳香、没药更妙，然三七之功与血竭尤高。凡年高老人跌伤，身体虚弱，不省人事者，只可服童便，不可服人参。

头上受伤，囟门大阳打碎，用此方散血疏风

虎脑骨三钱　细辛五分　天麻一钱　红花一钱　羌活一钱　防己一钱　当归一钱五分　兰叶③二钱　碎补④二钱　乳香一钱　没药一钱然铜一钱　龙骨一钱　升麻三分　用酒煎三五帖。

---

① 百草霜：别名灶突墨。为杂草经燃烧后附于烟囱的烟灰。
② 地桶蜂：又名地豹蜂，生于野岭，以地下为巢的一种毒蜂。
③ 兰叶：即泽兰叶。
④ 碎补：即骨碎补。

又方：血已过多者用此方

银花一钱五分　夏枯①二钱　生地三钱　麦冬一钱五分　姜蚕一钱五分　角刺一钱　侧柏叶三钱　棕榈子②一钱五分　升麻三分　穿山甲一钱　瓜蒌仁一钱　服三剂。

破脑经风，头脑收复用

羌活一钱二分　独活一钱五分　麻黄一钱五分　细辛八分　广皮二钱　半夏一钱　枳壳一钱　南星一钱五分　赤芍二钱　防己一钱　川芎一钱　姜蚕一钱五分　橘红二钱　前胡一钱　芥子③一钱　天麻一钱　肉桂五分　水煎服三帖。

咽喉受伤

射干一钱　豆根④一钱五分　海藻一钱　然铜一钱五分　木香一钱五分　防己一钱五分　红花二钱　兰叶二钱　昆布二钱　蝉蜕一钱　桔梗一钱　用酒煎，食后服。

左胁上下受伤用此方

青皮一钱五分　功劳⑤二钱　乌药二钱　三七五分　厚朴一钱五分　牛膝一钱五分　草乌一钱　虎脑骨二钱　兰叶二钱　归尾三钱　红花二钱　赤芍二钱　姜黄一钱　木香一钱　酒煎服五帖。

右胁上下受伤

郁金一钱五分　厚朴二钱　枳实一钱五分　白蔻一钱　沉香一钱　草乌一分　血竭一钱五分　肉桂五分　赤芍三钱　归尾三钱　三七五分　虎脊骨⑥三钱　酒煎服五剂。

手上受伤

肉桂五钱　桂枝一钱　碎补二钱　虎皮骨二钱　归尾三钱　泽兰三钱　草乌一分　生蒲黄三钱　红花二钱　三七五分　乳香一钱　然铜二钱　没药一钱　酒煎六七剂。

---

① 夏枯：即夏枯草。
② 棕榈子：原文方中为"椶闾子"，今改。
③ 芥子：即白芥子。
④ 豆根：即山豆根。
⑤ 功劳：即十大功劳。
⑥ 虎脊骨：即老虎背部之骨。

腰里受伤，即命门肾

川断_{二钱} 杜仲_{二钱} 故纸_{一钱} 羌活_{一钱} 肉桂_{五分} 三七_{五分}
虎腰骨①_{二钱} 姜黄_{一钱五分} 归尾_{三钱} 红花_{三钱} 兰叶_{三钱} 酒煎
五六剂。

背脊心受伤

郁金_{一钱五分} 厚朴_{二钱} 枳实_{一钱五分} 白蔻_{一钱} 沉香_{一钱} 草
乌_{一分} 血竭_{一钱五分} 肉桂_{五分} 赤芍_{二钱} 归尾_{三钱} 三七_{五分} 虎
脊骨_{三钱} 酒煎五服。

膀胱受伤

大茴_{一钱} 小茴_{五分} 川椒_{五分} 木香_{五分} 沉香_{五分} 白蔻_{五分}
禾子②_{五分} 防己_{一钱五分} 川楝子_{一钱} 海藻_{二钱} 草乌_{四厘}

小腹内受伤，龟头有病难治。

防己_{一钱} 木通_{一钱} 红花_{二钱五分} 木瓜_{一钱五分} 牛膝_{一钱} 元
胡_{一钱五分} 豆蔻_{五分} 木香_{五分} 海藻_{二钱} 桃仁_{五分}

脚上受伤

加皮_{二钱} 姜黄_{一钱五分} 牛膝_{二钱} 虎脚骨③_{二钱} 乳香_{一钱}
然铜_{三钱} 三七_{五分} 归尾_{三钱} 没药_{一钱} 独活_{一钱} 赤芍_{三钱} 生
蒲黄_{三钱} 红花_{三钱} 米仁_{二钱} 草乌_{一分} 肉桂_{五分} 酒煎六七剂。

肚下受伤重用此方

干漆④_{炒出烟，一钱五分} 赤芍_{二钱} 归尾_{一钱} 红花_{三钱} 血竭_{一钱}
大茴_{五分} 桃仁_{二钱} 大黄_{二钱} 沉香_{五分} 斑蝥 青好
子⑤_{各半，俱去头足黏米炒黄色，去米不用} 水煎三帖立效。

脚下受伤肿痛

加皮_{二钱} 米仁_{一钱五分} 虎足骨⑥_{二钱} 然铜_{一钱} 防己_{一钱}

---

① 虎腰骨：即老虎腰部之骨。
② 禾子：待考。
③ 虎脚骨：即老虎腿部之骨。
④ 干漆：为漆树树脂加工后的干燥品。
⑤ 青好子：即蒿子。
⑥ 虎足骨：即老虎足部之骨。

牛膝_{一钱} 木瓜_{一钱} 川羌①_{一钱} 血竭_{一钱} 红花_{三钱} 兰叶_{三钱}
归尾_{三钱} 水煎五六帖。

受伤大便闭

大黄_{五钱} 芒硝_{三钱} 桃仁_{三钱} 牵牛②_{一钱} 木通_{一钱} 厚
朴_{一钱} 枳实_{一钱} 巴豆_{三粒} 水煎。

受伤小便闭

黑丑_{一钱五分} 秦艽_{二钱} 泽泻_{二钱} 滑石_{二钱五分} 防己_{一钱五分}
赤芍_{三钱} 木通_{二钱} 桃仁_{二钱} 丹皮_{二钱} 车前_{二钱} 小茴_{二钱}
巴豆_{二粒}

接骨神方

土鳖③_{五对} 然铜_{三钱} 乳香_{三钱} 半夏_{十粒} 三七_{三钱} 巴
豆_{五粒} 没药_{三钱} 血竭_{二钱} 肉桂_{二钱} 龙骨_{三钱} 共捣成末药,
每服四钱,酿酒泡吃,被盖出汗为度。

又方:散肿用

三七_{三钱} 归尾_{二两} 红花_{一两} 赤芍_{二两} 兰叶_{二两} 土鳖_{五对}
血竭_{五钱} 龙骨_{三钱} 半夏_{十粒} 然铜_{五钱} 生蒲黄_{一两} 用好酒
泡吃。

又方

当归_{二钱} 血竭_{二钱} 赤芍_{二钱} 乳香_{一钱} 没药_{一钱} 红花_{二钱}
泽兰_{二钱} 三七_{五分} 用酒煎二十服为度。

接骨手上方

血竭_{一钱} 桂枝_{一钱} 红花_{二钱} 没药_{一钱} 草乌_{五厘} 赤芍_{一钱}
肉桂_{五分} 川乌_{一钱} 三七_{一钱} 土鳖_{二对} 归尾_{二钱} 然铜_{二钱} 木
香_{一钱} 碎补_{三钱} 古钱④_{五个} 乳香_{一钱} 酒煎二十服效。

凉血方:刀伤用此方煎饮

元参_{一钱} 银花_{一钱} 大力子⑤_{一钱} 夏枯_{二钱} 蒌仁_{一钱} 姜

---

① 川羌:产于四川之羌活。
② 牵牛:即牵牛子,亦称黑丑、白丑。
③ 土鳖:即土鳖子。
④ 古钱:古代的铜钱。
⑤ 大力子:即牛蒡子。

蚕_一钱_　泽兰_二钱_　蝉蜕_十二只_　黄芩_八分_　水煎三帖效。

活血汤：如人劳不得，自遂及骨接节痛，用此方宽胸理气。

元胡_五钱_　草乌_五钱_　沉香_二钱_　泽兰_一两_　赤芍_一两_　归尾_一两_　木瓜_五钱_　郁金_五钱_　桂枝_一两_　牛膝_五钱_　红花_一两_　厚朴_五分_　中皮_五钱_　青皮_五钱_　川断_五钱_　共十五味捣成末药，酿酒泡吃。

麻药方

朱砂_一钱_　南星_三钱_　桂枝_一钱_　半夏_三钱_　川乌_一钱_　当归_二钱_　草乌_二钱_　赤芍_二钱_

跌打没药总方

麝香_二钱_　肉桂_二两_　木香_一钱五分_　川断_二两_　归尾_三两_　三七_一两_　乳香_一两五钱_　没药_一两五钱_　郁金_三两_　赤芍_三两_　朱砂_一两_　沉香_一两五钱_　虎骨_三两_　血竭_一两_　姜黄_三两_　碎补_三两_　兰叶_五两_　红花_三两_　共十八味，酌量增减，各制捣成末，每服一钱二分，酿酒泡吃。

又跌打末药方

归尾_一两_　肉桂_三钱_　木瓜_二两_　红花_一两_　血竭_一两_　桃仁_一两_　土鳖_五分_　加皮_二两_　牛膝_八分_　赤芍_一两_　桂枝_一两_　乌没①_一两_　然铜_一两_　碎补_二两_　三七_一两_　麝香_五分_　杜仲_一两_　苏木_一两_　共十八味，捣成末药，酿酒泡，每服一钱二分。

左手前受伤用此方

羌活_一钱_　乌药_一钱五分_　丹参_二钱_　赤芍_二钱_　枳实_一钱_　碎补_四钱_　泽兰_三钱_　枳壳_一钱_　川乌_一钱_　桃仁_二钱_　青皮_一钱二分_　红花_二钱_　木香_八分_　厚朴_一钱_　郁金_二钱_

跌打药方

积鱼②_六分_　生姜_二两_　葱_一把_　香粉③_五钱_　古月_一把_

跌打血出不止，刀斧所伤敷药

---

①　乌没：疑为乌药、没药。

②　积鱼：待考。

③　香粉：待考。

儿茶_{炒三钱}　乳香_{去油,二钱}　象皮①_{切片用麦粉炒,去粉不用,三钱}　龙骨_{五钱}
没药_{去油,二钱}　然铜_{醋制,三钱}　琥珀_{一钱五分}　麝香_{五分}　石膏_{一钱五分}
朱砂_{一钱}　珍珠_{一钱}　冰片_{五分}　血竭_{三钱}　川羌_{三钱}　血丹②_{一钱}
各为末调敷。

接骨膏神效

土鳖_{四个}　当归_{三钱}　广木香_{一钱}　碎补_{二钱}　川乌_{一钱}　然
铜_{制七次,二钱}　乳香_{一钱}　没药_{一钱}　血竭_{二钱}　三七_{五分}　肉桂_{五分}
红花_{三钱}　赤芍_{二钱}　虎骨_{三钱}　吉同③_{一钱三分}　酒煎服,三帖后
加减。

凡跌损伤、戳点伤内用

羌活_{五钱}　葱白_{一把}　草乌_{二钱}　当归_{五钱}　半夏_{五分}　南星_{五分}
木香_{二钱}　红花_{五钱}　捣成敷伤处,立效。

跌打损伤,破脑经风,乍寒乍热,牙关紧,用十死一生急
治可效。

麻黄_{一钱}　天麻_{一钱}　细辛_{一钱}　芥子_{一钱}　羌活_{一钱}　姜
蚕_{一钱五分}　半夏_{一钱}　橘红_{二钱}　川芎_{一钱}　南星_{一钱}　前胡_{一钱}　赤
芍_{一钱}　枳壳_{一钱}　结胸加瓜蒌仁、郁金、独活等分,好酒煎,
吃下出汗为度。潮热不退用水煎服。

桃花散：亦系刀巴药

血竭_{二钱}　羌活_{一钱}　古石灰④_{五钱}

刀巴药方

乳香_{三钱}　血竭_{二钱}　古石灰_{五钱}　羌活_{一钱}　没药_{三钱}　石
膏_{五钱}　儿茶_{三钱}

生肌散

乳香_{八钱}　没药_{八钱}　血竭_{五钱}　龙骨_{煨象皮制,二两}　陈皮_{二钱}　海
螵蛸_{二两}　赤石脂_{二两}　共为细末听用。

---

① 象皮：即大象的干燥皮。
② 血丹：即丹参。因原药外皮呈砖红色,故又称血丹参。
③ 吉同：待考。
④ 古石灰：在古建筑留下的石灰。

又方

赤石脂_{五钱} 乳香_{二钱} 没药_{三钱} 全蝎_{三分} 麝香_{一分} 寒水石_{五钱} 轻粉_{三钱} 血竭_{一钱} 飞丹①_{五钱} 密陀僧_{三钱} 共为细末敷患处。

治难产方

酒酿、麻油、蜜糖、童便各一茶盅，共和匀温服即产，母子并寿。

吹口散方

黄连_{一钱五分} 黄柏_{一钱五分} 冰片_{三分} 硼砂_{三分} 药珠②_{一分} 人中白_{火制,三钱} 青黛_{三钱} 苏薄荷③_{三钱} 明雄④_{一钱}

口舌生疮

黄连 冰片 黄柏_{各三钱} 硼砂_{二钱} 青黛_{一钱} 枯矾_{五分} 人中白_{过火,四钱} 共为末，先以湿布去疮上白屑处。

头上疮

黄连 黄柏 黄芩 大黄 滑石_{各五钱} 五倍子_{二钱五分} 共为末，青油调搽。

杨梅疮

川芎 威灵仙 蝉蜕 大黄_{各二两} 麻黄_{六两} 羊肉_{净,一斤切碎水八碗煮烂,去肉用汤} 煎药三碗，三次吃。上身多饱服，下身多饥服，一三服立效痊愈。

点杨梅方

杏仁_{去皮尖,二钱} 轻粉_{一钱} 冰片_{少许} 共为末，用猪骨髓调占上。

大一膏

当归_{三两} 赤芍_{三两} 肉桂_{二两} 白芷_{三两} 大黄_{三两} 玄参_{三两} 生地_{三两} 乌药_{三两} 用麻油_{三两}。

---

① 飞丹：黄丹。
② 药珠：药用珍珠，指珍珠小者。
③ 苏薄荷：即江苏苏州地区所产的薄荷。
④ 明雄：即雄黄，有毒，内服宜慎。

升丹

明矾〔八钱〕　朱砂〔二钱〕　水银〔五钱〕　牙硝〔一两〕　炼成，外加轻粉、冰片。用明矾、皂矾、朱砂、牙硝、水银，下水一盆，内用砖一块，用纸糊上，用瓦一个盖上，用火。

八宝丹

乳香〔一两〕　没药〔一两〕　珍珠〔一钱〕　马脑〔二钱〕　龙骨〔二两〕　象皮〔二两〕赤石脂〔二两〕　海螵蛸〔二两〕

又方

珍珠〔一分〕　琥珀〔一分〕　朱砂〔一钱〕　乳香〔二钱〕　没药〔一钱〕　象皮〔三分〕麝香〔一分〕

二圣散：去瘀开口之神药也。

巴豆连壳烧，存性为末听用，加雄黄少许。

三品一条枪

明矾〔二两〕，白砒①〔一两五钱〕，入小罐内，加炭火煅红，青烟已尽，起白好，加雄黄〔二钱四分〕、乳香〔一钱二分〕，外用。

点头散

硇砂〔二钱〕、血丹〔二钱〕，炒过用。

拔毒散：即生丹。

明碓　朱砂　明矾　水银〔各一钱〕　盐锡②〔一钱〕

铁枯散

半夏　大黄　黄柏　姜黄　芙蓉叶各二钱生用。

氏肿外用

半夏〔二两〕　炉底③〔五钱〕　皂角〔五钱〕　生用，共为细末，加木油食盐。

紫金锭

明雄〔一两〕　千金子④〔去壳碾去油，一两〕　再霜倍子⑤〔槌破、洗净、焙干，二两〕

---

① 白砒：即白信石，有大毒，内服宜慎。
② 盐锡：即锡薄片。
③ 炉底：即灶心土。
④ 千金子：即打鼓子，小巴豆。有毒。
⑤ 霜倍子：五倍子。

慈菇①_{去皮、洗净} 朱砂_{五钱} 元寸②_{三钱} 大戟_{去芦洗净，一两五钱} 外用。

辰砂散、吹口散，红疮

辰砂_{一钱} 冰片_{二分} 人中白_{二两} 共为末，先以灯草汤洗口，再吹药入内。

硝凡散、吹口散、白疮

硼砂_{一钱二分} 明矾_{五分} 冰片_{五分} 珍珠_{五分} 人中白_{一两} 共为细末，先用甘草汤洗口，再吹药于口上。

吐血止方

生地_{一钱} 白前_{一钱} 桑皮_{八分} 车前_{八分} 若不止血加茯苓_{一钱} 丹皮_{八分} 知母_{八分} 泽泻_{八分} 丹参_{一钱} 贝母_{一钱} 牛膝_{八分} 紫菀_{一钱}

疟疾方

常山 槟榔 艾叶 甘草_{各一钱三分} 到夜黄昏时，用酒煎，向东方吃，吃完就睡，次日可止。如或不止，再加一贴，断然止矣。

赤痢方

黄连_{五分} 细陈茶_{五分} 生姜_{五分} 用水煎吃可止。

噤口痢方

蜒蚰_{三条} 乌梅_{去核，三个} 共捣成，分作三丸，如牙关紧闭，撬开放一丸，嘟化，即饭粥调治，名为仙丹。

痢疾方

苍术_{一钱} 白术_{一钱} 槟榔_{一钱} 厚朴_{五分} 枳壳_{八分} 陈皮_{八分} 白芍_{一钱} 如唇白，火煨木香_{五分}，共八味，用水二盅，煎成一盅，空腹服。渣再煎，午后服。如唇半红白，加黄芩_{一钱}、黄连_{一钱}。唇尽红，芩、连_{每二钱}。如久，当用补益方。

治疟疾三日方

---

① 慈菇：山慈菇。
② 元寸：即麝香。

常山　金扁担①　寸草掘②　三味同煎，露一宿，天早服一次，可以痊愈。

又方

常山、红枣用酒煎，逢单日则服。每剂八分。

疟疾常久不愈方

用毛竹节上白屑，刮下，用酒饮数杯，即愈。

又方

生绿豆粉一两　白信③八分　恒山④五钱　共为细末，重者，用阴阳水⑤服三两，轻者一两。

小儿急惊方

口歪手撒，用水乌⑥同盐贴心中即愈。

又方

吐虫用神曲炒乌为末，水服。

腹痛方

花椒七粒　枣七个　生姜五片　捣细，用酒服即愈。如痧痛，用盐泉水一碗同服即好。

裙襴疮方

大云⑦　枣肉　砂仁　各同捣细，用辛金帖向肉。有娠孕者可治，无孕不治。

治膈气食方

威灵仙　黑砂糖　用鹅毛探吐之，可愈。或用乌梅同威灵仙亦好。

治心气痛方

面粉二钱　葱白三寸　同捣为丸，如梧桐子大，每空心服二

---

① 金扁担：待考。
② 寸草掘：待考。
③ 白信：信石。
④ 恒山：淮山。
⑤ 阴阳水：即河水、井水各一半。
⑥ 水乌：乌药。
⑦ 大云：即苁蓉。

十丸，好酒三十注送下，三次即愈，可断根。

又方

五倍子_{一个}，将自己头发_{三分}装入倍子内，火煨存性为细末，米饮送下，或酒送下，远近皆效。

小儿呕吐不止方

柿蒂_{数个}，或柿饼尤妙，又煨水煎，即止。

治小儿消食常服妙方

六神曲_炒　陈麦芽_炒　共为末，每日白开水送下三次。小小儿，每次一茶匙。

治小儿皮黄腹大疳积方，大人疸症亦效。

青矾①_{四两醋炒}，陈老米_{一升，炒为末}，再用黑枣_{一斤}，水炊去核，将枣肉捣烂，合前药成丸，如绿豆大。小儿日服三五七分，看大小服，至二两愈。大人日服三钱，服四两痊愈，宜吃荤。

治小儿虫积方

苦楝根，有子用，无子者不可取。取东行根，连皮，略阴干，浓煎。量儿虚实带热服之，其虫必下，每服作二三次吃。

又方：

使君子去壳十余个，切碎入鸡蛋内搅匀，煎热吃蛋，其蛔虫亦出。

治肿毒初起

当归_{八钱}　天花粉_{八钱}　黄芪_{八钱}　生甘草_{五钱}　煎服愈。不退再吃。

又方

三七醋磨，搽即消。

治小儿天泡疮方

用蚕豆壳烧灰，涂即愈。

治蜈蚣咬方

桑叶和盐捣汁，敷之立止痛。

又方

_____

① 青矾：又名绿矾。

蜘蛛放患处食血水，即愈。

又方：

用香油、灯草火烧即好。

治火眼方

取眉竿上白消，点入眼即好。

又方：盐打水洗，即好。

治猪瘟方

槟榔二钱　草果二钱　苍术二钱　用鲤鱼同煮汤灌下，立效。

治不生蚤虱法

十二月，丙子、戊子晒被铺席，来年不生蚤虱。收烟叶铺床底，可除臭虫。

治蜂叮

野苋菜捣烂，敷患处，即好。

治疔疮方

煎人指甲，用新瓦焙干黄色，研细末，用针挑破疮，将末搽上，即流水、止痛，立愈，俱疔毒皆效。

又方

甘菊花一握，捣汁一升，服之即愈。

治发背疔疮，诸般毒奇方

川芎　陈皮　贝母　猪牙①　皂角　白芍　木通　天花粉　乳香　金银花　穿山甲炒　蝉蜕　白芷　防风　灯草节　以上各一钱，用酒、水各一盅，煎服。其渣捣碎，用秋过芙蓉叶末一两拌匀，敷肿处。如干燥，用蜜水润之。此药一服见效，不必第二服。

眼睛痛方

白蒺藜二钱　池菊②二钱　赤芍八分　蝉蜕三分　红花三分　元参一钱　枳壳八分　木贼一钱　荆芥一钱　桑皮一钱二分　根生③二钱

---

① 猪牙：皂角之全称为猪芽皂角。

② 池菊：菊花一种。

③ 根生：茜草根。

连召_{一钱} 车前子_{一钱二分} 粉草①_{三分}

又方

防风_{一钱} 蝉蜕_{八分} 连翘_{一钱} 木贼_{一钱} 甘菊_{一钱} 荆芥_{八分} 白芷_{一钱} 薄荷_{八分} 水煎服。

又方

甘菊_{一钱} 连翘_{一钱} 车前子_{八分} 归尾_{二钱} 赤芍_{二钱} 川柏_{一钱} 红花_{八分} 麦冬_{一钱} 水煎服。

又方

防风_{一钱} 归尾_{一钱} 枳壳_{一钱} 净菊②_{一钱} 独活_{一钱} 木贼_{一钱} 白蒺藜_{一钱} 连翘_{一钱} 白芷_{八分} 甘草_{五分} 决明子_{八分} 白豆蔻_{三粒}

又方

熟地_{五钱} 当归_{二钱} 丹皮_{一钱} 枸杞_{二钱} 泽泻_{一钱} 防风_{一钱} 云苓_{一钱} 山药③_{一钱} 池菊_{一钱}

吐泻方

藿香_{一钱} 木香_{八分} 赤苓④_{一钱} 附子_{八分} 苍术_{一钱} 钩藤_{二钱} 白叩⑤_{八分} 丁香_{三分} 吴萸_{五分} 泽泻_{八分} 炙草_{八分} 加芦穄叶⑥_{二钱}

胃火上冲

川厚朴_{二钱} 麦芽_{炒,一钱五分} 广陈皮_{八分} 泽泻_{一钱五分} 山楂_{一钱五分} 金钗石斛_{一钱五分} 木通_{一钱五分} 黄芩_{一钱五分} 加陈米_{一撮} 干荷叶_{八分}

目疾方：初起有风者，不可用凉药

羌活_{一钱五分} 防风_{一钱} 川芎_{一钱} 蔓荆子_{八分} 白芷_{八分} 柴胡_{八分} 甘菊_{八分} 甘草_{五分} 有泪多加苍术、夏枯草、有翳加

---

① 粉草：甘草之别称。

② 净菊：菊花。

③ 山药：即淮山。下同。

④ 赤苓：即赤茯苓。

⑤ 白叩：即白蔻仁。

⑥ 芦穄叶：待考

蝉蜕、木贼。

目疾热多，经久不愈者

黄芩_钱_　生地_钱_　丹皮_八分_　归尾_八分_　连翘_八分_　甘菊_钱_　柴胡_八分_　黄柏_八分_　赤芍_八分_　甘草_五分_

血虚头痛方：女人多犯此

当归　白芍　熟地　柴胡　白芷　川芎　蔓荆　甘草

调经方：血虚退后者

当归_二钱_　熟地_钱五分_　益母①_钱_　郁金_八分_　川芎_八分_　白芍_八分_　香附_八分_　甘草_五分_　脾虚加山药、茯苓、焦术②，寒甚者加肉桂_二钱_。

血热月水先期方：血凝有块，带紫色者为热

当归_钱五分_　黄芩_钱_　丹皮_八分_　郁金_八分_　白芍_钱_　益母_钱五分_　黑栀③_八分_　生地_二钱_　甘草_五分_

女人积血小腹痛：有块数月不通，或来而不甚者

全当归_钱_　红花_八分_　桃仁_钱_　香附_八分_　五灵脂_钱_　玉金_钱_　赤芍_八分_　元胡_钱_　肉桂_八分_　泽泻_钱_　丹参_钱_　川芎_八分_　痛有定所不移，有块兼头昏腰痛，是蓄血也，此方主之。脉数而涩，初服二三剂，再除桃仁加养血药。

女人月水不调：或先或后，头昏背胀，腰痛，恶寒，恶热，面红潮热等症，皆有血不足，调经养血，莫过于益胜全丸。

酒捣烂砂仁末_一两_　酒炒当归_四两_　酒烂熟地_四两_　酒炒川芎_一两五钱_　酒醋、盐水姜_冲，各炒一两_　香附_四两_　盐炒牛膝_二两_　酒炒丹参_四两_　酒炒白芍_三两_　陈土炒白术_四两_　酒炒茺蔚子_四两_　用益母草_一斤_，酒水各半，熬膏和炼蜜为丸，每服二钱。

经水后期，小腹疼痛，为寒，加肉桂_四钱_。

---

① 益母：即益母草。
② 焦术：即白术用武火炒至焦黄色。
③ 黑栀：即栀子用武火炒至呈黑褐色。

经水先期，妄行自觉血热，为热，加丹参_{二两}、条芩①_{五钱}。

若遇经水作痛，乃血凝气滞，加延胡索一两。

更有虚甚数月不通，不得责之蓄血，乃血海干枯，此方亦主之。此方作煎剂甚好，不拘执可也。

女人产后几日，忽潮热口渴，头昏乳痛，恶寒，恶血不行，此血虚之证所致，切不可作风治。

熟黄芪_{一两}　全当归_{五钱}　其效如神。

女人乳路壅塞不通，以致肿痛，上寒发热，乳内有块。

全当归_{二钱}　通草_{二钱}　生熟黄芪_{八钱}　用七孔猪②_{一双}，先吹去油，其汤煎上药，服后覆卧，其乳即通。切不可用穿山甲等药。

伤寒肩背痛，头痛方

羌活_{一钱五分}　防风_{一钱}　川芎_{一钱}　秦艽_{一钱}　白芷_{一钱}　蔓荆_{八分}　荆芥_{八分}　甘草_{五分}　发散后有热加黄芩、柴胡、黑栀、白芍。

头痛方

有风者，白芷_{一钱}　蔓荆_{一钱}　防风_{一钱}　川芎_{一钱}　细辛_{六分}　荆芥_{八分}　菊花_{一钱}　甘草_{四分}　脑顶痛加藁本_{一钱}。

腹痛

分上、中、下。上属胃气，宜调胃行气。中浮肚脐，属脾肾，宜补剂。下属小腹，属肝经厥阴，宜温暖。

又分寒，热、虚、实。绵绵不已，无增减，是寒也。或作或止是热。手按痛减者是虚也。手不可按者是实也。

胃气痛：夹寒者，通用此方

青皮_{一钱二分}　吴萸_{一钱二分}　川椒_{八分}　香附_{二钱}　甘草_{八分}　澄茄③_{一钱}　白芍_{炒二钱}　郁金_{一钱}　白叩_{八分}

胃气：夹热有食者，用此方

---

①　条芩：即黄芩。

②　七孔猪：待考。

③　澄茄：即澄茄子。

黑栀_{八分} 赤芍_{八分} 青皮_{一钱五分} 神曲_{二钱} 厚朴_{八分} 川楝子_{二钱} 白芍_{二钱} 香附_{八分} 槟榔_{一钱} 热甚者加川连_{一钱}

腹寒痛：名姜附汤

干姜_{三钱} 熟附_{三钱} 甚者加肉桂_{一钱} 水煎。便溏手足冷，口鼻气冷，喜热畏寒，脉沉细无力，是寒也，此方用之。

腹热痛：名清中汤

香附_{一钱五分} 陈皮_{一钱五分} 黑栀_{八分} 川楝_{八分} 甘草_{一钱五分} 川连_{酒炒，一钱} 舌燥唇干，便秘喜冷畏热，脉洪大有力，是热也，此方用之。

又方：芍药甘草汤

白芍_{酒炒三钱} 甘草_{一钱五分} 川连_{一钱} 治热痛如神。

腹食痛：名保和汤

麦芽_{一钱} 山楂_{一钱} 葡子①_{一钱} 厚朴_{一钱} 香附_{一钱} 甘草_{五分} 连翘_{五分} 陈皮_{五分} 水煎，痛处手不可按，心胸胀闷，恶心，舌酸嗳腐，脉紧滑，此方主之。

痛在小腹痛气曾死：俗名小肠汤

附子_{八分} 吴萸_{一钱} 胡芦巴_{一钱五分} 破故子_{八分} 大茴_{八分} 川椒_{八分} 橘子核_{一钱} 炙草_{五分} 此方偏坠亦可用，甚者加肉桂一钱。

阴症痛闷曾死

附片_{八分} 吴萸_{一钱五分} 炙草_{五分} 川椒_{八分} 大茴_{一钱} 肉桂_{一钱} 干姜_{一钱} 寒战咬牙，舌短缩阳，此方主之。若服药不速，不可救矣。

腰痛：有风兼转筋俾不得直，遂此方主之。

羌活_{一钱} 秦艽_{一钱} 杜仲_{一钱} 续断_{一钱} 当归_{一钱} 破故子_{八分} 防风_{一钱} 香附_{八分} 甘草_{五分}

又方

破故纸_{一两}，核桃_{十个}，破故纸_{炒研细末}，将核桃破开，肉同研，仍装入核桃壳内煨熟，冲酒服一枚，立效如神。

---

① 葡子：即萝卜子、莱菔子。

脚风痛

羌活一钱　防风八分　牛膝一钱　木瓜一钱　官桂一钱　海风藤二钱　苡仁二钱　当归一钱五分　川芎一钱　炙草五分　酒煎服。

手风痛

桂枝一钱五分　防风八分　当归二钱　秦艽八分　川芎一钱　丹参一钱　羌活八分　白芷八分　酒煎服。

脾虚腹痛

焦术一钱　云苓一钱　山药一钱　谷芽二钱　砂仁五分　苡仁二钱　木香八分　神曲八分　乌梅八分　炙草五分　陈皮八分　通曲①六分　此方能健脾胃，煎可服，末药亦可用。

小儿虫痛方

使君子一钱　川楝子一钱　鸡金②一钱　厚朴八分　陈皮八分　神曲一钱　乌梅八分　槟榔八分　五谷虫③八分

水肿：或过食生冷以致遍浮肿，有光亮，小便少，不喜饮食，是蓄水也，按其脉必迟，细无力。

茯苓皮二钱　泽泻八分　大腹皮一钱　姜皮八分　苍术一钱五分　厚朴八分　桑皮一钱　车前八分　甚者加黑豆二钱　肉桂一钱

气虚中满

用白术兼治鼓腹，更宜以六君子汤佐之。白术二两　茯苓二两　陈皮一两五钱　神曲一两五钱　通曲一两一钱　用荷叶、陈米煎水为丸，每服三钱。

六君子汤，此方治脾虚湿痰，极有效。

人参一钱　陈皮八分　茯苓一钱　白术一钱　炙草五分　半夏一钱　加姜一片　枣二枚　水煎服。

胀满浮肿

自腹起至四肢者可治，自四肢起至腹者难治，以其潮入内也，先后天皆亏。用药宜顾脾肾为主，金匮肾气丸主之，此药

---

① 通曲：即建神曲。

② 鸡金：即鸡内金。

③ 五谷虫：为丽蝇科昆虫大头金蝇的幼虫。

必救，服方能见功。

金匮肾气丸

熟地四两　泽泻一两　黄肉一两　肉桂一两　山药一两　丹皮一两　附子七钱　牛膝一两　茯苓四两　车前一两　初用煎剂，病不加，再用合丸料。

火眼药点方

用土黄柏根洗净，将皮刮下，椿细，再用蜜糖拌匀，同研稠蜜内，用袋包，外用黄泥糊住，火内煨熟，取出细布绞出汁来，收在瓷器瓶内听用，点一二次，其效立见。

痰症

风痰：初起经风咳嗽，是风痰。其痰易出，宜去风化痰。

火痰：阴虚火旺，有咳少痰，是火痰，宜补阴为主。

虚痰：脾虚生痰，不能运行，宜健脾治痰，不理脾非其治也。

湿痰：脾胃受湿生痰，亦当燥脾，以去其湿，其痰自愈。

痰饮：名为饮痰，其稀如沫，亦用脾上亏，不能运化所致，故饮积胸中，甚为患也。

治法

姜汁拌半夏：去风痰、湿痰、痰饮。

去心贝母：去燥痰、虚痰。

去油瓜蒌仁：去火痰。

凡药若错用，非帷无益，而反有害也。

痰晕

不省人事，口流涎沫，喉锯声，无论老幼，多有犯此者，急以鲜姜捣汁灌之，俟稍苏醒，再用药为妙。

其痰若闭塞不行，用鸡毛探之，使之吐，比药力更速矣。

风痰咳嗽

防风八分　前胡一钱五分　半夏一钱　陈皮八分　苏叶八分　桔梗一钱　杏仁一钱　橘仁八分　甘草五分　加姜一片　头痛加白芷川芎

阴虚火旺，潮热咳嗽方

久不愈者：贝母_{一钱二分} 茯苓_{二钱} 山药_{二钱} 北杏仁_{一钱} 橘红_{八分} 小生地_{一钱} 石斛_{一钱} 紫菀_{一钱} 百部_{八分} 甘草_{五分} 加蜜炙枇杷叶_{一钱} 如兼有吐红，加藕节_{三个} 童便_{一杯}

久嗽不愈

已经发散过者用此方：桔梗 白前 橘红 杏仁 百部 紫菀 甘草 苏根① 有火咳出血者，加黄芩_{一钱}。

哮喘咳嗽

苏子_{一钱} 葡子_{一钱} 杏仁_{一钱} 白芥子_{一钱} 桔梗_{八分} 橘红_{八分} 甘草_{五分}

寒痰

党参_{一钱五分} 半夏_{八分} 白术_{一钱} 广皮_{八分} 炙草_{五分} 茯苓_{一钱} 加姜、枣。

痰饮

小半夏汤：姜汁炒半夏_{三钱} 炙草_{一钱}

茯苓汤：茯苓_{三钱} 生姜_{三片}

虚痰：兼脾有湿者

焦术_{一钱} 茯苓_{一钱} 山药_{一钱} 川贝_{八分} 杏仁_{一钱} 半夏_{八分} 苡仁_{二钱} 广皮_{八分} 炙草_{一钱} 加姜枣。此方半夏、川贝并用，亦有见，非夹杂也。

医道脉理深沉，头者繁多，极难精究。然总以浮、沉、迟、数、寒、热、虚、实八脉为主。浮者浮而在上，标症之脉是也，沉者沉而在下，本病之脉是也；迟为寒，不及四至；数为热，热症发见。虚有虚之形，实有实之状。脉为正，而以望、闻、问、切佐之，则病可得一二，而药庶无误用矣，此其大略，若神而明之，变而通之，亦在善学者，不以三隅反耳。

浮：浮脉随手可得。如浮洪，知受风；浮数，知有热；浮滑，知有疾；浮濡，伤暑；浮芤，失血之类是也。

沉：沉脉重按方知。如沉紧，知伤寒；沉实，知蓄食；沉数，里热；沉迟，冷结之类是也。

---

① 苏根：据方义为紫苏根。

迟：脉来甚为迟。然迟有体从虚火衰而迟者，有伤湿冷而迟者，不可概论也。须知迟是病脉，知胃气脉有别。

数：脉来甚快为数。然数有因风热而数者，有因虚火旺而数者，有洪数，有细数。数五六至者可治，八九至者不可治。

寒：寒症发见，身凉口鼻气冷，便溏，小便清利，喜热畏冷，脉来迟细，必寒症也。

热：热症发见，舌燥唇于，溺赤便闭，喜冷畏热，面红多燥，脉来洪数，必热症也，但观其外，而寒热可辨也。

虚：虚者，言语无精神，倦怠，脉少神气，是虚之形见矣，语云虚者，补之是也。

实：实者，言语响亮，气力健旺，并有重病，而本从未甚亏损，是实之状也，实者泻之，又何疑乎。

痰饮

此名神术丸，用茅山苍术_一斤_，泔水浸一宿，切片，芝麻_二三两_合椿出浆来，拌苍术，待干，然后煮北枣_一百枚_，同捣为丸，其效如神。每服三钱，米汤下。

不得卧

温痰壅塞，神不得安，其症呕恶，气闷，胃膈不利，用二陈汤去其痰，其卧立至。

陈皮_一钱_　茯苓_一钱_　炙草_五分_　半夏_一钱_　加姜_二片_　枣_二枚_
水煎。

水泄

此方多用利水药治泄，不利水非其治也。

苍术_一钱_　泽泻_八分_　猪苓_八分_　厚朴_八分_　白芍_八分_　陈皮_八分_
扁豆_二钱_　车前_八分_　甘草_五分_　加陈米_一撮_，腹痛加木香_八分_
香附_八分_。

伤暑作泄：脉必浮濡无力。

香附_八分_　苍术_一钱_　香薷_一钱_　泽泻_八分_　陈皮_八分_　藿香_一钱_
茯苓皮_一钱_　厚朴_八分_　加荷叶_二钱_。

伤食暴泄

苍术_一钱_　神曲_一钱_　枳壳_八分_　炙草_八分_　厚朴_八分_　槟榔_八分_

陈皮_{八分}　麦芽_{一钱}　山楂_{一钱}　猪苓_{八分}　加干姜_{一片}。

五更肾泄

命门火衰不敌一夜阴寒，每至五更而泄也，四神丸主之。

酒浸炒破故纸_{四两}　盐水拌炒吴萸_{一两}　炒五味子_{二两}　面粉裹煨去油蔻_{二两}　又干姜_{八两}　煮北枣_{一百枚}　捣烂为丸，夜卧盐汤吞四两，若早服不能胜一夜阴气也。按此方虽治五更肾泄。然虚寒之人，久泄不愈即非五更泄，此药亦多见功。若迟延津液益枯，其药燥烈亦不能服矣，慎之。

火泄

痛兼泄痛，一阵泄一阵，名协热自利，黄芩白芍汤主之。

酒炒黄芩_{二钱}　炒白芍_{二钱}　炙甘草_{一钱}

水煎服。意取白芍之酸以敛之，甘草之甘以缓之，而痛泄可止矣。

戊己丸

治有热而泄，兼吐酸水，其胸中如一瓶醋者。

酒炒黄连_{四两}　白芍_{三两}　泡炒吴萸_{二钱}　为末神曲为丸，米汤送送二钱。

痢疾通用

黄芩_{一钱五分}　香附_{八分}　木通_{一钱}　赤芍_{一钱}　猪苓_{一钱}　赤苓_{一钱}　连翘_{八分}　厚朴_{八分}　腹痛加木香冲服八分。

红痢

黄连_{酒炒八分}　黄芩_{一钱}　车前_{八分}　黑栀_{一钱}　甘草_{五分}　川柏①_{一钱}　麦冬_{去心一钱}　泽泻_{一钱}　陈皮_{八分}

白痢

茯苓_{二钱}　花粉_{一钱}　苍术_{八分}　木通_{八分}　香附_{一钱}　白芍_{八分}　厚朴_{八分}　槟榔_{八分}　甘草_{五分}　腹痛加砂仁_{一钱}。

治水泄后微浮肿方

苍术_{一钱}　泽泻_{八分}　木通_{八分}　苡仁_{二钱}　赤苓_{一钱五分}　扁豆_{五分}　黄芩_{八分}　白芍_{八分}　连翘_{八分}　甘草_{五分}　加陈米_{一撮}

---

① 川柏：即产于四川的黄柏。

荷叶一钱。

脱肛

久泄久痢后，肛门脱落不收，此气血二亏，须用提摄之药，兼补为要。

外用香油润之，炙黄芪一钱　升麻三分　柴胡八分　焦术一钱　当归一钱　丹参一钱　党参二钱　茯苓一钱　炙草五分　白芍八分　此脱肛之甚者，若小患此不久，即会收入矣，不必用大补。

冷风药酒方

黄道①兼根　毛草根②　五加皮根　木香　牛膝　以上各一两，俱生熟各半，好酒五注煮服，或作嘴片煎酒服可也。

治风痛末药方

不论手足腰膝疼痛，不能卧者，老幼俱可服。

草乌一两用烧酒煮过晒干为末，苍术、甘草各一两为末，好酒下二钱。

又方加郁李仁五钱，下身加牛膝五钱。

生肌散

能治一切肿毒久不收功者。

大黄八钱、分作八包，用好铅粉淘净三钱，每黄一包，入粉一次炒。不令焦，分八次炒完，去粗渣为细末，搽之。

牙痛方

风虫并治　细辛一钱　铜绿五分　荜茇　雄黄　明矾　川椒各三分　蓖麻子七粒　为末，面糊丸绿豆大，每用一丸，咬患处，立止痛。

臁疮方

用桑树嫩根皮，槌极细作饼，以甘草汤洗疮贴之。如不收口，用此粿粽同捣，做饼贴之。

敷肿毒方

蛇萝草洗净捣碎，醋调敷效。

---

① 黄道：即黄独。

② 毛草根：即茅草根。

坐板疮方

槟榔_一个_　硫黄_二钱_　共为末，将疮扳破，香油调涂。

痰火方

寒水石_五钱_　鹅管石①_五钱_　款冬花_五钱_　雄黄_二钱_　桂皮_五钱_

共末。五更床上用鹅毛管装，再入口吸喉中，即愈，四季加减用。

治噎症

用射干生者，洗净捣碎。用酒酿浸，空心热服，吐出数次，好愈。其药叶似葱根，似生姜样。

杨梅疮

芝麻_一两_　核桃肉_三钱_　槐花_一两_　轻粉_五分_　共末为丸，梧桐子大，每服三十丸，酒下，不忌口。

又补药方

肉苁蓉_一两_　韭菜子_一两_　白芍药_一两_　熟地_一两_　白术_五钱_人参_三钱_　茯神_一两_　知母_一两_　水煎服。

搽杨梅疮

铜绿　轻粉　胆矾　儿茶　雄黄_各五分_　为末，不可做一次搽，搽好数个，又搽。

四君子汤：治气

人参　白术　茯苓　甘草

四物汤：治血

当归_三钱_　白芍_一钱五分_　川芎_二钱_　熟地_五钱_　气滞加香附_一钱_砂仁_五分_　水煎。

二陈汤：治痰

半夏　白茯苓　陈皮　甘草

平胃散

苍术　厚朴　陈皮　甘草

补中益气汤

夫脾胃为人一身之主，气不足者最多，补中益气为妙，只

---

①　鹅管石：即钟乳石的细长尖端部分，或珊瑚的石灰质骨骼。

要认得虚实。

人参　黄芪　陈皮　当归　炙甘草　白术　升麻　柴胡
共八味。

伤寒——疾病之总，虽有七十二症，一百二十方，皆不能外气、血、痰、火，而脾胃则其本领也。伤寒不理脾土，无以执持，要知得是寒部，是风部，用药抑且变症多端，若服不病，九味羌活汤最稳，若腹痛，则用五积散好，不可妄行妄下。

九味羌活汤

羌活　苍术　防风　细辛　白芷　黄芩　川芎　生地　甘草　姜　葱　水煎服。

五积散

枳壳　当归　川芎　白芍　陈皮　半夏　茯苓　干姜　官桂　麻黄　黄芩　桂枝　白芷　苍术　甘草　干葛　香附生姜

小儿吐乳

用田中蚯蚓泥为末，米汤调下。

小儿①鹅口不能吃乳

用地鸡研水涂。地鸡，即砖下灰色扁虫，多足者便是。

小儿口疮

用吴茱萸醋调，贴两足心，一夜即愈。

小儿牙疳

用白矾装于五倍子内合烧为末，敷之即愈。

小儿诸热惊痫

用青黛，水研服。

又方

用蜂窠大者，水煮浴儿，日三四次。

又方

治小儿惊似有痛而不知，用雄鸡血滴入口中。

---

①　小儿：原文方中为"一儿"，今改，以下各方同。

又方

用燕屎煎洗浴。

治小儿惊啼

用乱发烧灰，酒调服。

小儿夜啼

用灯草烧灰，敷乳上，吃乳灰下，灯花尤妙。

治小儿不出牙齿

用雄鼠屎_{二十一粒}，每日服一粒，揩不根上，用尽数自生。两头尖者是雄鼠屎也。

治小儿脱肛

用蓖麻子_{四十九粒}，研烂水拌作饼，贴顶上发，心中随收起，立效。

又方

用葱汤，令软芭蕉叶托上。

治儿遗尿

用鸡肫肠_{一具}，烧存性。猪包①_{一个}，炙焦为末，每服一钱，酒上，男用雌鸡，女用雄鸡。

又方

乌药为末，服二钱，饭后汤周二服。

伤寒咳嗽

半夏橘红用姜煎，研烂白矾蜜调下。

治难产

只寻路旁草鞋，烧灰酒下立效。

骨头打碎

寻破小鞋火里烧，灰油和贴。

血痢

湿纸包盐火上燃，研碎，三次用。白调粥饮即时安。

眼泪流

腊月寻桑梢头不落叶，煎汤洗。

---

① 猪包：即猪膀胱。

鼻血不止

头发烧灰，竹管轻吹鼻内去，此方吃了似神仙。

牙痛

大戟烧来痛处咬，名方留下不虚传。

远年咳嗽

但用款冬花作末，烧香口吸便安然。

小儿骨痛

寻取水蛇皮一个，烧灰油拌敷痛处。

臁疮

若能会取牛蹄甲，烧灰油拌敷患处。

咬风虱

木鳖　川芎　雄黄减半　共调匀，用蜜为丸，烧一粒。

蛇伤

独蒜切片，遮患处，艾烧七壮，即效。

急救自缢

急急扶来地上眠，皂角细辛吹鼻内。立效。

重舌

锈锁寻来是异方，火内烧红打细末，水调吃下。

脱肛

寻找蜘蛛烧得烂，涂调肛上，立效。

乍寒乍热

窗上蜘蛛寻数个，将来系在脉门边。

双鹅

牛膝山根①自然汁，男左女右鼻中吹。先用水擂成药料，酒调一服病皆除。

月信不通

鼠粪烧灰立见功，热酒调时逢遇散。一服效。

赤白痢

---

①　山根：山豆根。

七个乌梅七个枣，七个粟壳①七寸草②，更加灯心酒共煎，赤白痢疾立时好。

妇人乳少

穿山甲_{五钱} 研碎米泔连夜饮，乳流来。

奶疮肿痛

焦炒芝麻细细研，灯盏油调涂上面，除脓消肿，即效。

胎前疟疾

急取夜明砂三钱，空心为末茶调吃。

崩漏

妇人崩漏下血多，管仲③炒来细末和，每服三钱，酒醋下。仙方救世有神。

走马牙疳

红枣抱信火中飞，研为细末贴牙上好。

头风

芎芷④石膏三味强，细末三钱热茶下。当时吃了即愈。

自汗不止

防风末、浮麦⑤，煎汤服三钱。不愈，更用牡蛎，二方效。

人多忘事

若人多忘事，远志及菖蒲，每日煎汤服，心通万卷书。

五果所伤

五果味冷热，身向火边寒，朴硝用一两，一泄自然安。

吃噎

忽然患吃噎，川椒生面丸，醋汤吞十粒，仙方不妄传。

伤寒

伤寒忽觉甚，半两好茱萸，热水空心服，此症立时除。

---

① 粟壳：即罂粟壳。

② 七寸草：甘草。

③ 管仲：管仲，同音异字。即贯众。

④ 芎、芷：即川芎。白芷。

⑤ 浮麦：即浮小麦。

龙源洪氏家传跌打秘方 ·157·

头空痛

忽然头空痛，细研马牙硝，苏合安鼻上，清爽自然安。

赤眼

赤眼开不得，宣州好黄连，驴奶浸来点，妙法不虚传。

目翳

眼中生白翳，肝脏良成虚，兰香①七个子，煎服立除之。

小儿疟疾

小儿生疟疾，乌猫粪最灵，桃仁兼用七个，煎服立时平。

咳嗽

咳嗽如不止，须用干浮萍，捣和煎服吃，此病立时宁。

刀伤

忽然刀斧伤，黄丹共白矾，生肌兼止痛，不好点三番。

疟疾

乌梅只四颗，二钱好常山，烂研酒调下，得吐即为良。

恶疮癣

一切恶疮癣，驴粪烧作灰，频频搽疮口，方效不须疑。

足筋急痛

二足筋急痛，生姜捣半斤，烂研如膏贴，出入免灾迍。

小便不下

小便如不下，莴苣②捣如泥，将来脐上贴，免得受灾危。

蛔虫寸白虫

蛔虫与寸白，或病损其身，蜂窠酒调下，不验或非真。

头上干湿癣

用好白矾酒调涂一次，即愈。

反胃

若人反胃病，干柿二三枚，捣匀好酒服，效验有如神。

鼠咬

---

① 兰香：又名西南瑞香草。

② 莴苣：一年生或二年生草本植物，叶子长圆形，头状花序，花金黄色。茎和叶子是普通的蔬菜，通称莴笋。

忽被鼠咬伤，毒气肿当，猫粪调咬处，即得不成疮。

痔疮

痔病胡荽子①，半碗研熬强，每服三钱重，酒下最为良。

蜈蚣蛇伤

蜈蚣蛇蝎伤，须用真雄黄，生姜调汁贴，止痛自然康。

大便小便血

如人患此症，或前或后来，寄奴为细末，茶调免受灾。

血汁不止

血汁如不止，驴粪烧作灰，取之加鼻内，其血当时回。

疔疮

疔疮和发未遇医，浓研金墨涂四围，猪肚木煤安顶上，来朝一似鬼神移。

又方

用南木香—两，同黄藤菜根捣细，酒服效。

阿魏化痞散

川芎　当归　赤茯苓　白术　红花　阿魏　鳖甲尖酥炙研 各一钱　大黄酒炒八钱　荞麦面—两微炒　上共为末，每服三钱，空心好酒一茶盅，调稀服，服三日后腹痛，便出脓血为验，忌生冷腥荤等件。

化块方

生黄芪—钱五分　当归—钱　川芎—钱　白芷—钱　巴戟天八分　远志肉—钱　青皮—钱　赤芍—钱　丹参—钱五分　防己—钱　生甘草八分　加桑枝二钱　酒炒。

头痛奇方

生姜一片破开入雄黄末于内，袋包煨，热贴两太阳，即好。

偏正头风

猫尿滴耳，即效。左痛滴右耳，右痛滴左耳，满头痛滴两耳。姜搽猫鼻，即尿。

---

① 胡荽子：即芫荽，俗称"香菜"。

眼目昏花

黑豆_一升_ 枸杞_四两_ 同煮取豆食之，神效。

烂弦风眼

红枣_二个_ 青矾_一分_ 蒸水洗眼，即好。火眼时眼，皆治。

飞丝入眼

雄鸡冠血滴目即安。沙尘入目亦治。

目起翳障

乌贼骨细研，和蜜点之，即去。

耳聋不闻

用龟尿滴耳，即好。放龟于薄荷叶上，即尿。

虫入耳中

用香油滴耳，即出。

耳痛不忍

用铁刀磨水滴耳，即愈。又用芭蕉根捣汁，滴之尤效。

耳出脓血

明矾、龙骨各煅一钱为末，吹耳即效。

鼻血不止

乱发_一丸_ 乌梅_一个_ 烧灰吹鼻，即止。

喉口气顿

砂仁嚼吞，即好。

立止牙痛

荔枝肉包盐块，火煨为末，擦之即止。

牙根出血

黄柏煎水漱口，即好。

咽喉肿痛

雄黄、燕子泥为末，烧酒和饼，敷喉即消。

双单二蛾

头上旋发，内有血泡，用针刺破好，红苋菜根烧灰吹喉尤效。

治反胃方

九节菖蒲切片烧灰，每服一钱，烧酒送效。

嗝噎神方

姜汁　韭汁①　人乳和匀，早晚频饮，神效。

立止呕逆

胡椒_{五钱}　绿豆_{一两}　共煮，炒去椒，用豆为末，姜汤服下，即止。

远年顽癣

生半夏磨醋，擦之即好。

男、妇汗斑

硫黄_{二钱}　胆矾_{五分}　为末，鸡蛋清调，与布包搽，立效。

吐血不止

扁柏叶捣碎，焙干为末，每服三钱，食后米汤下，一月即好，除根。

男、妇气痛

男用青木香，女用南木香，为末，烧酒调服，即愈。

久疟不愈

首乌_{一两}　煎汤，临发日早向东服，温即好。

误吞铜钱

食苎蔴自化。

误吞铁针

蚕豆同韭菜煮食，自下。

误吞木屑

铁斧磨水，饮之即下。

吞发绕喉

自乱发烧灰，白汤下之，立愈。

鱼骨横喉

食橄榄自下，用核磨水饮，亦可。

凡中虫毒

石榴皮煎汁饮，立即解。

鸡猪骨梗

———————

① 韭汁：即韭菜汁。

用旺犬口涎滴喉，即下。悬吊犬脚，从口即出涎。

中砒霜毒

人尿粪汁、羊血、鸡血，连屎食之，即解。

中盐卤毒

饮生豆浆、腐或红糖，调冷水，均解。

中菌蕈毒

黄豆调水灌之，立解。绿豆、甘草煎汤，能解百毒。

竹木刺肉

鹿角烧灰为末，水调敷之，即出。

针折在肉

鼠脑捣膏，敷之即出。

铳折伤肉

陈烟囱取灰，敷之即出。

毒箭伤肉

饮麻油一盏，其毒自消。

刀斧破伤

旧毡帽口油透者，烧灰同石灰为末，于渗住血止痛。

跌打损伤

韭汁对童便饮之，瘀血即散，不受大害。

汤泡火烧

鸡蛋黄调生大黄末敷。石灰水和桐油搽。均效。

绞肠痧症

先自两臂，将下令恶血聚于指头，针刺近甲处，血出效。生明矾二钱　阴阳汤冲服，诸痧皆散。

腹痛

小麦杆烧灰，滚水淋汁服之，寒热虚皆治。

治杨梅疮

杏仁五钱　轻粉一钱　朱砂五分　为末，猪胆调搽，立效。

麻风奇方

五月五日，取草酒拌，九蒸九晒，米糊为丸，服之渐愈。

瘟疫神散

姜虫_{五钱}　大黄_{一两}　姜汁为丸，并水化服，神效。

虫胀神方

取西瓜略剐空，将蒜头塞内，仍封固，糠片火煨一日，取蒜食之，即好。

心气痛方

扁竹根煎汤，服之即安。

急救疔疮

巴豆磨水，涂之立效。

治漆疮方

韭汁　麻油　盐　和搽立效。

护膜神方

黄蜡　明矾_{各一钱}　米汤化服，一切恶疮，免毒攻内。

敷消肿毒

芙蓉叶为末，蜜调，恶疮恶肿，敷止悉消，中放一孔。花叶根皮功同，无鲜即用干。

指患鳅毒

大黄　明矾　石灰　为末，鸡蛋白调敷效。蛇头毒亦治。

疥疮奇方

硫黄　信石_{各研一钱}　鸡蛋调，煅子为末，猪油调搽，即效。

自汗盗汗

受汗旧铺席烧灰，酒对服，即止。

失力黄肿

青矾_{二两}　菜油　煮炒为末，陈浓茶为丸，每服五分，茵陈汤下，即好。

久年烂脚

糯米饭嚼碎，敷六日，每日三换，后用白蜡猪油熬膏贴之，即验。

夜梦遗精

公鸡膪皮_{七个}　焙干为末，每服一钱，空心酒下，即好。

虱大咬伤

鼠屎为末，砂糖调敷，神效。

毒蛇咬伤

蚯蚓屎和盐研敷，立效。

花蜘蛛咬

苍耳草捣汁服，渣敷，立好。

鸟黄蜂咬

生芋头搽之，即好。

蜈蚣咬伤

蒜头磨醋敷之，即效。

人口咬伤

溏鸡屎搽咬处，即好。

治烂脑方

川椒　明矾　雄黄　为末，香油调搽，立效。

头上软痈

鸡肫皮　明矾　为末，麻油调搽，即好。

内消瘰疬

蓖麻子　大凡子　乳香　渣仁捣并敷，即消。

肾囊风痒

花椒水洗　明矾　黄柏　甘草　为末，猪胆调搽，立效。

偏坠气痛

荔枝核_{七个}　烧为末，调酒服，即效。

气洗痔疮

尿壶一个，入皮硝_{一两}　开水泡水，借气熏之，并洗即愈。

生肌合口

儿茶　五倍子　松花　为末，敷口好好。

男、妇脱肛

诃子　赤石脂　为末，干搽患处抱入，即验。

红白痢症

陈沙菜浓煎汤服，即好。石榴皮煎服，尤效。

痢疾禁口

石莲肉_{一两}　炒为末，米汤下，即效。

大便不通

猪胆汁，热酒服之，即通。

小便不通

韭兜①煎水，气下阴，即通。

大便下血

槐花　荆芥各炒为末，酒调配，即止。

小便下血

鸡蛋壳　田螺　烧灰瞿麦炒_{各二钱}为末，酒调，即止。

止水泄方

车前子炒为末，男服一钱，小儿服五分，开水下，即止。

安胎神方

黑鱼_{四两}　老母鸡_{一只}　同炒吃，小产者可保无虞。

催生稳方

当归_{一两}　川芎_{六钱}　荔枝　龙眼_{各十粒}　煎服，即产。

胞衣不下

朴硝_{三钱}　童便酒煎服，即效。

产肠不收

醋对冷水，产妇面。一噀一缩，三噀即收。

产妇血昏

酒壶盛韭菜，热醋泡之，壶口对鼻气冲苏，破漆器烧烟熏之，亦醒。

产妇无乳

鲢鱼　冬瓜皮　同煮，食鱼饭汤，乳涌如泉。

退乳奇方

大麦芽炒为末，白汤下四钱，即退。

产妇血气

元胡　蒲黄　灵脂　红花_{各二钱}　煎服，即效。

妇人乳痈

蒲公英_{五钱}　煎服，渣敷即消。

妇人红崩

---

① 韭兜：即韭菜根。

棉花子_{炒一两}　扁柏叶_{焙三钱}　为末，空心每服三钱，酒下即止。

妇人臁疮

水龙骨（即旧船）　石灰　为末，麻油调搽，即消。

妇人白带

干姜　百草霜_{各五钱}　胡椒_{二钱}　为末，每服二钱，酒下即止。又白芷_{一二两}，用水浸汁，石灰_{一斤}，将白芷放在石灰内，过七日取白芷切片，焙干为末，对酒服下，即止。

小儿脐风

口含烧酒，对脐吸之，即愈。

小儿惊风

白头蚯蚓斩断，急惊用跳快一段，慢惊用跳缓一段，焙干，朱砂_{三分}　为末，薄荷汤下，神效。

小儿夜啼

青黛　胆星_{各一钱}　为末，水调服，即安。

小儿重舌

竹沥调蒲黄末，敷舌即消。口疮亦治。

小儿肥疮

黄牛皮烧灰，麻油调搽，立效。头面热疮亦治。

小儿稀豆

甘草　银花　煎老鼠食之，可免痘疹之苦。

治赤痢方

黄连　细陈茶　生姜_{各五分}　水煎吃，可止。

治肉丁方

身上生肉丁，芝麻花搽之就好。

治痔疮方

痔疮痛楚难忍者，用梓桐树枝叶煎汤洗之。或豨莶草连根煎汤洗之，即效。

治汗斑

密陀僧　硫黄各_{一钱}　研为末，醋调姜搽，立消。

治牙痛方

大硝①_{一钱}　　银朱②_{一钱}　　冰片_{三厘}　　共为末，痛时搽上，即效。

止牙痛方

痛时，以虎发插痛处，立止痛。

治落眉、发方

眉发坠落，用半夏涂之，立生。

飞丝入眼

飞丝入眼而肿者，用头上风屑揩之，效。珊瑚屑更妙。

烂脚子方

冰片_{五厘}　　白蜡_{二钱}　　滑石_{五钱}　　轻粉_{一钱}　　共研末敷患处，立好。

竹刺、木刺、枪入肉

刮人手指甲末，用红枣肉捣烂涂之。嚼生栗子，涂之。

治蛇咬方

用桂树嫩枝，捣碎细烂，贴毒上，即愈。

蜂叮痛

野苋菜捣烂以便贴，即效。

狗咬方

用杏仁嚼如泥，涂伤处，即愈。

治积块方

鸡肫皮_{不要见水，焙干碾末，称五分}　　陈皮_{去白，称一钱}　　砂仁_{一钱八分}　　酒面③_{五钱}　　晒干，共研为末，每日吃二钱，空心滚米汤调吃。

治乳结方

金银花_{一两}　　蒲公英_{一两}　　水二碗煎。

治乳痈方

取新鲜蒲公英，连根捣取汁，酒服，渣敷患处，即愈。

两腰患疽名为肾俞

---

① 大硝：朴硝。

② 银朱：即心红，为人工合成的赤色硫化汞。

③ 酒面：面，曲之误，应为酒曲。

补骨脂_{炒一钱五分}　金狗脊_{去毛炒八分}　川芎_{一钱五分}　川杜仲_{盐水炒八分}　川断_{一钱}　当归_{二钱}　白芷_{一钱五分}　银花_{一钱}　甘草_{五分}　加胡桃_{一个去壳研}，水煎空心服。

外又用莲须、葱白炒，热熨肿处。

解肌汤

广皮_{一钱}　羌活_{一钱}　防风_{一钱}　荆芥_{一钱五分}　葛根_{一钱}　前胡_{一钱}　木通_{一钱}　桔梗_{一钱}　苏叶_{一钱五分}　加葱头_{三根}、姜_{二片}。

小柴胡汤

柴胡_{一钱}　葛根_{一钱}　黄芩_{一钱}　连翘_{一钱二分}　木通_{一钱}　陈皮_{一钱}　花粉_{一钱五分}　砂仁_{炒五分}　灯心①_{十根}

活血止痛散

乳香_{一两}　没药_{一两}　白芷_{一两}　川芎_{一两}　当归_{二两}　生地_{二两}　甘草_{五钱}　赤芍_{一两}　丹皮_{二两}　共为末，每服三钱，温酒入童便调下。

腹满如鼓

脉迟细，此寒冷所伤故也。

扁豆_{炒二钱}　怀药②_{二钱}　干姜_{炒黄五分}　厚朴_{一钱}　广皮_{八分}　茯苓_{二钱}　泽泻_{八分}　炙草_{五分}

眼睛煎药方

当归_{二钱}　川芎_{一钱}　白芍_{一钱}　川羌_{一钱}　白芷_{一钱二分}　大生地_{三钱}　苍术_{一钱二分}　木贼_{一钱}　蝉蜕_{一钱}　黄芩_{一钱二分}　加薄荷_{五分}水煎，食后服。

又方

白当归_{二钱}　川芎_{一钱}　干熟地_{四钱}　白芍_{炒一钱}　蔓荆_{二钱}　云苓_{一钱}　焦术_{二钱}　甜党③_{二钱}　木□_{五分}　炙草_{一钱}　加苍术_{五分}

痘麻成毒

痘毒，用黄豆捣敷。麻毒，用生芝麻捣敷，均效。

---

① 灯心：即灯心草。

② 怀药：即怀山药。

③ 甜党：即党参。

小儿吐乳

苏叶　甘草　滑石　蒸服数匙，即止。

治鹅掌风

砂仁　桑叶　煎洗，即好。

缠蛇丹毒

蛇皮　雄黄　为末，麻油调搽，即好。

蚯蚓肿毒

小儿爱蚯蚓毒肿，肾囊如水泡，以鸭血涂之，即消。

急救溺死

提上岩躺倒，以锅伏地，将溺人脐对锅脐，脚后稍高，以手托头，水出即活。

急救冻死

布包热灰，频熨心窝，姜汁和酒，温灌即生，若烘以热火，灌以滚汤，必死。

暑中热死

热土圈脐，人尿其中，姜汤童便，乘热灌之。或置日中，或令近火，即活。若唾以凉地，灌以冷汤，必死。

易胎仙方

雄精①一块三四两重，于三月后佩左胁下，可易女胎为男。

验胎神方

经隔三月不行，用川芎为末，艾叶汤，空心服二钱，腹微动，是有胎，连服不动，是血凝。

点面黑痣

石灰放碱水内，浸半日，将针刺痣，点上即落。

避瘟疫方

日饮雄黄酒一杯，又棉裹雄黄塞鼻，男左女右，不致相染。

治口臭方

---

①　雄精：即雄黄。

香薷煎汤，漱口即好。

行不痛脚

细辛　草乌　防风　荆芥　为末，放鞋内，日行长路，足不致痛。

白扇错字

生明矾水，新笔蘸抽字上，即去。

油墨污衣

滑石炒为末，渗污处，清冷水洗之，即去。

膏药污衣

热豆腐搽之，洗即去。

烟屎污衣

瓜子仁嚼细洗之，即去。头垢搽洗，亦净。

驱风奇方

白果　百部　为末，入浆内浆之，永不生虱。

驱臭虫方

棉花子和硫黄烧熏，即无。

驱跳蚤方

樟脑　信石_{各二钱}　鳝鱼骨_{一两}　为末，包放席下，跳蚤绝踪，臭虫永无。

驱老鼠方

火烧粗香，桃、柳枝_{各七根}　信石　狼毒_{各二钱}　房内熏之，永无鼠患。

治瘟牛方

忍冬藤_{一斤}　青木香_{四两}　灌之即好。

治瘟鸡方

巴豆_{二粒}　和香油灌之，即好。

治疟症方

常山_{一钱三分}　槟榔_{一钱三分}　艾叶_{一钱二分}　甘草_{一钱二分}　用酒煎，向东边吃，吃完就睡，次日可止。如或不止，再吃一贴，必止矣。

眼睛煎药方

白芷一钱二分　荆芥一钱　蔓荆一钱　木贼八分　防风八分　归尾八分　红花八分　甘菊八分　谷精一钱　蝉蜕八分　薄荷一钱　加红苋菜子捣八分　同煎。

又方

防风八分　当归八分　荆芥七分　生地一钱　赤芍一钱　蔓荆子六分　连翘八分　丹皮八分　红花三分　薄荷七分　车前子一钱　蝉蜕八分　白菊花八分　甘草三分　用葱白三寸　灯心五寸　桑树叶五片

又方

大熟地三钱　密蒙花八分　白蒺藜一钱　当归一钱　蝉蜕一钱　谷精八分　杞子二钱　石蟹一钱　炙草一钱　加桑叶五片。

又方

小生地三钱　赤芍一钱五分　川芎一钱　白茯苓一钱二分　谷精草一钱　木贼草一钱　归尾八分　红花三分　甘草八分　加白蒺藜一钱二分。

小儿起惊

胆星一钱　天南星亦可　天麻八分　防风八分　杏仁七粒　甘草五分　苏子八分　半夏一钱　陈皮八分　前胡一钱　桔梗八分　加姜二片。

膏药方

大黄二两　川柏二两　轻粉一两　乳香五钱　蓖麻子五十粒　当归一两　小生地一两　没药五钱　麻油半斤

健脾末药散

白茯苓一两　赤苓一两　山药一两　苡仁一两一钱　扁豆一两　鸡金①八钱　谷虫②八钱　神曲八钱　查肉③一两　谷芽一两　炙草五钱　使君子五钱　为末，米汤下二钱。

治脾虚停滞

红党参三钱　茯苓一钱五分　山药一钱五分　炙草八分　楂肉一钱

---

① 鸡金：即鸡内金。

② 谷虫：即五谷虫。

③ 查肉：即山楂肉。

谷芽一钱五分　扁豆五分　砂仁五分

半日清凉方

青皮一钱五分　柴胡一钱　厚朴一钱　神曲一钱　半夏一钱　黄芩八分　香附八分　木通八分　陈皮八分　甘草二分　加姜一片。

长春膏

冬青子取自然汁一碗，生地黄取汁一盏，二味慢火熬至半碗，入冬蜜半盏，再煎。一沸，又入薄荷末、朴硝各半两，用棉绞滤渣清，瓷器盛之，勿使气出。

眼昏方

用黑羊肝一副，蒸熟去外膜，不见铁，竹刀切片，去内筋膜晒干，再用黄连四两　净甘菊四两　枸杞子一斤　共干研末，蜜丸梧桐子大，每服三十四丸，空心盐酒下。

石胆治眼

用鸡子一个，安于大萝卜内，合为安在土内，待抽菜叶，取出鸡子，点眼复明。

治冷疯及冷箭方

当归　赤芍　乳香　没药　连翘　金银花　天花粉　皂角刺　牛膝以上各一钱　水煎服。忌油、盐、酒，三日服三剂，即愈。

治无名肿毒方

穿山甲，蛤粉炒黄三大片　甘草节　防风　没药　乳香　赤芍　香白芷各六分　归尾一钱　用箭箸皮①火炙去油　金银花　陈皮各二钱　贝母　天花粉　皂角刺各八分　如在下身，加牛膝八分　用生酒一大碗，水一大碗，合煎，立试立效。或用两副，无不神效。

急救丹方

小儿急慢惊风，中不语，可用洗面肥皂一丸，热水一碗，捣化吃下立验，起死回生。若香皂多年黑硬者及洗过者，并不可用。

---

①　箭箸皮：芒竹的外皮。

其服砒毒之人，眼睛微红，指甲不黑，肚中作痛，用此肥皂吐出干净，如再痛者，加粪清立效，并治自缢及落水，口闭不开，气有未尽，用此肥皂，亦堪救命。

治杨梅与轻粉漏奇方

川归①五钱　雄黄四钱　白及一两　白蔹一两　海螵蛸一两　麝香四钱　射干四钱　乳香四钱　没药四银　水银二钱　冰片四分　上为末，米粉为丸，如黍米大，朱砂为衣，进三服，每服一分三厘，用土茯苓汤下，忌酒、色、茶、醋、猪肉、发气之类。七日见效，浑身痊愈，屡试果验，但愈后极要忌口，周年之后可也。其土茯苓须要四五十斤，三时用为汤汁服药。拟云：药如金价，须宜珍重。

治心气痛仙方

木香　栀子各五钱　千年老鼠屎七个　草药酒煎服。一名紫贝天葵、百发百中。

又方

五灵脂一钱　栀子十五个　川芎一钱　乳香　没药各三钱　共为末，用生姜汤泡调，作两次服。此方的药，要多些为末好，照分两。

治蛇咬神方

天星草②一味，将草捣碎，用好酒同煎，滚服下，即好。其草不可见铜、铁、锡器，木器不妨。

又方

用青油浸灯草，咬处烧薰，再用鸡粪合，即好。

治骨梗喉内仙方

铁甲威灵仙，即穿山甲三钱，研末，砂糖共酒煎。糖四两，酒一注。请君用一碗，治骨软如棉。

治诸毒初发，不过二三服即消，兼治臁疮。

---

①　川归：产于四川的当归。
②　天星草：又名满天星。产于南方的草药。

倒挂刺①烧灰存性，雄黄_{一钱}，共为细末，每服四钱，酒调服。如疮口破烂以前药加血竭，轧渗之痛加乳香、没药，收口加龙骨。

刺皮膏（又方）

皂角刺　倒挂刺　鳖刺②各烧灰同煎服，加减此二方，试验如神，用之万无一失也。

治难产催生

用独核肥皂③烧灸灰存性，每服半分，温酒服一服，不来二服决下。

万安丸

此方补下，起阴发阳，安魄定魂，开三焦消五谷，益精气，除心中虚热，明目，无所不治。补益气多能老如音颜，延寿之药也。

苁蓉_{四两}　干薯芋　五味子_{各二两半}　杜仲_{炒三两}　牛膝_{酒浸}　菟丝子_{酒浸}　赤石脂_煅　白茯苓_{去皮}　泽泻　山株梗④_{去核}　巴戟_{去心}　熟地黄_{各二两}　附子_{去皮二钱}　牡丹皮_{去骨}　官桂_{去粗皮各一两}　另用苁蓉末_{半斤}，酒熬膏，和丸如梧桐子大，每服五十丸，空心温酒服，忌醋陈之物，服七日。四肢光泽，唇赤貌润，手足热，声音响，是其验也。十日后，长肌肉，其药通中入脑算，辛酸不可怪也。又加减法，若要肥加敦煌石膏_{二两}；若失狂多忘加远志_{一两}；若少津加柏子仁_{一两}；若阴下湿痒加蛇床子_{一两}；若进事加鹿茸_{二两}，去毛酥炙。

治红白痢

陈皮_{去白二两}　厚朴_{用姜制二两}　白蔻仁_{一两}　砂仁_{一两}　苍术_{制过二两}　神曲_{四两}　生姜自然汁，和曲为饼，晒干复为末，粉甘草_{三两}　麦月⑤_{三两}　共为末，白痢生姜汤下，红自然汁下。

---

① 倒挂刺：倒刺草。

② 鳖刺：待考。

③ 独核肥皂：即洗手果。

④ 山株梗：待考。

⑤ 麦月：待考。

吐泻生姜汤下，红先白先用车前草汁，后用生姜汤。

治男、妇闪腰

用酒曲_{二两} 烧烟尽，好酒两盅，热服出汗，即止。

合掌丸 治疮

樟脑_{二钱} 水银_{二钱} 枯矾_{三钱} 木鳖子_{去壳八个} 大枫子_{去壳八个} 油核桃_{去壳七个} 腌猪油_{一两} 共捣为丸，随时手掌搓喷为妙。

秃鸡丸暖精育子神效

肉苁蓉_{酒浸} 菟丝子 蛇床子 五味子_{各一两} 益母_{五钱} 山药_{三钱} 以上共为末，炼蜜丸，梧桐子大，每服三十丸，空心酒下。

治难产奇方

用杏仁一粒，滚水去衣剖开，左写日字，右写月字，仍合起，用微麻筋扎定，黄酒送下，即产。

治女人血山崩立止效方

用远年裹衣，剪领上见人汗气者，烧灰存性，以麻油拌匀，移时酒煎服，立止。不吃酒者，水煎亦可，后补药二三帖。

补药方

归身_{二钱} 川芎_{一钱五分} 熟地_{四钱} 白芍_{二钱} 益母_{一钱} 白术_{三钱} 厚朴_{八分} 阿胶_{二钱} 茯苓_{二钱} 陈皮_{一钱} 甘草_{八分} 虚甚者加人参 黄芪_{一钱}。

又方

用多年陈葫芦打碎，烧灰存性，研细，空心打酒送下，酒须用好酒。

产后浮肿

用荷叶烧灰存性，研细末，酒调下。

经验保胎方

凡妇人怀孕，忽腹痛堕，名曰小产。嗣后受胎，势必又堕，宜于有孕一二个月之后，照方服之，甚效。

白苎丝①二钱　建连去心十粒　白糯米一撮　同煎成粥，取去丝，每早晨服之，至九个月，胎安无虞矣。

治霍乱吐泻方

用杉树放在屋外，日晒雨打者，取其粗壳内细皮一把，加陈棕三钱，水煎，吃一大碗，睡一觉，不论有汗无汗，皆即。取木桥上皮更好。

治乳痈三五日上，立消效方。

蒲公英草捣碎，连根滚酒泡服，移时即止痛消散，服后盖暖睡。

治九种心痛良方

用贴肿毒膏药，买二两来，以细夏布两块，做成二大膏药，再以硫黄二两，研极细末，搧于二膏药上，火烘搧黄尽，贴于心前心后二处。若是气则散去，血则疏行，虫则解下，寒则暖，火则降，其妙无穷。若身体虚瘦甚者，只有前心膏药一个，硫黄一两止。

治痢疾丹方

取棉花梗上所开之花的数枝，同头茶细芽，谷雨采者二钱，同煎服，大人多用一二盅，小人用一盅，止后即以五倍子煨黑，同黏米磨粉做粿吃。

赤白痢疾

用包丝花煎酒服之，立效。

水泄方

车前子一钱　炒焦为细末，米汤服下。

痢疾并水泻同时用方

地洞蜂连根花抄取来捣碎，入水煎，红用井水煎服，白用井水并河水煎服，若水煎，河水煎服。

噤口痢

石连子　川连　等分为末。白姜汤水，红滚水下。

虫胀并痢疾方

---

① 白苎丝：白苎麻的丝。

一名阿弥陀佛丸：用巴豆一百二十粒　　黑豆一两　杏仁一百二十粒去皮尖，用麦麸半升，炒黄色，三味共细末，用醋面糊丸，如梧桐子大，人大每用十一丸，人少服七丸以泄为度，红甘草汤下，白姜汤下。

疝气大小子

用雄黄　朱砂　乳香　没药　冰片　用鸡子一个，取小眼，将前药研细入内，调匀，饭上蒸熟吃。

烂弦眼

铜青一钱研细　炉甘石三分　用福建银罐，煅过烧红为末。

心疼方

明矾二钱　饭糊丸，白汤下效。

寒湿疮方

大枫子去壳六十个，槌极细　硫黄三钱　共末，用鸡子一个，真麻油一大杯，先将鸡子打碎，入油煎透，去渣，再下前药末，滚一二沸，取起搽上，即好。

痔疮方

用去渣滚熟豆腐花一碗，砂糖一两，和匀空心下，常吃自好。

鸡冠痔方

胆矾一钱　面二钱　做饼，包胆矾，烧灰存性，为末，敷上。

肿毒正起

桑树根　楝树根　杉树根　各取皮剁碎，用瓦二片对盖，用火烧烟熏肿处，即散。

洗疮良方

取腊雪盛于大瓶，将萝卜捣碎，同入瓶内，安于土中，四十九日取出，冲水洗疮，立效。

经验救急良方

凡男女心腹绞痛，不得吐泻者，名于霍乱，俗名绞肠痧，须臾杀人。用滚汤半茶盅，井水半茶盅，名阴阳水。调白矾末之，探吐去其暑毒，或用热童便，将盐熬调饮亦可，并刺委中穴及十指近甲处，刺出血更妙。勿与杀食，即米汤饮下咽，亦死。

误伤急救

凡人或跌或打，损伤在胸膈不食者，以生猪肉切成细末，将温水送下一钱，即思食。

凡人或跌或打，胁破肠出，急以油沫入，煎人参、枸杞汁淋之，连食羊肾粥十日愈。或以冷水喷其面，更妙。

凡人刀斧伤指断者，将苏木末敷，蚕茧裹数日，即愈如故。

一切中毒急救良方

凡中砒霜毒，刺活羊血服，或饮宿粪青或捣乌桕树根汁服，或捣绿豆汁服，皆验。或有降香末四两浓煎服之，亦效。

凡中盐卤毒，纵饮生豆腐酱，即解。

凡中水银毒，以炭末煎汁解之。

凡中河豚毒，胡麻油，大豆汁，橄榄汁，并解。

凡中铅粉毒，以麻油调蜂蜜如饴糖与服。

凡中白果毒，将木香滚水磨汁，入麝香少许，服之即解。或将白果壳捣烂煎服。

凡误食金银器，将陈大麦去芒刺，炒研作粉，用黄糖少许，拌食。一日三次，每服一盏，三四日解下，独可吃饭粥大荤，不可气汤水。

又误吞针者，煮蚕豆同韭菜食，自下。

凡被人咬伤，若牙黄入内不出，必烂毒难愈，重者伤命，轻者被咬处必成痼疾。速用人尿浸二三时许，待其牙黄毒出，然后以龟板炙灰敷之，即愈。

凡人被蛇咬伤，急于上下伤处扎缚，使毒不走散，随浸粪缸内，食蒜饮酒令饱，使毒不攻心。又方，将贝母为末，酒调，尽醉饮之，顷久，酒逢伤处化水流出，候水尽，以艾圆灸之，或再用去毒药敷之。

通瘀煎

归尾三钱　山楂一钱　香附二钱　红花一钱　乌药二钱　青皮一钱五分　广木香七分　泽泻一钱五分　水煎后饮酒。

决津煎

当归三钱　泽泻一钱五分　怀牛膝一钱　肉桂八分　熟地三钱　乌药一钱五分　干姜八分　香附一钱　红花八分　水煎。

产后

防风一钱　归尾一钱　桂枝一钱　红花二钱　五加皮一钱　牛膝一钱　吃一二剂。

又方

当归三钱　熟地五钱　芍药二钱　川芎一钱五分　柴胡一钱　紫苏二分

烧热

熟地五钱　当归三钱　炙草一钱　炮姜八分　附片一钱　苍术一钱　柴胡一钱　川芎一钱　吃一剂。

月水不通

甜党三钱　当归头二钱　砂仁八分　蒸术①二钱　广皮一钱　厚朴姜汁炒一钱　炮姜八分　甘草五分

调经方

当归一钱五分　官桂八分　泽兰叶一钱　红花五分　川芎八分　青皮八分　香附子一钱五分　元胡一钱　益母草八分　乌药八分　加艾叶八分。

异传不出天花经验奇方

天麻子三十粒，去壳，拣肥大者。朱砂一钱，拣明透者。麝香五厘，拣真净者。用上药三味，先将朱砂、麝香，研极细，后入天麻子，共研成膏，于五月五日午时擦小儿头顶心、前心、背心、两手心、两脚心、两臂弯、两脚弯、两胁，共十三处，具要擦到，不可短少，擦如钱大，勿使药有余剩。擦后不可洗动，听其自落。本年擦过一次，出痘数粒。次年端午，再擦一次，出痘三粒。再次年端午，再擦一次，永不出痘。如未过周岁小儿，于七月七日、九日，依法擦之，更妙。男女治法皆同。传方之家，不出天花三世矣。

经验疟疾方

————————

①　蒸术：即白术置蒸笼内蒸黑为度者。

此方得自都门，初不深信，后值敝处，患者甚多，乃如法治之，效验如神。即立愿施药。二十余年矣。此方不敢私秘，刊刻以公于世，唯愿同志者，多刊广布，福有攸归，幸勿轻而忽之。

真川贝去心研极细末六两、生半夏研极细末六两，五月五日午时合和，铜锅微炒，至嫩黄色，冷定，装入瓷瓶，勿令泄气。每服一分五厘，生姜汁一三匙，和药隔水炖热。在疟未来，先一时服之，即愈。重者，再服一次。愈后戒发物及鸡蛋、南瓜、芋艿等二三月，勿至再发耳。

安胎催生方

李氏存仁家传

凡遇妇人怀孕三五个月，或感冒寒热、胎动不安及未足月之时，服之即安。如足月当产，不论体之强弱，年之老少，服之即产，其效如神。

当归一钱　贝母八分　黄芪八分　紫苏六分　枳壳六分　黄芩五分　白芍一钱　甘草二分　厚朴五分　藿香三分　蕲艾①三分　菟丝子一两四分　以上作一帖，用白水二碗，煎熟热服一二剂，或三四剂，自然快生顺产，母子两全。但此药产后，切不可服，慎之慎之。此方要以戥子，照等分称过方效，不可任意手撮，生下孩儿之后，此药一滴不许入口。曾有误服致不便者，致嘱效嘱。

歌曰：当归一钱　芪贝八分　苏壳六分　丝子一钱四分　白芍一钱　芩朴五分　藿艾三分　甘草二分

产后胎衣不下，用后方即下

用无名异为末三钱，即漆匠所用煎油的千子是也，以鸭蛋白调匀碗贮，次用老米醋一茶杯，热滚合药同服，其胎衣即缩如秤锤样。如或不下，不必惊惶，再服前药三钱，万无一误。

又益母丸

专治胎前产后脐腹作痛，服之即安。

---

① 蕲艾：湖北省蕲春县产艾叶。

益母草_{取紫花方茎者八两}　川当归　赤芍　木香_{各一两}

其益母草，不犯铁器，摘碎风干，各为细末，炼蜜为丸，如弹子，照后汤引，嚼下一丸。

一胎前脐腹刺痛，胎动不安，下血不止，用米汤或秦艽、当归煎汤下。

一胎前产后脐腹作痛作声，或寒热往来，状如疟疾者，米汤下。

一临产并产后，各先用一丸，童便入酒下，能安魂定魄，调顺气血，诸痛不生，并可催生。

以上三方经试效验，李氏祖传，万无一失，更期广相传布。

一方用

益母草_{半斤}　川芎　赤芍　当归　广木香_{各一两}　制为末，炼蜜为丸，梧桐子大，每服五十丸，好酒或童便酒，早间送下。服之百日内有孕，其效如神。

凡小儿初生下地，即不啼哭，奄奄如死者。急看喉间悬痈前上颚，有一泡，速用指甲摘破，急以帛拭去恶血，勿论咽下，即能通声啼哭。

凡小儿初生，气绝不啼，急用绵絮包裹，抱在怀中，未可断脐带，将胞衣置炉炭中烧之，然大纸条，蘸油点火，于脐带下熏之。盖脐带连儿腹，熏时有火气由脐入腹，更以热醋汤烫洗脐带，须臾气回，啼哭，方可洗浴断脐带。

凡小儿初生哭不出者，须看舌下，若连舌，如石榴子，速以指甲摘断之，或用芦苇削作刀割之，微有血出即愈。若舌下血出多者，将乱发烧灰，同猪脂少许相和涂。若小儿齿根有黄筋两条，以芦苇削作刀，割断，猪乳点为妙。如儿口难开，先点猪乳。小儿初生不小便者，急用葱白四寸，四破之，以乳半盏，煎两沸灌下。

凡小儿初生，大小便不通，腹胀欲绝者，急令妇人以温水漱口，咂儿前后心，并脐下及手足心，共七处，以红赤色为度，即通。

万金不传遇仙丹

专治胎前难产，历经验过。

凡产妇累日不下，危急之至，将蓖麻子_{十四粒,去壳} 明朱砂_{一钱五分} 雄黄_{一钱五分} 蛇蜕_{一尺,烧存性} 共研细末，用浆水饭和丸，如弹子大，先用椒汤淋溹产妇脐下，然后将药一丸，放于脐中，用纸数重，复以阔帛束之。若儿头生下，急取去之。

立圣丹

凡产难危急者，用寒水石_{四两,二两生用,二两煅赤,同研细末}，入朱砂_{五钱}同研，如深桃花色，每用三分，并花水调，如薄糊，以纸花剪如杏叶大，摊上，贴脐心，候干再易。不过三上即产。横生、倒生、死胎皆验。

凡产血晕，不省人事，用五灵脂_{二两半}，生炒为末，每服一钱，白滚汤调下。如口噤者，快开灌之，入喉即愈。

凡有倒产，儿足先下者，因儿在腹中，不能得转，故脚先出来，谓之逆生，须臾不救，母子俱亡。若令产母仰卧，令收生之妇，推足入去，一恐其母惊，二恐收生者非精良妙手，反致伤人性命。不若用法，以小绢针，于儿脚心刺，用盐少许，涂刺处，即时顺生。

又法以盐涂儿足，以指甲搔之，并以盐摩母腹上，即顺。

凡产妇中风，不省人事，口吐涎沫，手足瘫痪，用归身荆芥等分为末，每服二钱，水一盏，酒少许，童便少许，煎七分灌之，下咽即愈。

大补元煎

治男、妇血气大坏，精神失守，危急等症，此回天赞化，救本培元。

第一要方，此方与后左归饮出入互思。

人参 补气补阳，以此为主，少则用一二钱，多则用一二两 山药_{炒二三钱} 熟地 补精补阴，以此为主，少则二三钱，多则二三两 杜仲_{二钱} 当归_{三钱} 泄泻者去之 山茱萸_{一钱} 如畏酸吞酸者去之 枸杞_{二三钱} 炙草_{一二钱} 水二盅，食后温服。

如元阳不足多寒者，于本方加附子、肉桂、炮姜之类，随宜用之。

如气分偏虚者，加黄芪、白术，如胃口多滞者，不必用。

如血滞者，加川芎，去山茱萸。

如滑泄者，加五味、故纸之属。

左归饮

此壮水之剂也。凡命门之阴衰阳盛者，宜此方加减主之。此一阴煎、四阴煎之主方也。

熟地_{或三钱或一二两}　山药_{二钱}　枸杞_{二钱}　炙草_{一钱}　茯苓_{一钱五分}　山茱萸_{一二钱}　畏酸者少用　水二盅煎，食后服。

如肺热而烦者，加麦冬_{二钱}；血滞者，加丹皮_{二钱}。

心热而躁者，加元参_{二钱}。

脾热易饥者，加芍药_{二钱}。

肾热骨蒸多汗者，加地骨皮_{二钱}；血热妄动者，加生地_{二三钱}。

阴虚不宁者，加女贞子_{二钱}；上实下虚者，加牛膝_{二钱}，以导之；血热而燥滞者，加当归_{二钱}。

右归饮

此益火之剂也。凡命门之阳衰阴盛者，宜此方加减主之。此方与大补元煎出入互用。如治阴盛格阳，真寒假热等症，加泽泻_{二钱}，煎成用冷水浸凉，服之尤效。

熟地如前方　山药_{炒二钱}　山茱萸_{一钱}　枸杞子_{二钱}　炙甘草_{二钱}　杜仲_{姜制二钱}　肉桂_{一二钱}　制附子_{二三钱}　水二盅，食后温服。

如气虚血脱，或厥或昏，或汗或运，或虚狂，或短气者，必大加人参随宜用之。

如火衰不能生土，为呕哕吞酸者，加炮干姜_{二三钱}。

如阴衰中寒，泄泻腹痛，加人参、肉豆蔻随宜用之。

如小腹多痛者，加吴茱萸_{五七分}。

如淋滞不止，加破故纸_{一钱}。

如血少血滞，腰膝软痛者，加当归_{二三钱}。

男、妇通用方

大原支_{八两 清水煮熟}　甘杞子_{酒炒四两}　兔子饼^①_{酒炒四两}　怀山药_{炒四两}　归身_{酒炒三两}　萸肉_{酒炒二两}　云苓_{乳炒三两}　杜仲_{姜汁炒四两}　各制为细末，炼蜜丸，如弹子大，每早嚼服五丸，白汤辽口。

五福饮

凡五脏气血亏损者，此能兼治之。

人参_{随宜（心）}　熟地_{随宜（肾）}　当归_{随宜二三钱（肝）}　白术_{炒一钱五分（肺）}灸草_{一钱（脾）}　水二盅，煎七分，食后温服。或加生姜_{三五片}。

凡治气血俱虚等症，以此为主。或宜温者，加姜附；宜散者加升麻、柴葛^②。左右逢源，无不可也。

七福饮

治气血俱虚，而心脾为甚者。

即前方加枣仁_{二钱}　远志_{三五分}　制用。

一阴煎

治水亏火胜之剂，凡肾水真阴虚损，而脉证多阳虚火热，及阴虚动血等症，或疟疾，伤寒。屡散之后，去汗既多，脉虚气弱，而烦渴不止，潮热不退者，此以汁多伤阴，水亏而然也。用此加减主之。

生地_{二钱}　熟地_{五钱}　芍药_{二钱}　麦冬_{二钱}　甘草_{一钱}　牛膝_{一钱五分}　丹参_{二钱}　水二盅，煎七分，食后温服。

如火盛躁烦者，入真龟胶_{二三钱}，化服。

气虚者，间用人参_{一二钱}。

心虚不眠多汗者，加枣仁、当归_{一二钱}，如汗多烦躁者，加五味子_{十粒}，或加山药、山茱萸。

如见微火者，加女贞子_{一二钱}。

虚火上浮，或吐血，或衄血不止者，加泽泻_{一二钱}　茜根_{二钱}　或加川续断_{一二钱}，以止之，亦妙。

加减一阴煎

治证如前，而火之甚者，宜用此方。

---

① 兔子饼：即菟丝饼。

② 柴葛：即柴胡、葛根。

生地二钱　熟地五钱　地骨皮一钱　芍药二钱　炙甘草一钱七分
麦冬二钱　知母一钱　水二盅，煎服。

如躁烦热甚便结者，加石膏二三钱。

小水热止者，加栀子一二钱。

火浮于上者，加泽泻一二钱、黄芩一钱。

血燥血少者，加当归一二钱。

秘传走马通圣散

治伤寒阴邪、初感等症。此方宜用于仓猝之时，其有质强而寒甚者，俱可用。

麻黄　炙草各一两　雄黄二钱　上为细末，每服一钱，热酒下，即汗。或加川芎二钱。

二阴煎

此治心经有热，水不制火之病，故曰二阴，用此方主之。

生地二三钱　麦冬二三钱　枣仁二钱　生甘草一钱　玄参一钱五分
黄连一二钱　茯苓一钱五分　木通一钱五分　水二盅　加灯草二十根，或竹叶亦可，煎七分，食后温服。如痰胜热甚者，加九制胆星一钱，或天花粉一钱五分。

三阴煎

治肝脾虚损，精血不足。凡中风血不养筋，及疟疾汗多，邪散而寒热尤不能止，是少阳厥阴，阴虚少血之病。微有火者，宜一阴煎，无火者，宜此主之。

当归二三钱　熟地三五钱　炙草一钱　芍药酒炒二钱　枣仁二钱　人参随用　水二盅，煎服。

如呕恶者，加生姜三五片。

如汗多烦躁者，加五味子十四粒。汗多气虚者，加黄芪一二钱。

小腹隐痛，加枸杞二三钱。

如有胀闷，加陈皮二钱。

如腰膝筋骨无力，加杜仲、牛膝。

四阴煎

此保肺精金之剂，治阴虚劳损，相火炽盛，津枯烦渴，嗽止衄，多热等症。

生地_二三钱_　沙参_二钱_　麦冬_二钱_　甘草_一钱_　白芍_二钱_　茯苓_一钱五分_　百合_二钱_　水二盅，煎七分，食后温服。

如夜热盗汗，加地骨皮_一二钱_。

如痰多气盛，加贝母_二三钱_　阿胶_一二钱_　天花粉亦可。

如金水不能相兹，而干燥喘嗽者，加熟地_三五钱_。

如汗多不眠，神魂不宁，加枣仁_二钱_。

多汗兼渴，加北五味_十四粒_。

如热甚者，加黄柏_一二钱_，盐水炒用，或元参亦可，但分上下用之。

如血燥径迟，枯涩不止者，加牛膝_二钱_。

如血热吐衄，加茜根_二钱_。

如多火便燥，或肺干咳咯者，加天门冬_二钱_，或加童便亦可。

如火载血上者，去甘草，加炒栀子_一二钱_。

五阴煎

凡真阴亏损，脾虚失血等症，或见溏泻未甚者，所重在脾，故曰五阴。忌用润滑，宜此主之。

熟地_五七钱或一两_　山药_炒二钱_　扁豆_炒二三钱_　炙草_一二钱_　茯苓_一钱五分_　芍药_炒黄二钱_　五味子_二十粒_　人参随用　白术_炒一二钱_　水二盅　加莲肉_去心二十粒_　煎服。

大营煎

治真阴精血亏损，及妇人经迟血少，腰膝筋骨疼痛，或气血虚寒，心腹疼痛等症。

当归_三五钱_　熟地_五七钱_　枸杞_二钱_　炙草_二钱_　杜仲_二钱_　牛膝_一钱五分_　肉桂_一二钱_　如寒滞在径，气血不能流通，筋骨疼痛之甚者，必加制一附子_一二钱_　方效。

如滞浊腹痛者，加故纸_一钱_，炒用。

气虚者，加人参、白术。

中气虚寒，呕恶者，加焦姜_一二钱_。

小营煎

治血少阴虚，此性味平和之方也。

当归_{二钱}　熟地_{二三钱}　芍药_{酒炒二钱}　山药_{炒二钱}　枸杞_{二钱}
炙草_{一钱}

如营虚于上，而为惊恐怔仲，不眠多汁者，加枣仁茯神_{各二钱}。

如营虚兼寒者，去芍药，加生姜。

如气滞有痛者，加香附子_{一二钱}，引而行之。

补阴益气煎

此补中益气之变方也，治劳倦伤阴，精不化气，或阴虚内乏，以致外感不解，寒热疾疟，阴虚，便结不通等症。凡属阴气不足，而虚邪外侵者，用此升散，无不神效。

人参_{二三钱}　当归_{二三钱}　熟地_{五钱}　山药_{酒炒二三钱}　陈皮_{一钱}
炙草_{一钱}　升麻_{三五分}　火浮于上者不必用　柴胡_{一二钱}　无外邪者不必用　水二盅　加生姜_{六七片}　煎八分，食后温服。

举元煎

治气虚下陷，血崩血脱，七阳垂危等症。有不利于归、熟等剂，而但宜补气者，以此主之。

人参　黄芪_{炙各三五钱}　炙草_{一二钱}　升麻_{炒五七分}　白术_{炒一二钱}
水一盅半，煎温服。如兼阳气虚寒者，桂附①、干姜随宜佐用。

如兼滑脱者，加乌梅_{二个}　或文蛤_{七八分}。

贞元饮

熟地黄_{七八钱，甚者一二两}　炙草_{二三钱}　当归_{二三钱}　水二盅，煎八分，温服。

如兼呕恶，或恶心寒者，加煨姜_{三五片}。

如气虚脉微至极者，急加人参随宜。

如肝肾阴虚，手足厥冷，加肉桂_{一钱}。

当归地黄饮

治肾虚腰膝疼痛等症

---

① 桂附：即肉桂、附子。

当归_二三钱　熟地_三五钱　山药_二钱　杜仲_二钱　牛膝_一钱五分　山萸_一钱　炙草_八分　如下部虚寒，加肉桂_二钱，甚者加附子。

如多带浊，去牛膝加金樱子_二钱　或加故纸_一钱。

如气虚者，加人参_一二钱　枸杞_二三钱。

济川煎

凡病涉虚损，而大便闭结不通，则硝黄①攻击等剂必不可用，若势有不得不通者，宜此主之，此用通于补之剂也，最妙。

当归_三五钱　牛膝_二钱　肉苁蓉_酒洗去卤二三钱　泽泻_一钱五分　升麻_五七分或一钱　枳壳_一钱　虚者不用　水一盅半煎，食前服。

如气虚者，但加人参无碍。

如有火，加黄芩。

如肾虚，加熟地。

归肾丸

治肾水真阴不足，精衰血少，腰痠脚软，形容憔悴，遗泄阳衰等症。此左右归丸之次者也。

熟地_八两　山药_四两　山茱萸肉_四两　茯苓_四两　当归_三两　枸杞_四两　杜仲_盐水炒四两　菟丝子_制四两　炼蜜，同熟地膏为丸，梧桐子大，每服百余丸，饥时或滚水、或淡盐水汤送下。

养元粉

大能实脾养胃气。粳米_一升　水浸一宿，沥干，慢火炒熟。山药_炒　芡实_炒　莲肉_各三两　川椒_去目及闭口者,炒出汗　取红末_二三钱上为末，每日饥时，以滚水一碗，入白糖三匙化开，入药末二三两，调服之。或加四君②　山楂肉_一二两,更妙。

蟠桃果

治遗精虚弱，补脾滋肾，最佳。

芡实_炒一斤　莲肉_去心一斤　胶枣肉_一斤　熟地_一斤　胡桃肉_去皮二斤　上以猪腰_六个，掺大回蒸极熟，去筋膜，同前药末，

①　硝黄：即朴硝、大黄。
②　四君：即人参、炙草、茯苓、白术。

捣成饼，每日服二个，空心食前滚白汤或好酒一二盅送下。此方凡人参

制附子，具可加用。

王母桃

培补脾肾，功力最胜。

白术（用冬术腿片，味甘者佳，苦者勿用）以米泔浸一宿，切片炒。大怀熟①蒸揭。上二味等分。何首乌九蒸　巴戟甘草汤浸炒　枸杞子　上三味分减半，上为末，炼蜜捣丸，龙眼大，每用三四丸，饥时嚼服，滚汤送下。或加人参，其功尤大。

金水六君煎

治肺肾虚寒，水泛为痰，或年迈阴虚，血气不足，外受风寒，咳嗽，呕恶，多痰，喘急等症，神效。

当归二钱　熟地三五钱　陈皮一钱五分　半夏二钱　茯苓二钱　炙草一钱　水二盅　生姜三五七片　煎七八分　食后温服。如大便不实而多湿者，去当归，加山药。

如痰盛气滞，胸胁不快者，加白芥子七八分。

如阴寒盛而嗽不愈者，加细辛五七分。

如兼表邪寒热者，加柴胡一二钱。

六安煎

治风寒咳嗽及经风初感，痰滞气逆等症。

陈皮一钱五分　半夏二三钱　茯苓二钱　甘草一钱　杏仁去皮尖　白芥子五七分　老年气虚者不用　加生姜三钱　煎服。

凡外感风邪，咳嗽而寒气盛者，多不易散，加北细辛七八分或一钱。

若冬月严寒邪甚者，加麻黄、桂枝亦可。

若风胜而邪不甚者，加防风一钱　或苏叶亦可。

如头痛鼻寒者，加川芎、白芷、蔓荆子皆可。

如兼寒热者，加防风、苏叶。

---

① 大怀熟：河南怀庆地区所产的熟地。

如风邪咳嗽不止，而兼肺胃之火者，加黄芩_{一二钱}，甚者再加知母、石膏，所用生姜只宜一片。

凡寒邪咳嗽，痰不利者，加当归_{二三钱}，老年者尤用。若气血不足者，当以金水六君煎，与此恭用。

非风初感，痰胜而气不顺者，加藿香_{一钱五分}，兼胀满者，加厚朴_{一钱}，暂开痰气，然后察其寒热虚实，而调补之。若气虚猝倒及气平无痰者，皆不可用此。

和胃二陈煎

治胃寒生痰，恶心呕吐，胸膈满闷，嗳气等症。

炮姜_{二钱}　砂仁_{四五分}　陈皮　半夏　茯苓_{各一钱五分}　炙草_{七分}

水煎，不拘时温服。

苓术二陈煎

治痰饮水气停蓄心下，呕吐吞酸症。

猪苓_{一钱五分}　白术_{一二钱}　泽泻_{一钱五分}　陈皮_{一钱}　半夏_{二三钱}　茯苓_{一钱五分}　炙草_{八分}　炮姜_{一二钱}　如肝肾兼寒者，加肉桂_{一二钱}。

和胃饮

治寒湿伤脾，霍乱吐泻及痰饮水气，胃脘不清，呕恶，胀满，腹痛等症。此即平胃散之变方也。凡呕吐等症，多有胃气虚者，一闻苍术之气，亦能动呕，故以干姜代之。陈皮　厚朴_{各一钱五分}　炮姜_{一二钱}　炙草_{一钱}　水煎温服。

此方凡藿香、木香、丁香、茯苓、半夏、扁豆、砂仁、泽泻之类，皆可随宜增用。若胸腹有滞，而兼时气寒热者，加柴胡。

排气饮

治气逆、食滞、胀痛等症。

陈皮_{一钱五分}　木香_{七分或一钱}　藿香_{一钱五分}　香附_{二钱}　枳壳_{一钱五分}　泽泻_{二钱}　乌药_{二钱}　厚朴_{一钱}　水煎热服。

如食滞者，加山楂　麦芽_{各二钱}。

如寒滞者，加炮姜、吴萸、肉桂之属。

如气逆甚者，加白芥子、沉香、青皮、槟榔之属。

如呕而兼痛者，加半夏、丁香之属。

如痛在小腹者，加小茴。

如兼疝者，加荔枝核，煨热捣碎，用二三钱。

大和中饮

治饮食留滞，积聚等症。

陈皮二钱　枳实一钱　砂仁五分　山楂二钱　麦芽二钱　厚朴二钱　泽泻一钱五分　水煎温服。

胀甚者，加白芥子。胃寒无火或恶心者，加炮姜二钱。疼痛者，加木香、乌药、香附之类。多痰者，加半夏。

小和中饮

治胸膈胀闷，或妇人胎气滞满等症。

陈皮一钱五分　山楂二钱　茯苓一钱五分　厚朴一钱五分　甘草五分　扁豆炒二钱　加生姜三五片　水煎服。

呕者加半夏二钱。胀满气不顺者，加砂仁七八分。

火郁于上者，加黑栀子二钱。妇人气逆血滞者，加苏根、香附之属。

寒滞不行者，加干姜、肉桂之属。

小分清饮

治小水不利，湿滞肿胀，不能受补等症，此方主之。

茯苓三钱　泽泻三钱　薏仁二钱　猪苓三钱　枳壳一钱　厚朴一钱　水煎，食前服。

阴虚不能迟者，加生地　牛膝各二钱。

如黄疸者，加茵陈二钱。

无内热而寒滞不行者，加肉桂一钱。

解肝煎

治暴怒伤肝，气逆胀满，阴滞等症。如兼肝火者，宜用化肝煎。

陈皮　半夏　厚朴　茯苓各一钱五分　苏叶　芍药各一钱　砂仁七分　加生姜三五片　水煎服。

胁筋胀痛，加白芥子一钱。

胸膈气滞，加枳壳、香附、藿香之属。

二术煎

治肝强脾弱，气泄湿泄等症。

白术_{炒二三钱}　苍术_{米泔水浸炒一二钱}　芍药_{炒黄二钱}　陈皮_{炒一钱五分}　炙草_{一钱}　茯苓_{一二钱}　厚朴_{姜汁炒一钱}　木香_{六七分}　炮姜_{一二钱}　泽泻_{炒一钱五分}　水煎，食后服。

扫虫煎

治诸虫上攻，胸膈作痛。

青皮_{一钱}　小茴_{炒一钱}　槟榔　乌药_{各一钱五分}　细榧肉①_{敲碎三钱}　吴萸_{一钱}　乌梅_{二个}　甘草_{八分}　朱砂　雄黄_{各五分}　具为细末，将上前八味，用水一盅半，煎八分，去粗，随入后二味，再煎三四沸，搅匀，徐徐服之。

如恶心作呕，加炒姜_{一二钱}。或先啖牛肉脯少许，候一茶倾，顿服之，更妙。

十香丸

治气滞寒滞作痛

木香　沉香　泽泻　乌药　陈皮　丁香　小茴　香附_{酒炒}　荔核_{煨焦各等分}　皂角_{微火烧烟尽}　为末，酒糊丸，梧桐子大，磨化服。丸桐子者，汤引下。癫疝之属，湿酒下。

芍药枳术丸

治食积痞满及小儿腹大，腹满，时常疼痛脾胃不和等症。此方效之，枳术丸，其效如神。

白术_{面炒二两}　赤药_{酒炒二两}　枳实_{面炒一两}　陈皮_{一两}　荷叶汤煮黄小米粥，为丸，桐子大，米饮或白滚汤，任下百余丸。

如脏寒，加干姜_炒　黄芪_{一二两}。

如脾胃气虚，加人参_{一二两}。

苍术丸

治寒湿在脾，泄泻久不能愈者。

云苓_{四两}　白芍药_{炒黄四两}　炙草_{一两}　川椒_{炒去闭口者,炒出汗}　小茴_{炒各一两}　厚朴_{姜汁炒三两}　真茅山苍术_{八两}　米泔水浸一宿切炒。如无，即以白术代之。破故纸酒浸二日，晒干四两，上为末，

---

① 细榧肉：即榧子肉。

糯米糊为桐子大，每食后清汤送下。

神香散

治胸胁胃脘逆气难解、疼痛、呕哕胀满，痰饮、膈噎诸药不效者，唯此最妙。

丁香　白豆蔻或砂仁亦可　二味等分，为末，清汤调下五七分，甚者一钱，日数服不拘。若寒气作痛者，姜汤送下。

太平丸

治胸腹疼痛，胀满及食积、血积、气积、气疝、血疝、邪实、秘滞、痛剧等症。此方借些微巴豆以行群药之力，去滞最妙。如性无峻，须用巴豆二钱。

陈皮　厚朴　木香　乌药　白芥子　草豆蔻　三棱　蓬术①煨　干姜　牙皂炒断烟　泽泻各三钱　以上十一味，具为末。巴豆用滚汤泡去皮心膜，称一钱足，用水一碗，微火煮至半碗，将巴豆捞起，用乳钵研细，仍将前药，掺入研匀。然后量药多少，入蒸饼浸烂捣丸，前药如绿豆大，每用三五分、甚者一钱。随症用汤引送下。

凡伤食停滞，即以本物汤送下。

妇人血气痛，红花汤或当归汤下。

气痛陈皮汤

疝气茴香汤，寒气生姜汤。

如泻者，用热姜汤送下一钱。

未利再服，利多不止，用冷水一二口，即止。

百顺丸

治一切阳邪积滞。凡气积、血积、食积、虫积、伤寒食热、秘结等症，但各为汤引，随宜送下，无往不利。

川大黄锦纹者一斤　牙皂角炒微黄一两六钱　上为末，用汤浸蒸饼，捣丸绿豆大。每用五分或一钱二三钱，均宜。用引送下，或用蜜为丸亦可。

一柴胡饮

———————————

①　蓬术：即莪术。

一为水数，从寒散也。凡四时不正之气，或为发热，或为寒热，或因劳，因怒，或妇人热入血室，或产后，经后，因冒风寒，以致寒热如疟等症。但外有邪，而内兼火者，须从凉散，宜此主之。

柴胡_{二三钱}　黄芩_{一钱五分}　芍药_{二钱}　生地_{一钱五分}　陈皮_{一钱五分}
甘草_{八分}　水煎温服

内热甚者，加连翘_{一二钱}。

如外邪甚者，加防风_{一钱}。

如邪结在胸而痞满者，去生地，加枳实_{一二钱}。

热在阳明而兼渴者，加天花粉或葛根_{一二钱}，热甚者，加知母、石膏亦可。

二柴胡饮

二为火数，从温散也。凡遇四时外感，或其人元气充实，脏气平素无火，或时逢寒胜之令，本无内热等症者，皆不宜妄用凉药，以致寒滞不散，则为害非浅，宜此主之。

陈皮_{一钱五分}　半夏_{二钱}　细辛_{一二钱}　厚朴_{一钱五分}　生姜_{五六片}
柴胡_{一钱五分}　甘草_{八分}　水煎温服。

邪盛者，可加羌活、白芷、防风、紫苏之属，择而用之。

头痛不止者，加川芎_{一二钱}。

多湿者，加苍术。

如阴寒气胜，必加麻黄_{一二钱}，或兼桂枝不必疑也。

三柴胡饮

三为木数，从肝经血分也。凡人素禀阴亏不足，或肝经血少，而偶感风寒者。或感邪不深，可兼补而散者。或病后产后感冒，有不得不从解散，而血气虚弱，不能外达者，宜此主之。

柴胡_{二三钱}　芍药_{一钱五分}　炙草_{一钱}　陈皮_{一钱}　生姜_{三五片}　溏泄者，易以熟地，水煎温服。

如微寒咳呕者，加半夏_{一二钱}。

四柴胡饮

四为金数，从气分也。凡人元气不足，或忍饥劳倦，而外感风寒，或六脉紧数微细，正不胜邪等症，必须培补元气，兼之解散，庶可保全，宜此主之。若但外散邪，不顾根本，未有不元气先败者，察之慎之。

柴胡_{二三钱} 炙草_{一钱} 生姜_{三五片} 当归_{二三钱} 泄者少用 人参_{二三钱} 酌而用之_{五七钱} 水煎温服。如胸膈滞闷者，加陈皮_{一钱}。

五柴胡饮

五为土数，从脾胃也。脾土为五脏之本，凡中气不足，而外邪有不散者，非此不可。此与四柴胡饮相表里，但四柴胡饮止调气分。此则兼培血气，以逐寒邪，尤切于时用者也，神效不可尽述。凡伤寒、疟疾、痘疮，皆所宜用。

柴胡_{二三钱} 当归_{二三钱} 熟地_{三五钱} 白术_{二三钱} 芍药_{炒一钱五分} 炙草_{一钱} 陈皮酌用或不必用 水煎，食后热服

寒胜无火者，减芍药 加生姜_{三五片} 或炮姜_{一二钱} 或再加桂枝_{一二钱} 则更妙。

脾滞者，加白术。气虚者，加人参随宜。腰痛者，加杜仲。头痛者，加川芎。劳倦伤脾阳虚者，加升麻_{一钱}。

正柴胡饮

凡外感风寒，发热恶寒，头痛、身痛、疟疾初起等症。凡血气平和，宜从平散者，此方主之。

柴胡_{二三钱} 防风_{一钱} 陈皮_{一钱五分} 芍药_{二钱} 甘草_{一钱} 生姜_{三五片} 水煎热服。

头痛者，加川芎_{一钱}。热而兼渴者，加葛根_{一二钱}。呕恶者，加半夏_{一钱五分}。湿胜者，加苍术_{一钱}。胸腹有微滞者，加厚朴_{一钱}。如寒气胜，而邪不易解者，加麻黄_{一二三钱}去浮沫服或苏叶亦可。

归柴饮

治营虚不能作汗及真阴不足外感，寒邪难解者，此神方也。如大便多溏者，以冬术代当归亦佳。

当归_{一两} 柴胡_{五钱} 炙草_{八分} 水煎服或加生姜_{三五片} 或加陈皮_{一钱} 或加人参。

保阴煎

治男、妇带浊遗淋，色赤带血，脉滑多热，便血不止及血崩血淋，或经期大早，凡一切阴虚内热，动血等症。

生地　熟地　芍药_{各二钱}　山药　川断　黄芩　黄柏各_{一钱五分}　生甘草_{一钱}　水煎温服。

如少水多热，或兼怒火动血者，加焦栀子_{一二钱}。如夜热，方加地骨皮_{一钱五分}。肺热多汗者，加麦枣仁。血热甚者，加黄连_{一钱五分}。血虚血滞，筋骨肿痛者，加当归_{二三钱}。如气滞而痛，去熟地，加陈皮、青皮、香附之属。如血脱血滑，及便血久不止者，加地榆_{一二钱}　或乌梅_{一二个}　或文蛤亦可。如少年或血气正盛者，不必用熟地、山药。如肢节筋骨疼痛或肿者，加秦艽丹皮_{各一二钱}。

滋阴八味丸

治阴虚火盛，下焦湿热等症。此方变丸为汤，即名滋阴八味煎。

熟地黄_{八两蒸捣}　山药_{四两}　丹皮_{三两}　白茯苓_{三两}　山茱萸肉_{四两}　泽泻_{三两}　黄柏_{盐水炒三两}　知母_{盐水炒三两}　上用炼蜜丸，梧桐子大，或空心，或午前，用滚白汤或淡盐汤，送下百余丸。

约阴丸

治妇人血海有热，经脉先期，或过多者，或兼肾火而带浊不止，及男、妇大肠血热，便红等症。

当归　白术_炒　白芍_{酒炒}　生地　茯苓　地榆　黄芩　白石脂_{醋煅粹}　北五味　丹参　川断_{各等分}　上为末　炼蜜丸服。

火甚者，倍用黄芩。

兼肝肾之火甚者，加知母　黄柏_{各等分}。

大肠血热便红者，加黄连　防风_{各等分}。

休疟饮

此止疟最妙之剂也。若汗散既多，元气不复，或以衰老，或以弱质，而具宜如法。

人参　白术_炒　当归_{各三四钱}　何首乌_{制五钱}　炙草_{八分}　水一盅半　煎七分　食后服，渣再煎，或用阴阳水各一盅，煎一盅，相亦如之，具露一宿，次早温服一盅。饭后食远，再服一盅。

如阳虚多寒，宜温中散寒者，加干姜、肉桂、芍药、甚者加知母，或加黄芩。

如肾阴不足，水不制火，虚烦虚馁，腰酸软，或脾虚痞闭者，加熟地、枸杞、山药、杜仲之类，以滋脾肾之真阴。

如邪气血多滞者，或加酒水各一盅，煎服，或服药后，饮酒数杯亦可。

抽薪饮

治诸凡火炽盛，而不宜补者。

黄芩　石斛　木通　栀子_炒　黄柏_{各一二钱}　枳壳_{一钱五分}　泽泻_{五钱五分}　细草①_{八分}　水煎，食后服。内热甚者，冷服更佳。

如热在经络肌肤者，加连翘、天花粉以解之。

热在血分大小肠者，加槐芷②、黄连以清之。

热在阳明头面，或躁烦便实者，加生石膏以解之。

阳在下焦小水痛涩者，加龙胆草、车前草以利之。

热在阴分津液不足者，加门冬③、生地、芍药之类，以滋之。

热在肠胃实结者，加大黄、芒硝以通之。

徒薪饮

治三焦，凡火一切内热，渐觉血未甚者，先宜清以此剂。其甚者，宜抽薪饮。

陈皮_{八分}　黄芩_{二钱}　麦冬　芍药　黄柏　茯苓　牡丹皮_{各一钱五分}　水煎，食后服。

如多郁气逆伤肝，胁筋疼痛，或致动血者，加青皮、栀子。

二十问答诀

---

① 细草：即小甘草。
② 槐芷：待考。
③ 门冬：即天冬或麦冬。

龙源洪氏家传跌打秘方　　　　·197·

一问人或患眼疾者，何也，曰：多因酒色，劳心过度，或食生酸，血气不匀，肝虚火动，久积成之也，宜服补肝丸。

苍术　熟地_{各一两}　共末蜜丸，梧桐子大，服三十丸，盐汤下。

二问眼赤痛者，何也，曰：五脏积热，传于肝，眼乃肝之外，候肝受邪热，放血灌于目，宜服酒调散。

栀子仁_{一两}　大黄_{二钱五分}　生熟_{各半}　当归_{酒浸二钱}　炙甘草_{二钱}共末，服二钱酒调下。

三问眼赤而肿者，何也，曰：此属肝虚，肝木能生心火，火盛木衰，致令心血灌于目，角浸于瞳，人宜服四顺丸。

当归　川芎　苍术　茯苓　熟地　黄芪_炙　干菊　羌活麻黄　共末蜜丸，如弹子大，服一丸，茶汤下。

四问眼大角赤者，何也，曰：此心火实也。五脏之火属于心，心乃帝王之位，宜服三黄丸。

大黄_{三两}　川连　黄芩_{各四两}　共末蜜丸，服二十丸，清水送下。再服菊花清心饮。

菊花_{干净四两}　蒺藜仁　淮生地_{各一两}　共末，每服三钱，薄荷汤下。

五问小角赤者，何也，曰：此心经虚也。心乃五脏六腑之宗，火生土，土实则火虚，故耳，宜服珍珠膏。

当归　芦荟　川连_{各一两}　炼蜜_{四两}　上三味同蜜，入瓷器内，扎封紧，重汤煮半日，以绵绞支渣，再入梅片_{五分}　珍珠玛瑙　乳香_{各三钱}　制烟_{七分}　枯矾_{七分}　一寸身①_{三分}　共末和入膏内，搅匀，去火气，点之。再服补心丸。

石菖蒲_{一两}　人参_{五钱}　远志肉_{三两}　天冬_{二两}　麦冬_{二两}　白茯苓_{二两}　益智仁_{一两}　共末蜜丸，如梧桐子大，服三十丸，白汤下。

六问聍生者，何也，曰：此肺实也。肺为西方之金，金能生火，火满故肺经受病，五轮八廓属肺，水津华溢，出硬结成

---

① 一寸身：待考。

眵，宜服泄肺散。

嫩桑皮　地骨皮　甘草_{等分}　加黏米_{四十九粒}　水一盅煎七分服。

七问眼中泪出甚清者，何也，曰：此肺虚也。肺受风邪，入内而衰，乃化为水溢于泪堂，故泪清耳，宜服阿胶散。

阿胶_{一两五钱}　蛤粉_炒　兜苓①　旋覆花　甘草　黑牵牛_{各五钱}黏米_{一两}　以上分作七剂，每剂水二盅，煎七分温服。

又方

用蕲艾　蚕沙　川归　秦艽_{等分}　共末，酒糊丸，服三十丸，桑白皮汤下。

八问羞明怕日者，何也，曰：此脾实也。脾属老阳，乃真气于土，气湿热相胜津华，泄结荣卫不和故也，宜服蒙花散。

甘菊花　白蒺藜　石决明　羌活　蔓荆子　青葙子　密蒙花　木贼草　甘草等分，共末。

每服二钱，清米泔下。

又方

山菊花　石决明　甘草_{等分}　水一盅，煎半服。

九问视物不明，何也，曰：此脾脏虚也。目有五轮，属于五脏，眼中有黄，病属脾。目本应肝，其色青，木来克土，青黄相争，黄难胜青，故视物不明，宜服苍玄饮。

苍术　玄参　茺蔚子　甘草_{等分}　加陈皮_{三片}　水煎服。

十问茫茫黑花者，何也，曰：此肾热也。肾属水，黑色肾者，肝之母。肝受肾邪，传于胆经，故目生黑花，宜服猪苓汤。

猪苓　泽泻　车前　滑石　栀仁②　萹蓄　大黄　黑犬肾_{等分}　加食盐_{五六分}　水煎服。

十一问迎风吊泪者，何也，曰：此肾虚也。五轮黑睛属肝木，木盛生风，肾属水，水不能胜风，故迎风有泪，宜散地

① 兜苓：即马兜铃。
② 栀仁：山栀仁。

黄丸。

熟地_{四两}　川归_{三两}　赤芍_{半两}　黄芪_{一两}　甘草_{两半}　远志肉_{二两}　共末蜜丸，梧桐子大，服三十丸，白汤送下。

又方

用川归　山药　牛膝　肉苁蓉　防风　桑皮　蕲艾　甘草_{等分}　共末蜜丸，服二十丸，细茶下。

又方

用晚蚕沙　巴戟肉_{各四两}　红兰花①　凌霄花_{各一两}　共为末，好酒调下二钱。

十二问眼生赤筋者，何也，曰：此心克肝也。心属火，主血，心血传于肝经，故赤筋付睛，宜服当归饮。

当归　大黄　甘草_{等分}　为末，每服二钱，白汤下。

十三问白膜遮睛者，何也，曰：此肺克肝也。金克木，凡邪在肺，以致此症，宜服连乔散。

当归　川芎　白芍　防风　菊花　连翘　栀子　香附　川连　蝉蜕　夏枯草　密蒙花　蛇退②　甘草　如上白翳多者加桑白皮　地骨皮_{各等分}　为末　或用茶，或薄荷汤服二钱。

十四问迎风作痒者，何也，曰：此肝自旺，木胜生风，风动即痒，宜点二霜膏。

姜霜　糖霜_{等分}　研细　入梅片少许，每点些微，即愈。

又方

青盐③_{一钱}　乳香_{一钱}　制卤_{一分}　梅片　麝香_{各半分}　共研尘末，再用净川连_{二两}，水二碗，煅膏，入前末搅匀，瓷器盛点之。

又方

用苦芥子④　为末，煎汤洗，即愈。

———————————

①　红兰花：山兰红花的花。
②　蛇退：即蛇皮。
③　青盐：为结晶性石盐。产于青海、内蒙古。
④　苦芥子：白芥子。

十五问早晨昏者，何也，曰：此头风症也。头为五阳之首，肝属木脏为阳，早晨为阳，气舒旺，又兼水不足养肝木，木燥生风，改曰头风症也，宜服芎膏散。

川芎　白芷　羌活　仙灵脾　川乌　白附子　甘草_{各一两}石膏_{煅一两六钱}　共末，服一钱，薄荷汤下。

又方

川芎　升麻　苍术　白菊花　蔓荆子　草决明　覆盆子白蒺藜_炒　甘草_{等分}　共末，服一钱五分，米饮汤送下。

十六问日中昏者，何也，曰：此痰作也。阳气受损，乘于午，旺于心，蒙于肺，壅于痰，宜服半夏辰砂丸。

制半夏　枯明矾　胡天麻_{各一两}　枳实_{五钱}　辰砂_{二钱}　杏仁_{四十九粒 去皮尖}　共末，薄荷汤糊丸，梧桐子大，第服二十丸，滚姜汤下。

又方

桑螵蛸　净蝉蜕　制半夏　川羌活　防风肉　川当归　威灵仙　制南星_{各一两}　炒姜蚕_{五钱}　共末，姜汁糊丸，绿豆大，服二十九，白汤下。按此二方，凡痰症用之极妙，不但用以治目昏也，小儿科，痰壅气喘亦妙。

十七问夜间昏者，何也，曰：此脑受损也。脑者，天元之真气，行阴道，故昏于申酉戌时，寒气欲生脑，则风寒入目，宜灸风穴，宜服保元参芪饮。

人参_{一钱}　黄芪_{一钱}　甘草_{三分}　藁本_{八分}　防风_{一钱}　水煎服加肉苁蓉_{五分}　枸杞子_{八分}。

十八问白日痛者，何也，曰：此阴毒盛也。昼则阴生，夜则阳生，胆经旺在寅，绝在申，故昼则痛也，宜服泄心汤。

大黄　黄芩　黄连　知母　玄参　防风_{等分}　每用五钱，水煎服。

又方：乳香丸

乳香　没药_{各五钱}　当归　元胡索　五灵脂　南星　川乌_{火炮}　土木鳖_{去壳油各一两}　附子_{去皮脐五钱}　草乌_{去皮炮}　京墨_{各一两}加百草霜_{七钱}　共末蜜丸，弹子大，服一丸，薄荷汤或米汤下。

十九问夜间痛者，何也，曰：此阴气盛也。阴之好静，气血散漫，妄行寒，邪克之然也。宜服茴香丸。

茴香_炒　赤豆　川乌_{炮去皮}　萆薢　灵仙　川楝肉　乌药_{各五钱}　川椒　陈皮_{去白}　防风_{各二两}　地龙_{去土炒一两}　共末，酒糊丸绿豆大，服二钱，盐汤下。

义方：袖珍丸

白茯苓　桃仁　旋覆花　盐_{各一两}　川楝_{二钱}　共末，酒糊丸梧桐子大，服二十丸，麦冬汤下。

二十问眼有浮翳白膜者，何也，曰：此肺经热也。气盛则热，血盛则寒，热气实于瞳仁，以致此疾，宜服泄肺汤

地骨皮　桑白皮　大黄　芒硝_{等分}　水煎服。

又方：顺肺丸

生地_{四两}　当归　瓜蒌仁　大黄_{各二两}　共末，皂角炼膏丸，梧桐子大，服二十九，新水下。

黄氏青囊全集秘旨

原著　清·黄廷簛
点校　汤耿民
助校　韦春德
审定　韦以宗

黄氏青囊全集秘旨

自序

窃稽医之道，奥妙无穷，一十三科皆由内出，其中神化精微，非片言可明其旨者。若夫仆跌金枪，取割铅码，世之传其方术者实不乏人。要知指明穴络，按定方位者，殊落落也。多见庸流术士诡诈欺心假渔利，乃瞻前顾后，视人命若草芥。抑或偏见，偶存怀怨仇而不肯就视，需索稍拂，乃袖手以旁观。此皆失夫古圣之良，非仁人之用心济世者也。余家藏秘传青囊集一部，内载针刀灸法之要，寒热虚实之详，罔不层次井井，爽若列眉，惟□□穴以定吉凶，按穴络而分部，依法施治，又何必取灵验于传方哉。愚简练揣摩，非敢肱经三折运用之妙，亦惟期在于一心，投军以来，施治不少，所经针砭，应手生春。

光绪丙戌仲冬，照潭松林虎臣氏黄廷籍序

凡例

是书所录生旱经验良方，拣选精要所用者，独存一览，无余他求矣。

药性只一二句，多则三四句，用者必详。

接骨难道说，古称挪接，定要分清断处前后高低，总要崩低处套正，方可挪捻，腕节皆同，响声不住，方可接上，形复如初。观察左右，一样平正，方可罨药，用毒油膏敷上，皮纸包缠，再加杉木皮去粗，宜软布帛条捆夹绑上，或竹片亦可。如不平正，皮纸摺贴，外用绵带加捆，过七开看，接骨如初，方可松夹。尚有响声，不平，照前罨药，再夹数日。如腕节挪套，只可以布帛包缠，不要上夹，细心照法，视若权衡。

取铅码枪子剖毒，总之刀针砭刺，定要分清穴络经路。针刀不宜横刺，查明逐日人神血忌。若不查明，恐伤血络，徒劳而无功也。若铅码枪子随伤随取，无忌。

仆跌之人，不可专攻瘀血，总求其源，固其本。用四物加苏木、粉红花，兼调瘀血。照部位穴路，分加引经药主之。老幼虚弱之人，用四物，或独参汤，或八珍加苏木、红花可也。

仆伤吐血，不可服参，亦不可破血，宜犀牛角地黄汤入归尾、甘橘、红花、陈皮、童便下；或凉血地黄汤二三剂后，连服十三太保夺命丹，数剂而愈。

仆跌时不省人事，何其绝速，曰血闭也。如心头尚有热气，脚大拇指后冲阳、太冲、太溪三脉有动，速将伤人踞地盘坐，将头捻提，将伤人大便抵紧为要。速取半夏、南星末吹入鼻中，或二乌散急救之。或将稻草一二把烧，至避风静室去灰，倾尿一桶，上设席一床，以伤人面扑向地，扶好被盖，将粪门抵紧，旁人不得高声，恐魄散难救，使热气冲开毛窍，气行血活。如牙关紧闭，打去一齿，抖蜜葱汁擦入两腮牙根处，取闹洋花吹入喉内。活后用甘草汁和姜汁并灌解之。或用半夏、南星末，男左女右填塞鼻门，随服白马尿一二匙，和白糖更妙。或童便、大人溺，宜多服以免污血攻心。虚老人四物煎汁鼻下薰之，服加苏木、红花，鼻吹七厘夺命丹，兼可服也。如皮伤肉破，玉真散调涂。凡新损陈伤传经之后，为呕吐，难医。药虽无假，亦难起死回生也。

金创之伤，恐血出多，四物加味，或八珍兼理，不可破气血为要。如外感风寒，九味羌活冲和汤，分引经药主之。倘出血不止，急选卷后止血方，按四季金枪神药治之，万无一失。

药性赋

药有五味，性有温凉，方知加减，变化多端，提纲总领，熟读宜详。

通经活血刘寄奴草，行血定痛王不留行。

法炼广生花雨石，不可多服，恶血攻心得马溺，真似活神。

半夏止血，能走能散；土鳖活血，通络通经；骨碎补主血气，断筋折骨皆有效；川续断理筋骨，补肝益肾用之灵。泽兰行损伤之血，紫草通九窍之关。

桑寄疗瘵，舒筋活血有灵，白及理败，列肌并涂火伤。

然铜火煅醋灸，挪接医骨有效；海马足膝骨痛，舒筋骨断有灵。

威灵仙医折伤颇效，山甲珠达病所称奇。

乳香定诸经之痛，已溃忌服；没药医疮腐之服，血虚忌之。

石菖蒲利窍除肿，远志肉上达于心。

麒麟结和血污之上剂，真同仙授；五灵脂理气血之刺痛，如用手拈。红花破血，多服不止而死；田七散血，重用化血而亡。

三棱破一切血凝气滞，而有据；莪术破一切瘕疹达窍，而有凭。

当归拈痛，头能止血，尾梢破血，全用安营。

苏木医新旧之恶血，能升能降；沉香除心腹之气逆，降亦能升。

桃仁缓肝气而生新血，生地凉血脉并定痛经。

茜根有名血风愁，蚤休七叶草河车。

金银花消热毒，故无禁忌；白芷稍排疮脓，妙并生肌。

天南星、生半夏、童便调服可活，塞鼻门神效方奇；生川乌和草乌并星半，研兑合敷尤良。

川杜仲除腰膝骨冷，破故纸补骨有灵。

五加皮腰膝骨痛之用，海桐皮逐风湿宜求。

槐实、槐花而凉血，辛夷、木香窍能通。

黄柏消瘀热之上剂，黄芩清上而治乳癖。

知母能除热便，贝母润肺消痰。

麦冬调中定魄，天冬益气养肌。

生黄芪排脓托里，西党参补气培中。

白术能治头眩，益精补土，藁本可通头顶而至会阴。

桂枝通节而止汗，厚朴益气而宽肠。

荆芥血晕治头痛，炒黑止血；薄荷破血而通关，亦搜肝风。

羌活除百节之骨痛，防风搜肺之邪风。

桔梗消瘀疗胁疾，苍术除湿解郁灵。木通利窍施用，通草除闭难行。

元参除无根浮游头毒，前胡疗乳膈肺热极灵。

防己开窍疗湿热，秦艽风湿遍宜求。

生栀子凉心肾，鼻衄可服，炒黑亦理三焦。

红柴胡退诸热，少阳要领，酒炒活血平肝。

枳壳破至高之气，有传道之官。

枳实破积风风热，有倒劈之威。

人参补元气，吐血禁用；丹参破宿血，腹痛有灵。

首乌宽筋活损，茯苓利水宁心。

赤芍除红退肿，白芍和中敛阴。

香附血中气药，藿香快气和中。

川芎祛风医头痛，明麻通血定诸风，沙参退皮间邪热，补阴而治阳；苦参故金枪有功，非大热敢投。

消瘀恶血须用羚羊角，治腰膝冷快取真鹿茸。

丹皮排脓破血，连翘清热诸经。

板蓝射干喉红咽肿，豆根牛子消毒利疼。

明雄化血成水，赤豆散毒如神。

木瓜止呕医脚气，泽泻治乳而生阴。

地榆止金枪之血，热汁涂火疮极妙；麻油调诸药，解燥、杀虫、除毒尤良。

白蜡生肌而润燥，黄蜡定痛宜合膏。

花粉、黄柏生津降火，芙蓉、茶花兼调火疮。

牡蛎涩肠医腹胁，朱苓解毒利便难。

车前利便而明目，苡米益气而舒筋。

瓜蒌蜕热圣药，虫退乳痛肠鸣。

胡麻疗风生肌长肉，姜虫搜风行走如云。

甘松、山柰心腹痛理气醒脾颇效，大茴、小茴治阴疝能暖丹田。

郁金姜黄祛风而破血速降，沉檀行瘀可敛金创。

青皮兼能发汗，性颇猛锐，陈皮觉无峻烈，颇得中和。

阿魏极臭而止臭，藤黄消瘀而退疼。

梅片能走而能散，神丹能降亦能升。

熊胆凉血喉眼宝。

珍珠败肌可转鲜。

虎骨驱风而壮骨，犀角定狂而疗风。

协和诸药甘草无二，发邪避恶朱砂无双。

海螵蛸燥脓收水，桑螵蛸益精何优。

箭头入肉，医附骨并是推车；客恶毒医疮，敷跌损本草旧蟾酥。

白蜜和药而解毒，黄丹治痛妙黑传。

密佗僧镇心，合膏主灭瘢痕；橄榄骨磨涂面伤，无迹无踪。

秦王试剑，一名鹿蹄草，紫贝龙牙又名蛇含。落得打即名碎碎纷，宝名长生草，血三七又名金不换，即是草河车。

象皮合金创之要领，龙骨长肌肉之仙丹。

此其大异而言，以便学者熟记。

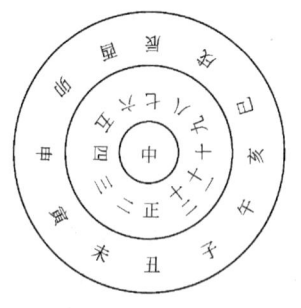

图3 血忌图

行刀须明血忌，正丑二未三寅，四申五卯六酉，七辰八戌九巳，十亥十一逢午，腊子不宜针刺。

尾神图，一岁起坤，二岁到震，十岁至中宫，数顺情几十几岁，到处不犯则吉，行刀针灸均不可犯部位，圣人所起合看逐日入神血忌，查阅天干部，合之吉则吉。

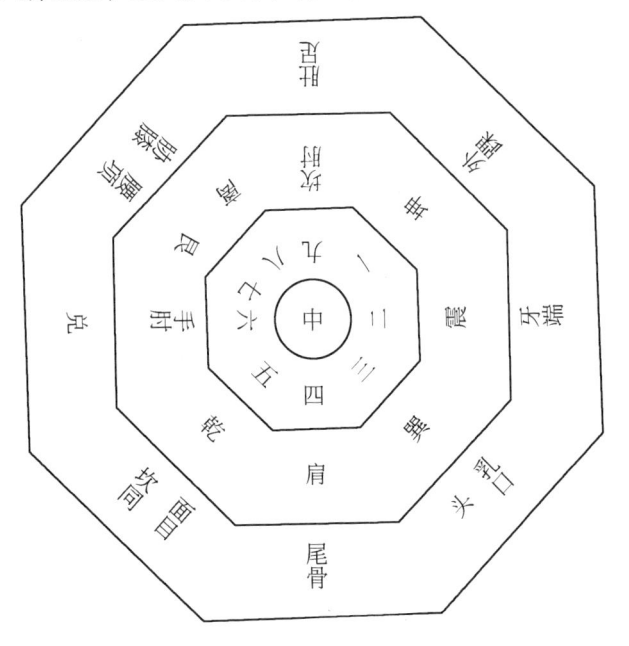

图4 尾神图

尾神图论 <small>行年至此不犯则言</small>

尾神所载有根由　　坤内外踝圣人游

震宫牙端分明记　　巽异位还居乳口头

中宫肩骨连尾骨　　面目还从乾上留

手肘兑宫难砭灸　　艮宫腰项体也须

离宫膝胁针刀免　　坎肘还连肚足求

天干论

甲不治头乙耳喉　　丙肩丁背与心求

戊己脾腹庚腰肺　　辛膝壬当肾胫收

其法年上起月，月上起日。如正月建寅，寅上起日。一日一位数，顺行遇吉则吉，亦可以回避，出外可定吉利，万无一失。

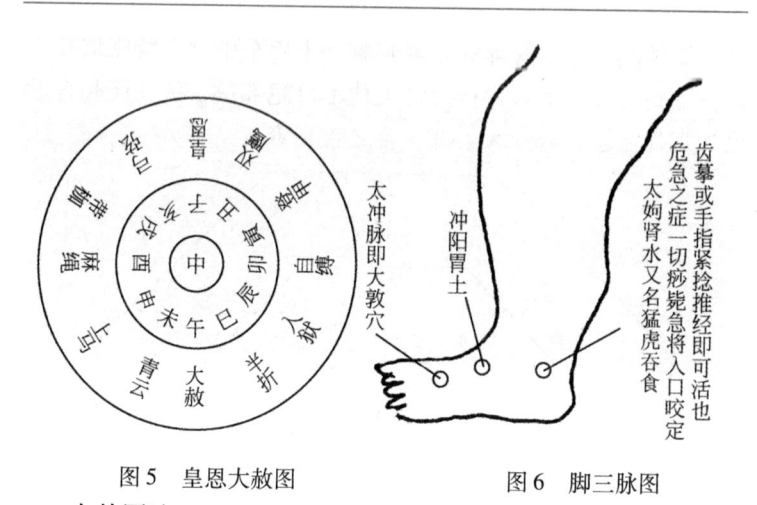

图 5　皇恩大赦图　　　　图 6　脚三脉图

大赦图论

子午皇恩大赦图　　丑未双鸽入青云
寅申登甲秩马上　　巳亥弓弦半折弦
辰戌带枷出入狱　　卯酉麻绳自缚身
癸日不宜治手足　　十干不犯则无忧

入神地支论

子踝丑腰寅在目　　卯面辰头巳手属
午胸未腹申在心　　酉背戌头亥股录

逐日论

初一十一二十一　　大拗鼻头手小指
初二十二二十二　　外踝发际外踝位
初三十三二十三　　股内牙齿足股肝
初四十四二十四　　腰间胃脘阳明手
初五十五二十五　　口舌遍身阳明足
初六十六二十六　　手掌胸前又在肠
初七十七二十七　　内踝气冲并在膝
初八十八二十八　　十腕股内并阴属
初九十九二十九　　在尾在足膝胫后
初十二十三十日　　腰间内踝足觉觅
太古相传真莫犯　　世间不犯皆为吉

冲阳脉脚背上五寸。骨间动上，去骨三寸属土。盖土者，万物之母，故脉不衰，胃气犹在，病虽危，犹可生也。

太冲脉，足大拇指后二寸，东方木，生物之始，不宜衰则生，生之机尚有望也（女人专以此脉为主。）

太溪脉，肾在足内踝骨跗后，孤骨陷中动，盖水者，天一之元，不宜衰，犹未绝，即危，尚可活也。

接骨药法　治一切取割，铅码枪子，硫黄硝毒，火疮肉烂，挪接痛甚等症，神验神效。

异人传授毒油神膏　除红退肿止痛妙极。凡治一切金枪损破、杀虫止臭、退红除肿、屡验如神。此膏头部禁用，入口伤人，慎之慎之。

香油一斤　藤黄二两　熬枯去渣入白蜡二两。

亦有加紫草、苏木、生地、红花、川柏、归尾接骨至妙。凉血生肌入四六，甘石、龙骨粉、象皮、云连、川柏、白芷。拔毒生肌用甘石、红粉，涂火疮入轻粉、梅片。

圣灵接骨丹　一取老伤铅码先敷此药，半日去药，行刀挪接，敷过半日，再挪接，接后用毒油膏加味敷。

生半夏八钱　生南星五钱　生川草乌各三钱　白细辛二钱　胡椒口口　骨碎五钱　归尾一两　川芎三钱　乳没①一两　嫩松香五钱　广木香一钱五分　白蜡一两　古钱三文火煅醋灸　香油熬化腊调敷。

无名异散

无名子八钱　甜瓜子五钱　乳没各六钱　牡蛎粉五钱　黄米炒黑熬膏和药贴之包细。

又方

螃蟹抖溶汁服渣敷。

又方

海桐皮二两鲜用　抖汁服渣敷。

又方

檬梿树根皮一两　水桐树根皮一两　苎根一两　榆树皮八钱

---

① 乳没：即乳香、没药。

桐子树根皮_{五钱} 杨柳叶_{六钱}或红根 皂弓取面皮_{一两或鱼漂煮汁} 捣溶入灰面_{一两炒黑} 荞麦粉_{一两炒黑} 熬膏合抖敷细。

接骨服药方

千金秘诀异人传海上方

烧黄麻_{五钱} 烧散发_{五钱} 乳没_{各三钱} 研酒兑服。

朱砂散 真豆砂_{一钱} 皂弓角_{二钱烧} 研酒兑服。

赵真人方_{刀伤火疮香油调敷}

白及_{一两} 然铜_{二钱醋炙火煅} 石膏_{一钱五分醋炙火煅} 研酒兑服。

接骨断筋报捷方_{无力不服可}

真龙骨_{四钱煅} 象皮_{二钱五分炒} 虎骨_{六钱煅} 猴骨_{三钱煅} 然铜_{一钱火煅醋炙} 骨碎_{五钱} 活土鳖_{七只抖} 研加参蒸水酒兑。

附方

鸡骨_{三钱或鹰骨醋炙} 古钱_{十枚醋炙碎火煅} 红花_{一钱五分} 甜瓜子_{二钱} 乳香_{二钱} 共研酒兑。

一嫩松树根半斤熬酒兑。

一粪砖_{醋炙} 便屑 老古钱_{醋炙} 研酒下三分。

一赤屑铜_{醋炙碎如粉} 丝头子_{烧灰} 研酒兑五分。

一破损内有碎骨难出，披针刺开钳取，如难尽出，口小用七贤丹化腐拔提膏，盖或用田螺抖溶酒糟，敷中留一孔。

吕祖传贴，其骨自出。

吹药法方

通关散_{不省人事}

白细辛_{一钱} 牙皂_{一钱} 石菖_{一钱五分} 生半夏_{三钱} 生南星_{一钱五分炒研} 蟾酥_{一钱五分} 元寸_{八分} 合乳收听用。

七厘散_{吹服每七厘或搽涂可}

田三七_{一钱} 豆砂_{五分} 梅片_{五分} 乳没_{一钱} 儿茶_{一钱} 红花_{五分一钱} 猴结_{一钱五分} 研末。

八厘散

巴豆霜_{一钱} 乳没_{一钱五分} 生半夏_{三钱} 西砂头_{一钱五分} 归尾_{五钱} 正明雄_{一钱五分} 土鳖_{九只} 香瓜子_{二钱} 血竭_{一钱五分} 无真山羊血或田七亦可 研酒兑八分。

九分散

制马钱子_{三钱去毛}　麻黄_{二钱去节}　乳没_{五钱}　合研童便下九分。

闹羊花散不省人事遍身如冰，将药吹入鼻内。牙关紧闭，打去一齿吹入喉内三分即活，用甘草水姜汁解醒，闹羊花俗名老虫花　闹羊花_{三钱}　生半夏_{二钱}　生川草乌_{三钱}　桃枝_{四钱切碎}　马钱_{二钱去毛制}　生南星_{一钱五分}　合研极细，晒干再研任用。

玉真人散_{如破伤风酒调涂每服三钱酒兑面最宜}

白附子_{五钱}　生南星_{三钱}　防风_{五钱}　明麻_{五钱}　羌活_{一钱}　白芷_{一两}　研细。

附方_{遍体可用}

白木耳_{一两焙}　苎麻_{五钱烧其研}　苏木_{一两}　煎水服或韭汁童便兑。

又方_{手足处最妙}

松根节_{一斤切片炒至烟尽，嫩松根亦可}　酒煮汁服。

又方

仙桃草_{此草出广西阳朔一带八九月内采之}阴干为末酒下一两。

四物汤[①]_{遍身痛血虚之人可也}

秦尾尖[①]_{三钱}　川芎_{一钱五分}　赤芍_{一钱五分}　生地_{三钱}　加苏木、红花_{各一钱}，气虚之人或大西洋参_{五钱}可也。

八珍汤_{遍身伤老人气弱气虚之可用}

西洋参_{一钱五分，腹痛用丹参}　漂苍术_{二钱五分}　茯苓_{二钱}　甘草_{八分}　归尾_{三钱}　川芎_{一钱五分}　赤芍_{一钱五分}　生地_{三钱}　入苏木_{一钱}　红花一钱

犀角地黄汤_{吐血下血或狂大热不宜破气用之}

明犀牛角_{二钱}　生地_{三钱}　丹皮_{一钱五分}　黄芩_{一钱五分}　红胡_{一钱}　生栀子_{抖一钱}　或加归尾_{三钱}　甘草_{八分}　桔梗_{一钱}　红花_{一钱}　陈皮_{一钱}　童便一杯兑服。

凉血地黄汤_{血分有热及鼻血不止吐血下血腹痛可用}

小生地黄_{五钱}　牡丹_{一钱五分}　生栀子_{一钱五分}　黄芩_{一钱}　归

---

① 秦尾尖：即秦川归尾。

尾_{一钱五分}　丹参_{二钱}　槐花_{三钱}　生地榆_{一钱}　辛夷_{一钱}　童便兑服或白马尿极妙。

十三太保丸_{遍用酒兑}

羌活_{一钱五分}　杜仲_{三钱}　吉根_{一钱五分}　续断_{三钱}　防风_{三钱}　官桂_{一钱}　台乌_{一钱}　灵仙_{二钱五分}　升麻_{一钱}　骨碎_{三钱}　乳香_{二钱五分}破故纸_{一钱}

追魂复还夺命丹_{遍用腹痛欲死用此神效}

山羊血_{三钱}　丹参_{二钱}　红花_{一钱五分}　生地_{三钱}　三棱_{一钱五分}田山七_{一钱}　莪术_{一钱五分}　丹皮_{一钱五分}　桃仁_{七粒去皮尖}　归尖_{五钱}茜根_{一钱}　乌叶_{一钱}　瘀血凝滞在腹作痛，酒兑童便下，马溺和白糖兑服尤妙。

固真汤

刘寄奴_{三钱}　王不留_{一钱五分}　羌活_{一钱五分}　防风_{一钱五分}　建菖①_{一钱五分}　白芷_{一钱五分}　生地_{三钱}　当归_{五钱}　广皮_{一钱五分}　秦艽_{三钱}　土鳖_{七只}　续断_{三钱}　苏节②为引酒兑。老损加甲珠，手足加桂枝。

起死回生丹

土鳖_{十一只}　乳香_{二钱}　豆砂_{一钱}　元寸_{二分}　巴霜③_{三分}　山羊血_{一两}　真血竭_{五钱}　合研童便下每一钱五分，小儿老弱人每五分。

救命夺魂丹

归尾_{一两五钱}　红花_{三钱}　土鳖_{十一只}　儿茶_{三钱}　血竭_{五钱}　赤芍_{八钱}　青皮_{二钱}　粉草_{一钱}　元寸_{三厘}　陈尿桶底下人中白_{一两}合研马溺调拌，阴干数次，童便下每一两。

夺命丹

陈粪砖_{一两五钱煅醋炙碎}　屑精人中白_{五钱}　生半夏_{二钱}　细辛_{二分}金箔_{五分火煅醋炙}　粉草_{一钱五分}　骨碎_{五钱}　上元寸_{五厘}　共研制，童

---

①　建菖：菖蒲。
②　苏节：苏木节。
③　巴霜：巴豆霜。

便下研，马溺拌，阴干再研数次更好，每酒下。

救命回生丹

田山七﹑三钱　母丁①﹑一粒　四生草﹑一两　官桂﹑一钱　血竭﹑五钱　上元寸﹑三厘　广香﹑一钱　仙桃草﹑二两五钱　马溺拌数次，阴干再研，酒童便下三钱。

三黄宝蜡丸、黎洞丸﹑二方治扑跌金枪，其妙无穷，但药味难以精治，故未录方

加味四物汤

香附﹑一钱五分　乌药﹑一钱　楂炭﹑一钱　条芩﹑一钱　砂仁﹑八分　白术﹑一钱　川芎﹑一钱　当归﹑五钱　酒芍﹑一钱　生地﹑三钱　粉草﹑八分

头部面破生半夏研水涂，广羊皮金剪贴，橄榄核磨涂，乌金纸贴听自落。头面诸伤破损出血急嚼生姜敷止，然后罨药，亦免伤口受风良方。

九味羌活﹑即和冲汤并治头风

羌活﹑一钱五分　防风﹑一钱五分　酒芩﹑一钱　白芷﹑一钱五分　川芎﹑一钱　苍术﹑二钱　生地﹑三钱　细辛﹑一分　甘草﹑七分　项后头顶加藁本，头兼足冷气逆倍细辛加麻黄，耳后加红胡，头痛有火热渴倍酒芩加石膏，头痛身重倍苍术，又兼吐涎沫、手足厥冷加法夏，大便闭加生军②，太阳头额眼目胃倍白芷加桔梗。

荆防灵仙散﹑头痛顶疼

荆芥﹑一钱五分　防风﹑一钱五分　灵仙﹑三钱　川芎﹑一钱　当归﹑三钱　藁本﹑二钱　薄荷﹑八分　羌活﹑一钱五分　陈皮﹑一钱　白芷﹑一钱五分　乳没﹑一钱五分　僵蚕﹑一钱五分　粉草﹑八分

生芪灵仙汤﹑头痛眼痒流泪并治眼目

生黄芪﹑一钱五分　当归﹑三钱　川芎﹑一钱五分　酒芍﹑一钱五分　生地﹑二钱五分　藁本﹑一钱　茯苓﹑一钱五分　苍耳﹑二钱五分炒　明麻﹑一钱　薄荷﹑一钱五分　蔓荆﹑一钱五分　西党③﹑四钱　白菊﹑一钱五分　七厘④﹑一钱五分

---

① 母丁：母丁香。

② 生军：即生大黄。

③ 西党：即党参。

④ 七厘：即蒺藜。

六味地黄丸_{血虚}

熟地_{八钱}　淮山_{五钱}　茯苓_{二钱五分}　丹皮_{一钱五分}　泽泻_{一钱}　枣皮_{八分}　眉棱骨痛去枣皮，虚寒加附桂，腹痛加丹参淮膝，口渴加五味。

眼部　伤时艾煮鸡蛋去壳，再煮用蛋揉眼去瘀血，亦有加红花、归尖、生地同煮，揉后再煮再揉，水熏气洗。

眼药附

生白矾_{一分}　真明雄_{一钱}　小云连_{一钱}　大梅片_{一钱五分}　雄胆_{一钱}　上元寸_{二分五厘}　飞甘石_{二钱}

荆防白菊散_{散肿除痛服}

荆芥_{一钱五分}　防风_{一钱五分}　白菊_{三钱}　西党_{一钱五分}　僵蚕_{一钱五分炒}　归尾_{三钱}　赤芍_{一钱五分}　谷精_{一钱五分}　粉草_{五分}　蛇退_{一条焙枯研}　起翳加青葙、木贼，蒙加门花①，伤痛加日月砂②，肿痛加苦参，热甚可亦加元参、连翘、艾叶。

敷叶法_{口敷尤妙，看伤之大小酌量，亦入白芷去银花}

拔瘀血取牛口涎调半夏末涂，神效。南瓜瓢子青绢包揉，若误割喉舌半断，并用前五味口嚼敷之神效。舌断熬膏噙之或好入口嚼溶，送入病人口内，自噙更妙。

又再附药味分数_{割颈嚼敷牙端根齿可}

归尾_{一两五钱}　生地_{一两五钱}　白芷_{一两}　红花_{三钱}　川柏_{五钱}

牙端部

六味汤

青皮_{一钱}　生地_{三钱}　升麻_{一钱}　荆芥_{一钱}　粉草_{五分}　石膏_{一钱五分}　上正中加连麦③，下正中加知柏④，上左加枳壳更

---

① 门花：即密蒙花。
② 日月砂：即夜明砂。
③ 连麦：连翘、麦冬。
④ 知柏：知母、黄柏。

黄①，下左加红胡②龙胆③。

灵仙枫藤汤 _{痛肿}

灵仙_{五钱}　枫藤_{三钱}　桂枝_{一钱五分}　石菖_{七分}　升麻_{八分}　细辛_{二分}　吉根_{一钱五分}　羌活_{一钱五分}　防风_{一钱五分}　槟榔_{一钱}　全皮_{一钱}　草节_{八分}　乳没_{共二钱}　赤芍_{一钱五分}　生地_{二钱}　老损加甲珠④_{一钱五分}，肘加酒芩_{一钱}、北召⑤、白芷、归尖、内消红。骨损加海马_{一条}，炙研然铜_{一钱醋炙火煅}，骨碎_{三钱}。

卫生济世汤 _{斑肩损骨}

刘寄奴_{二钱}　乳没_{共二钱}　羌活_{一钱五分}　当归_{三钱}　骨碎_{二钱}　红胡_{一钱}　山甲珠_{一钱五分}　白芷_{一钱五分}　玉丰⑥_{二钱}　桂枝_{一钱五分}　皂角刺_{一钱五分}　草节_{一钱}　酒煎入元寸细兑服。

两胁部

疏肝散 _{此散治左胁痛}

红柴胡_{一钱五分}　赤芍_{一钱五分}　陈皮_{一钱}　川芎_{一钱}　香附_{三钱}　枳壳_{一钱}　粉草_{八分}

推气散 _{此散医右胁}

片子姜⑦_{五钱}　郁金_{一钱}　枳壳_{八分}　吉根_{一钱}　桂心_{一钱}　粉草_{八分}　广皮_{八分}

柴胡片姜散 _{两胁坚硬兼腹痛瘀凝}

归尖_{二钱五分}　赤芍_{一钱五分}　红胡_{一钱}　片姜_{三钱}　桃仁_{十粒}　红花_{一钱}　花粉_{一钱五分}　三棱_{一钱}　甲珠_{一钱五分}　石菖_{一钱}

腰部

人参顺气散 _{偶感风寒}

西党_{五钱}　川芎_{一钱}　桔梗_{一钱五分}　白术_{二钱}　广皮_{一钱}　枳

---

① 更黄：桔梗、黄芩。
② 红胡：即柴胡。
③ 龙胆：龙胆草。
④ 甲珠：穿山甲。
⑤ 北召：连翘。
⑥ 玉丰：即郁金。
⑦ 片子姜：即姜黄下片姜。

壳一钱　台乌一钱五分　白芷一钱五分　麻绒七分　北姜一钱　甘草八分

敷法风寒老损

生川草乌各五钱　良姜一钱五分　胡椒一钱五分　羌活五钱　防风五钱　生姜一两　葱白一两　灰面炒黑　大枫子三钱去壳　研醋炒调敷。

又方一切老损至妙神方

生川草乌各五钱　苍术五钱　西硫黄三钱　皂牙三钱　细辛一钱五分　闹羊花一钱五分　研细入元寸等，用皮纸包成条，烧燃隔蒜片灸之。

又方手足痛弯亦效

生川草乌各三钱　姜黄一钱五分　生半夏二钱五分　五倍子一钱　内消红①二钱　山奈一钱五分　良姜一钱五分　灰面炒黑　姜葱抖汁酒调合敷。

救急方

川仲　破纸②三钱　肉桂一钱五分　首乌一钱五分　续断三钱　当归五钱　川芎一钱五分　北姜二钱五分　台乌一钱五分　酒煎。

灵仙杜故汤新损

灵仙三钱　川杜仲三钱　破纸一钱五分　骨碎三钱　台乌二钱　茴香一钱　乳没一钱五分　然铜一钱火煅醋灸　酒煎。

济生枸杞苁蓉汤老损虚弱

制大云③五钱　枸杞三钱　青盐一钱五分　建菖一钱五分　防风二钱五分　川杜仲五钱　白木耳一钱五分　焙研另兑　菟丝饼一钱　骨碎三钱　官桂一钱　台乌一钱五分　续断三钱　制首乌一钱　用酒煎。

腹痛

乌药沉香散瘀凝气滞

台乌一钱五分　沉香一钱　乳香二钱　没药二钱　人金一钱　苍

---

①　内消红：应为内红消，即红木香。
②　破纸：即破故纸。
③　制大云：即苁蓉。

术_{三钱} 藿香_{二钱} 赤苓_{一钱五分} 伏毛①_{一钱} 官桂_{一钱} 青皮_{一钱} 广皮_{一钱} 楂肉_{一钱五分} 元胡_{二钱五分} 草节_{一钱}

瘀血不行加桃仁、红花、王不留，大便闭加生军，凝结成团加山棱、莪术、元寸、硝黄，小便闭加木通、车前。

逐瘀汤_{酒兑}

刘寄奴_{二钱} 茜根_{一钱} 王不留_{一钱五分} 漆渣②_{八分可炒尽烟} 归尾_{三钱} 赤芍_{二钱} 生地_{三钱} 桃仁_{七粒} 红花_{一钱} 紫草_{一钱} 楂肉_{一钱五分} 青皮_{一钱} 苏木_{一钱五分}

十香丸_{气弱人忌用}

沉香_{一钱} 檀香_{五分} 母丁③_{一粒} 广香_{八分} 乳没_{一钱五分} 槟榔_{一钱} 茯苓_{一钱五分} 枳壳_{一钱} 台乌_{一钱五分} 官桂_{八分} 伏毛_{一钱} 藿更④_{三钱} 青皮_{一钱}

小腹胀痛加小茴研酒下三钱。

散瘀活血汤_{少林寺神效方}

当归_{三钱} 泽兰_{一钱} 桃仁_{七粒} 红花_{一钱} 川芎_{一钱} 苏木_{二钱五分} 丹皮_{一钱}

上至头顶后加藁本；下至会阴、胁加白芥；班顶加皂刺、甲珠、元寸；胸加枳壳；手骨痛加羌活、秦艽、桔梗；足加川膝；遍身筋骨加续断、桑寄生；喉加甘吉；气加香附、台乌；肓背加皂刺；心加建菖、良姜；头加羌活；腰加杜仲、故纸；肘加桂枝；咳逆加姜汁、苍术、朴陈；左肋加红胡；老积加三棱、莪术、甲珠聚结宜；右肋加片姜。

大成汤_{便闭腹痛随手而应}

根卜⑤_{一钱五分} 明粉_{八分兑} 生军_{三钱} 枳壳_{一钱} 归尖_{三钱} 木通_{一钱五分} 红花_{一钱} 广皮_{八分} 甘草_{七分} 苏木_{一钱}

复元活血汤

---

① 伏毛：即大腹皮。
② 漆渣：即干漆。
③ 母丁：母丁香。
④ 藿更：即藿香。
⑤ 根卜：即厚朴。

甲珠_{一钱五分}　瓜蒌子_{二钱}　红胡_{一钱}　桃仁_{九粒去皮尖}　红花_{一钱}
生军_{三钱}　甘草_{七分}　全归_{三钱}

脚部

海马独活汤

大海马_{一条炙焙研}　独活_{一钱五分}　秦艽_{三钱}　防己_{二钱}　续断_{三钱}
然铜_{一钱火煨醋炙}　当归_{三钱}　加皮_{一钱五分}　苡米_{三钱}　宣瓜①_{一钱五分}
桐皮_{一钱五分}　川膝_{一钱五分}　甘草_{八分}

湿重加苍术_{三钱}　升麻_{一钱}，老积加甲珠_{一钱五分}　元寸_{一厘}，
痛甚加乳没_{各一钱}。

当归拈痛汤_{湿热、红仲、溃烂、酒兑。}

归尾_{五钱}　羌活_{一钱五分}　防风_{一钱五分}　粉葛_{一钱}　升麻_{一钱}　苍
术_{三钱}　白术_{三钱}　朱苓_{二钱}　泽泻_{一钱五分}　苦参_{一钱}　酒芩_{一钱}　川
柏_{一钱五分}　知母_{一钱五分}　西呈②_{一钱五分}　甘草_{八分}

独活寄生汤

桑寄生_{三钱，难得真的续断代之亦可}　独活_{一钱五分}　细辛_{二分}　杜仲_{三钱}
川膝_{二钱}　秦艽_{三钱}　茯苓_{二钱}　粉草_{八分}　桂枝_{一钱五分}　赤芍_{一钱}
生地_{二钱五分}　防风_{二钱五分}　当归_{三钱}　川芎_{一钱}　西党_{五钱}

亦加海马、虎骨、然铜、骨碎；骨痛加羌活；湿加苡米、
加皮；痛甚加乳没。

五积散_{兼治脚气}

秦艽_{三钱}　白芷_{一钱}　陈皮_{一钱}　川朴_{一钱五分}　桔梗_{一钱五分}　枳
壳_{一钱}　川芎_{一钱}　酒芍_{二钱五分}　甘草_{八分}　茯苓_{二钱}　苍术_{三钱}　法
夏_{一钱五分}　北艽_{一钱五分}　桂枝_{二钱}

咳加麻绒去净灰；腹痛加藿香、香附、吴萸；骨节痛加羌
活、防风；寒入阴分以至骨痛，宜加附子。

年久损足疾不愈，合独活寄生汤；名交加敬，神效，浸酒
极妙。

下阴部

---

① 宣瓜：即木瓜。

② 西呈：待考。

洗浸方除红退肿薰气后洗煎服亦可

槟榔_{一钱五分} 红花_{一钱} 赤芍_{一钱五分} 苍术_{三钱} 草尖_{一钱五分} 归尾_{三钱} 生地_{三钱} 银花_{八分}

泽兰猪苓散

泽兰_{一钱五分} 猪苓_{一钱五分} 木通_{一钱五分} 车前_{一钱} 法石①_{一钱} 泽泻_{一钱} 小茴_{一钱} 丑牛②_{一钱} 草梢③_{一钱五分} 灯芯_{一元} 竹茹_{一元}

五苓散

猪苓_{一钱五分} 官桂_{一钱} 茯苓_{二钱} 白术_{三钱} 泽泻_{一钱}

小便赤痛加车前草尖；肾气加荔核、吴萸；丹田脐下痛加茴香，又有加故纸、胡桃；寒气加附子、川楝。

熬膏治油法

香油_{十斤} 桃柳槐④_{各二十一寸} 浸二十一日熬枯去渣入当归 木鳖 知母 细辛 白芷 文蛤⑤ 红橘 山慈菇 续断 巴豆肉合熬去渣枯任用。

琥珀膏

琥珀 续随子加入前油内浸，春五夏三秋七冬十日，熬枯去渣再熬滴水成珠。乳没、广丹炒黑，收锅，倾入水内，手扯不断，水浸任用。

止痛万应膏

生西庄⑥_{二两五钱} 浸油一斤枯去渣入乳没、广丹_{各二两五钱}炒黑收锅。

去腐生肌巴豆膏

香油_{四斤} 木鳖_{二十一只} 巴豆_{三十五粒去壳} 象皮_{切片} 甘石_{炒研} 甲珠_{四十九片} 生栀_{八十粒捣} 桃柳槐桑 芙蓉枝_{各九寸} 其熬枯去渣加血竭、儿茶、乳没、月石_{各三钱炒} 广丹收锅。

---

① 法石：即滑石。

② 丑牛：即黑白丑。

③ 草梢：甘草梢。

④ 桃柳槐：即桃树、柳树、槐树。

⑤ 文蛤：即海蛤壳。

⑥ 生西庄：待考。

生肌白膏

飞甘石，猪油抖和摊贴。

活血归黄膏

当归　生地_{各二两}　香油_{四两}　熬枯去渣，白蜡收锅。

拔风毒黄明膏

牛皮胶_{醋煮}　入炒广丹_{二钱}　轻粉_{一钱}　抖合任用。

追脓生肌白芷防风膏

前制油斤半，加白芷、防风_{各五两}，熬时入鸡蛋_{一元}，熟时取起去壳，同熬枯去渣，入蛋再熬，照见有影，出蛋收锅，加白醋_{五两}，黄蜡_{二两}，溶化和匀，收锅用时开水薰软贡川纸，趁热用竹片括匀，俟冷剪贴，日换数次。

拔除紫血黄香膏

制松香_{二两}入菜油抖槌千余下，入轻粉_{三钱}　银朱_{一钱}　白蜜_{一钱}又合抖槌入水内浸，愈陈愈好，治一急紫血臁疮，一张痊愈，愈后收入水内浸，次用神效。一张能医几人，不可弃之。

槌除胬肉黑龙膏

大熟地　乌梅肉均烧研　入黄香膏抖合用。

生肌玉红膏

香油_{一斤}　紫草　当归　血竭　轻粉　白蜡　白芷尖
红花

异人传授毒油膏_{见前接骨部}

红升丹_{升提拔毒之祖}

真豆砂①_{五钱}　正明雄②_{五钱}　火硝_{四两}　皂矾_{六钱}　生矾
水银

白降丹_{外科化腐去瘀除毒灵丹之祖}

真豆砂_{二两}　正明雄_{二两}　月石_{五钱}　火硝_{一两五钱}　食盐_{一两五钱}
枯矾_{一两五钱}　生白矾_{一两五钱}

---

①　真豆砂：水银炒成的砂子。

②　正明雄：即雄黄。

炼丹之法，选择天日德黄道月，如红升丹，先将水银炒成砂子，入各药合研，以不见水银星为度，入阳罐内或入小锅内，上用铁盖，要光亮可盖之，周围用石膏或盐押紧，秤锤押住，升三炷香久，取文武火三次为度。炼后用笔点水涂搽扇凉，次日取看。各丹炼法均同。凡丹内有水银，眼角上下、阴处禁用，无则不忌，切记切记。

拔毒生肌散四季随用脓甚去乳没加矾

生半夏　轻粉　甘石　正雄　儿茶　川柏　梅片　元寸
乳没

扫金夜光血口生肌秋夏季不宜

飞甘石　生半夏　真龙骨煅　象皮甘石炒切片　梅片　猴结①
元寸　白芷　猴结无真的用珍珠代之。

七肾丹治取铅码拔毒,并治无名肿毒去瘀

黑砂　红粉②　轻粉　正雄　硇砂月石可代　生明矾　真
血竭无真用珍珠代之

八圣云丹金枪至宝圣丹秋夏禁用

白茅根　荷蒂　萝卜子炒　草纸灰共研京墨水兑下。蒲
黄炒黑　芥炭　侧柏叶　龙骨煅　生地汁　童便兑服。

腹破肠出

麻油浸手，传肠上送入腹内，用小针穿粗发合细白丝线缝腹皮，将荞麦粉炒黑熬入腻粉麻油搽之，上用生肌玉红膏，牛皮纸摊贴或白芷膏亦可。取活鸡皮贴误割破腹妙极。

药线方，铅码伤筋，难以行刀，恐伤络，见血不止。即止愈后，总之难缩伸，后患不浅，用药线插入口内一宿，次日取去药条方可下钳，如骨碎并取不难。

砒粉　生矾　正雄　蟾酥　白丁香　硇砂无真月石降丹代
之　轻粉　元寸　共研酒化酥，合药成条，阴干任用，膏盖一日一夜取看，孔大方可下钳。

---

①　猴结：即猴枣。
②　红粉：即红升丹。

火疮药附

鲜地榆不拘多少，熬汁去枯渣，再熬成膏，入麻油，四天熏洗刷涂。

月白珍珠散_{见上金疮部}

汤火伤

吴萸_{四两}　乳没_{五钱}　梅片_{一钱}　柏叶汁合麻油涂。

又方

花雨石①_炼　龙骨　象皮　珍珠　甘石　元寸　梅片　生半夏　花雨石无真的，用真琥珀代之，冬末可用，夏季不宜。

月白珍珠散并治火疮，疮头多热，肌肉赤紫，塌崩神效。

珍珠_{五钱制碎}　青缸花②_{五钱}　轻粉　猪髓调抖或板油亦可。

如意凉血生肌散_{夏秋用}

黄柏　儿茶　白芷　生矾　正雄　白及　生半夏　珍珠元寸　陆片　小云连③

出血不止附方

疮口出血不止，服菜油一杯即止或麻油亦可；蜣螂焙研麻油调搽亦可

头上出血不止

花粉_{三钱}　白芷_{三钱}　姜黄_{一两}　赤芍_{五钱}　研水调熬头上或口嚼亦可。

甲珠、棉花、草纸，烧灰研细，传之有名神仙止血丹，此三味也。救急口嚼生姜敷之，俟换药万无一失。

误割神方

生地　归尖　白芷　红花口嚼溶敷。

吐血不止方

白及　乳香　西庄　川柏　银花　芙蓉花　共研，小麦炒黑，熬汁，用白蜜麻油合涂。

---

① 花雨石：花蕊石。
② 青缸花：青黛。
③ 小云连：产于云南之黄连。

又方

归尾_{四两} 麻油浸七日，熬枯去渣，入吴萸四六蜂房窝烧研灰，地龙白沙糖化水，白蜜白蜡入油内化，后入各药搅匀。

应急方名清凉膏

角子灰定水去浮灰一碗，入桐油_{二两五钱}或菜油麻油亦可，竹片搅成丝，如膏，鸭毛涂。

火疮服药

四顺清凉饮_{口干大小便闭,热毒功里}

羌活_{一钱五分} 防风_{一钱五分} 生栀子_{七粒} 北翘_{三钱} 归尾_{三钱} 粉草_{一钱} 赤芍_{二钱} 生军_{五钱} 灯草_{一元}

凉膈散_{口渴胃热唇燥便结}

荆芥_{二钱} 薄荷_{二钱} 生栀_{一钱五分} 西庄_{五钱} 粉草_{五分} 苦竹叶_{三钱} 元明粉_{一钱分兑} 生石膏_{二钱}

黄连解毒汤_{火毒攻心用之}

云连_{三钱} 川柏_{一钱} 酒芩_{一钱五分} 生栀_{一钱五分}

大小便闭，加西庄元明粉兑，亦合人中黄_{五钱}同煎服。

内疏黄连汤_{火狂驱渴燥极,便闭喜冷凉水}

归尾_{三钱} 槟榔_{一钱五分} 西庄_{五钱} 木通_{三钱} 赤芍_{二钱} 生栀_{一钱五分} 北翘_{三钱} 薄荷_{一钱} 酒芩_{一钱五分} 云连_{一钱五分} 吉根_{一钱} 甘草_{八分}

消毒饮子_{善去火毒}

生地_{五钱} 黄芩_{三钱} 北翘_{三钱五分} 牛子_{一钱五分} 红花_{一钱} 甘草_{八分} 赤芍_{二钱} 木通_{二钱} 明犀[①]_{三钱} 灯草_{六分}

初起鱼口便毒附方

用生葱抖白蜜，炒热敷上，神效方。

服仙方活命饮或神授卫生汤或入生军

附

仙方活命饮

金银花_{三钱} 防风_{二钱} 白芷_{一钱五分} 归尾_{二钱五分} 陈皮_{一钱}

————————————

① 明犀：犀角。

甘草节_{一钱}　贝母_{一钱五分}　花粉_{二钱五分}　乳没_{各一钱五分}　甲珠_{一钱五分}
皂茨片_{二钱}　赤芍_{一钱}　入酒一杯煎服。大便闭入生军。

　　神授卫生汤表里之剂，初起憎寒壮热生之。

　　防风_{一钱五分}　白芷_{一钱}　乳没_{各一钱}　沉香粉_{一钱}　皂刺_{二钱}　甲珠_{二钱}　羌活_{一钱}　红花_{一钱}　石决明_{一钱火煨}　连翘_{一钱五分}　银花_{一钱五分}　花粉_{二钱}　归尾_{三钱}　西庄黄_{四钱}　甘草节_{八分}　酒兑煎。

黄氏青囊全集秘目之二

疗证总论

见治疗证贵乎早，三阴三阳更宜晓；

在下宜灸上宜针，速医即愈缓难保。

诸疗，五脏皆可发。有现于形细，考详部位经络。疗症多繁，治法不一。盖疗如铁之状，其根极硬，深浅不一，大如葡萄，小如绿豆，随处可发。或食厚味，或中蛇虫之毒疫、死猪羊之害，受四时不正疫气，致生是症。此乃迅速火毒之病，有朝发夕死，亦有随发随亡，或三五一七不死，一月两月而亡。此系脏腑之乘逆性情之激变。初觉早治，十症十全；稍迟十全五六，失治十坏八九。初起项以上，三阳受毒，用铍针刺顶疮头四五分，排断疗根，出净恶血。随用立马回疗丹插入孔内，外巴膏盖之。如三阴受毒，极顽硬如石，推之不动，亦刺之。刺之如绵不痛者逆，可无一生之理。凡针疗根者，先出紫黑血，再挑至鲜血为度，用拔疗散插入孔内，用膏盖之。四五时药干，无水不痛再挑，此疗根未断也，药入水流为要。三四日疮头干燥，换琥珀膏贴之，托出疗根，九一丹撒之，黄连膏抹之。疗症怕软不怕硬，刺之如铁者顺，如绵者逆。

忌服温补之剂。

忌房劳、遗损、毒气以至攻心。

忌椒、酒、鱼、虾、鸡、海味、鹅肉、猪首、辛辣、生冷、气怒、诸香，经妇、孝服、犬疫等犯之多生反复，慎之。

敷药忌寒凉之药，逼毒攻里也。

黑膏药不宜太早，将溃可贴，以避风寒，喂脓长肉可也。

初起黄连不可早服，恐引毒归心。

初起有表里，神授卫生主之。

初起不潮不渴，仙方活命主之。

初起发汗，五味化疗饮酒煎，被盖汗之。

诸疗生各处，按部位经络形色，亦有缓急。头项胸背最急，手足之间稍缓。

疔走黄，速用芒针直竖，红线即是疔苗，刺出恶血，俱按疔治之。

疔之外，旁生一小疮，名曰应候。四围赤肿而不散漫者名曰护场。四旁多生小疮名曰满天星。有此者缓，无此者急症也。

疔初起，至四五日出白色而至青紫，疔头溃，内无七恶等症顺。

初起似疔非疔，灰色顶陷如鱼脐，似斑青紫黑疱，软陷无脓，内见七恶症者逆。

疔将近走黄，包服疔毒复生汤主之。

疔已经走黄，冷心烦闷，急下七星剑主之。

暗内二疔不用挑法，先将酥丸含化令尽，用冷水漱口，吐去毒涎，再用三丸嚼，葱白三寸包丸吞下，酒兑取汗。若暗内二疔初起，牙关紧急，用酥丸葱头煎汤灌之，似稍苏，治法如前。

内疔先发寒热腹痛数日，忽然肿起一块，如积是也。

暗疔未发，腋下先坚肿无头，次肿阴囊睾丸，突兀如筋头，寒热拘急焮痛者，是也。

羊毛疔，先看前后心，紫黑斑点颇有，用衣针挑破紫黑斑点，用黑豆研粉、荞麦粉、明雄共研烧酒，炒热青布包裹，由外圈入内，搓擦其毛，奔至后心，再擦后心，其毛拔于布上，急取埋之，忌茶水一日。

葡萄疔，猛然额上起一颗，紫色光亮，形似葡萄，顷刻，周身皆有，一见鼻血，即死无救。手腕软处，未出面，速用水银白纸揉热，水银擦之，或菊花饮，或菜油饮并服。亦治发无定处。

附手指部

大指太阳肺，次指阳明，大肠中指，厥阴心包络，四指少阳三焦，满指甲爪角内侧少阴心，外侧太阳小肠。

歌曰

手拇大指太阴肺，次指阳明太肠位；

中指厥阴心包络，四指少阳三焦是；

满指内侧少阴心，外侧太阳小肠配。

附足部

足大拇指太阴脾，次指阳明胃，中指厥阴肝，四指少阳胆，满指内侧少阴肾，外侧太阳膀胱。

歌曰

足拇大指太阴脾，次指阳明胃经宜；

三指厥阴肝部位，四指少阳胆属奇；

满指内侧少阴肾，外侧太阳膀胱兮。

附脉

火毒热症，洪数实大为顺，有力实热，沉极伏热，随其所见，细数为凶。

疔症最忌苧蔴花见者亡，头面部手足稍轻见者而加肿甚，速用胡麻刺炒黄为末，醋和敷。

疔症经络分门部位

颧疔属阳明胃，用酥丸取汗，后服黄连消毒饮。

印心疔又名眉心疔属督脉。

颊骨疔属阳明，风热服荆防败毒散，胃火甚凉膈散、清凉消毒饮。

龙泉差别人中属督脉。

虎须疔颏下属任脉肾，胃热又承浆服仙方活命饮、内疏黄连汤。

鼻疔多生孔中属肺，服酥丸取汗用，离宫锭子涂之。

黑疔多生耳窍属肾，毒甚服黄连消毒饮，疏解用黄连解毒汤清之。

反唇疔上下属胃脾。

锁口疔生嘴角属心脾。

牙疔齿缝属胃，大肠湿热亦生又即黑疔属肾，热毒黑色，擦拔疔散，作丸含服，黄连解毒汤主之。

舌疔，中心，边属脾，前丸含，甚者刺之服黄连解毒汤，兼下紫雪散搽、服。

黯疗生腋下，左肝右脾，服麦灵丹。

蛇头、天蛇疗，此二疗俱兼脾，无论在何指生指尖头是也：

蛇眼疗，生指甲侧；

蛇背疗，生甲后背指；

蛇腹疗又名鱼肚，生指中节中；

蛇节疗又名蛇节，指节上生；

泥鳅疽，偏指肿是也；

雄黄散治之。牡蛎二味研蜜调敷，酥丸涂之，服仙方活命饮主之，用琥珀膏盖之，服一方用明雄、牡蛎研末蜜调敷，即雄黄散，亦治指头疗。

五疗分论：

黄鼓疗，口角颧骨上红色，脾主；

白刃疗，腮白疱顶吐痰涎，肺主；

黑压疗，斑黑紫疱错目露睛，肾发；

紫燕疗，筋骨间指青舌强神昏乱，肝主；

火焰疗，唇指中黄红，心发主。

以上五疗发五脏，有形色，细考何部，辨经络，论阴阳上下之别。

红丝疗生手足、胸背、筋骨处，最忌红线攻心。

羊毛疗生前后心有紫红黑斑点，一有憎寒壮热，一有呕吐分别。

痘疗小儿多生，俗呼贼痘，发无定处。

正明雄一钱　紫草三钱　为末入胭脂汁调涂。

卷帘疗生舌根底，用披针刺破，忌刺舌根中，出净恶血，苦茶漱口，搽拔疗散，再用青黛、云连、硼砂、薄荷、细辛、僵虫共研吹之。

火珠疗，生鼻孔内，赤红针破，服泻金散，用黄连膏入片滴孔内。

忘汲疗，生眼沿，挑破用胭脂嚼汁涂蒲公英、野菊汁洗。

�虎疔，生耳内，肾毒，挑破，涂拔疔散。

燕窝疔，生腋下，面赤，服消毒饮，涂拔疔散。

注命疔，生足心，紫筋直透足股中，初用田螺水点之，次用慎火草绿豆抖汁敷。

透肠疔，生肛门内外，先用银花、防风汤洗之，次用轻粉片、白蔹共研末涂之，内服黄连解毒汤清之。

骊龙疔，生小便尿孔内，如小便闭塞急用蟾酥、牛黄、元寸研细，用细茶、黄连熬汁调药末，软稻心蘸入孔内，服消毒饮。

冷疔多生足底根处掌前下，铁粉散敷，用神灯照法，服十宣散，按经找寻紫色青筋，在膝弯下早刺去恶血无患。

疔有多般，择选形色经络部位，宜熟读勤看，按法施治，自然诸症皆宁。

膏丹丸散汤头歌味，分详附卷末。

正宗神授卫生汤防风表里之刘，皂甲羌芷交乳沉，归尾石决天花粉，银花红草酒生军。

凡疔症酥丸取汗为要，汗后解毒主之。

异人传砒砂雄黄散拔根入黄蜡成条存用，白矾朱砂与明雄，鲜酥入片公丁等，硇砂砒霜巴豆仁。

异人传蚤休散医恶疔疮取汗解表主之，飞天蜈蚣鲜水晶，佩剑出阵贼侵走，闻风斩怪有奇功。

异人传夺命将军一枝花，除表后用，七叶灵芝是吾家，腰间常佩斩仙剑，当今题奏凯歌归。

飞龙夺命丹南星毒内攻服一丸，作条纳疮口内，巴霜硇砂砒斑蝥，明雄乳香鹿丹麝膏盖去南心，蟾酥和丸治疔痈。

拔疔散治诸疔毒，硇砂白矾食盐殊，

等分研末纳患处，化硬搜根有奇攻。

五味消毒化疔饮，银花野菊蒲公英，

紫花地丁天葵子，皂刺酒煎发汗灵。

黄连解毒焮痛疮，服酥丸后急服清之，诸般疔症热躁狂，云连芩柏生栀子，大便结闭入大黄。

内疏黄连汤火狂火狂治，便闭呕渴燥饮凉，栀交薄草芩连吉，大黄归芍木槟榔。

消毒饮子芩生地，交牛红花甘草犀，

木通赤芍灯芯共，善却疔症火毒宜。

仙方活命饮金银金镒之首法也，山甲皂刺归尾陈，花粉乳没贝防草，赤芍白芷用酒熬。

解毒大青汤木通误灸毒内攻，用升麻吉根提出，中黄栀吉麦元参，知升竹叶石交煅或大便闭入生军，疮疔误灸毒内侵。

泻金散治火毒疔，面赤眼红鼻内疼，犀羚红花生地吉，赤芍苏叶甘草灵。

黄连消毒饮芪归，防己泽交连草陈，

苏木吉芩防膏柏，羌活知母地人参。

紫雪散医积热效喉痛吹之，每服一钱，沉香犀羚元参草，寒水朴硝朱砂片，灯芯竹叶共研搅。

黄连膏润诸疮疔，姜黄生地柏皮归尾，

麻油熬好将渣去，黄蜡收锅用贮存。

化疔内消蚤休，知贝甲及草天花，

皂乳银花赤芍酒，症病疔毒服轻加。

疔毒复生汤牡蛎恐毒内行攻心，欲连黄主之，银枝地骨交木通，皂军花粉牛乳没，头肿走黄服更灵。

七星剑呕热恶寒，疔毒走黄昏愦添，

麻木苍耳菊希见，蚤休地丁半枝莲。

异人传追风消毒饮防风心肝火毒，甚发狂火热，银花草吉射干羚，苦参蚤休黄野菊，虎骨犀角羌牙芷芩。

立马回疔丹雄朱入腊成条丸，轻粉乳酥麝白丁，砒霜蜈公硇砂研，疔疮用此根自除。

琥珀膏贴诸毒功，活瘀去腐化毒灵，

铅粉血轻朱椒珀，麻油白蜡共熬凝。

木香流气宣毒滞，苏芍芎归桔只宝，

乌药陈半伏毛芪，防榔青壳泽香煎。

人参清神疔毒溃，陈苓地骨寸冬归，

芪术柴远云连草，益气除烦热可推。

内托安神治警悸，疗疮针后无气虚，

芪术芩菖参麦草，远味元参枣陈皮。

内补十宣治冷疗，已成即溃未成消，

参芪吉朴芎归草，芷桂防风酒调加。

铁粉散医足冷疗，速去腐黑肌肉生，

广丹轻粉松香麝，香油熬贴入蜡凝。

金奶花酒法

银花（五两） 甘草（一两） 酒水共煎，加生黄芪（四两）名回毒金银花汤久食，永不生疗疽神效。

麦灵丹

蜘蛛（二十一只） 定心草 白灰面 用黄菊熬膏可合前药作丸（一钱）

拔疗疮根去腐

红膏法

广丹（一钱五分） 轻粉（一钱） 草马肉（一两） 松香嫩的（一两） 巴豆肉（五钱） 硇砂（一钱） 用斧槌千余下豆大安放孔上，黑膏盖之极妙。

清凉消毒散毒灭，明雄花粉乌药麝，

慈菇乳香黄柏研，鸡清蜜调治风热。

凉膈散医肺胃热，口渴唇焦便燥结，

芩薄栀翘石膏草，芒硝大黄苦竹叶。

荆防败毒治初疮皂刺野菊引、憎寒壮热汗出良，羌独前柴荆防吉，参芩芎芷甘草强。

回教治疗消风毒，全蝎七只蝉蜕菊，

土苓公英白姜虫，效验神方师传授。

五月五日午时炼蟾酥丸方：

蟾酥（二钱）酒化 铜录 轻粉 枯矾 寒水石煅 胆矾 明雄 乳没 元寸（以上各一钱） 朱砂（三钱） 蜗牛（二十一只） 捣烂合成丸条。

附鱼脐疗部：

鱼脐疗疮：

疔头白疱痛不可忍，肉下有红线，潮热，令人烦闷，恐其颠倒难救也。似新火针疮四边赤、中央黑可刺之，刺之不痛即杀人也。疮肿黑壮狭长是也。一因风毒蕴结，二因气血凝滞，三因误食不正瘟疫之气，又名鱼睛。

《卫生宝鉴》用生白丸_{五钱}，煨葱和丸酒下二钱五分，孕妇忌。

崔氏用枯矾面糊丸饼贴之，溃甚脓多用之。

《普济》① 用砒朱米和丸酒下，名走马丹。

《外台》② 用蛇退煎水服。

《直指》③ 用蛇退烧灰，鸡子清调涂。

崔氏用瞿麦烧灰涂之。

《千金》④ 用饴糖涂之干者烧灰敷。

又腊月腊鱼头、乱发共烧灰，鸡溏粪和涂之。

《外台》用白苣菜叶抖汁入孔中。

《危氏》⑤ 用丝瓜叶连须、葱、韭菜共捣汁服，兑酒汁服，渣敷。疔在左敷左腋下，在右贴右腋下，在脚左贴左，右同。如在中部贴中心。用布条缚住，肉内红线皆白不用，如潮热亦用，令人抱住恐颤难救矣。

疔疮恶肿，一赤根，已笃者，不破则毒入腹，破无血逆有骨疔。有入腹者，疔毒伤风作肿者，有肿未破者，有拔取黄者，有拔根考。

赤根疔肿：

白米粉熬黑蜜调涂之。

《千金》用马牙烧灰猪脂调涂拔根法。

通云论狗宝丸：狗宝_{八分} 酥_{二钱} 梅片_{二钱} 元寸_{一钱} 酒和丸每绿豆大，三丸。葱白嚼包，吞酒下，取汗。服流气追毒

---

① 《普济》：指宋·许叔微《普济本事方》。

② 《外台》：即唐·王焘《外台秘要》。

③ 《直指》：即唐·《直指方》。

④ 《千金》：即唐·孙思邈《备急千金要方》。

⑤ 《危氏》：指元·危亦林《世医得效方》。

药，贴拔毒膏，《普济》鼠粪乱发烧灰涂入。

已笃：土蜂房_{一只} 蛇退_{一条}，黄泥裹烧存性_{一钱} 酒下，顷刻大痛痛止，其毒化黄水也。

又九月九采鞭蓉叶干研，井水调涂。

次用蚯蚓螺_{一只}捣敷。

已笃用：枣树刺_{七只} 丁香_{七枚} 烧灰入小儿粪调敷。

《外台》拔根用：斑蝥_{一只} 捻破入疔疮上，针刺米字形，涂之封好根即出也。

《千金》拔根：蜘蛛捣烂醋和，挑疮四畔血出根稍露。

《刘禹锡》①：元和十一年，柳州救三死，柳树上大黑壳虫，粪泥中生，用蜜汤浸死，焙为末，醋调敷。

葛洪《肘后》用蜣螂心贴之拔根神效，忌服羊肉。即《刘禹锡》之方虫也。

十三疗：

《千金》用春三月上建日取天门精叶，夏三月上建日取枝名枸杞，秋三月上建日取子名却老冬，冬三月上建日取根名地骨，曝干为末入牛黄、皂刺、赤小豆、乱头发烧研为丸，酒下二钱，日下三次。

鲍氏马疗用：山甲烧灰、贝母等分研酒调服，用下药利去恶物。

疔疮发汗：

捷径用陈老石灰_{十分}，黑油纸伞烧灰_{一分}，先用水，次用香油入末搅匀，沸汤一盏，被盖取汗。

保寿堂：凡生手足处，疮起发痒，身热恶寒，或麻木，极毒之疔也，急用针刺破，挤去恶血，俟血尽口含井水吮至水温，再换吮至痛痒皆止即愈，极妙法也。

《普济》疔肿拔根用：铁渣_{研粉一两} 轻粉_{一钱} 元寸_{一分} 共没药末纳入口内，醋调面糊盖。

小儿痘疗：

---

① 《刘禹锡》：指唐·刘禹锡著《传信方》。

明雄_{一钱}　紫草_{三钱}　为末入胭脂汁调涂。疹痘治用破烂用野菊花、苍耳叶捣汁服渣敷。

牛耳垢、人耳垢亦可，盐泥、蒲公英汁调敷。

水疔：色黄，麻木不痛。

暗疔：疮凸色红使人昏狂，并刺四畔切不可缓。《普济》用银杏去皮浸油取汁敷。

又柏树根，经行路者取二寸许，去皮捣，用井水调下，待泻过以三角杏仁捣，浸油涂。《圣济总录》。

疔疮伤风：

《圣惠》[①]　用白马屎炒熨五十遍。

《普济》用驴屎炒熨五十遍。

疔疮黑凹：

《圣惠》用头发扎住，用常春藤叶捣汁和蜜服。用葱捣蜜敷。

疔疮恶毒：速针刺，无血名着骨疔，再针手指甲末，刺出又无血，即刺脚大拇指，又刺无血必难医。也用透骨膏：天牛_{四只}，大树中食木之心虫，亦有蝎子化此天牛，有一角者名独角仙，此虫有黑角如八字或天螺头代之，亦蜗牛名，蟾酥_{五分}，巴豆肉_{七粒}，砒霜、正明雄、元寸、公丁共研化黄蜡和条丸收存听用，安疔疮顶孔内，膏盖，忌冷水。

危氏用蛇酥白灰面为丸，梧子大，安放舌下，即黄出也。

拔取疔毒：蟾酥、白面、广丹共为丸，麦子大，纳入孔中，水澄膏贴之。

极重用酥_{一钱}，巴豆肉_{四粒}捣烂，饭糊丸，绿豆大，每服一丸，姜汤下。良久用萹蓄根、黄荆子研，酒兑服，取行四五次，以粥补之。

乾坤秘韫

《普济》用腊月猪胆汁和生葱、蜜捣敷。

疔疮入腹：

---

①　圣惠：即宋·王怀隐等《太平圣惠方》。

《圣惠》用牡猪屎绞汁服之。

《肘后》用白犬血涂之。

又白犬溺服之。

五月五日取牡犬屎烧灰敷。并治马鞍疮。

又黑牛耳垢敷之。

《广济》[①] 用青羊屎煎汁服。

《肘后》用白马牙齿烧灰涂入孔内，纸封灭灰面四围肿处，候干用醋洗尽面，其根自出。

疔疮取汗

附神验方：

王不留行煎水入蟾酥丸吞，取汗。

菊花叶捣汁服，冬用根。

槐花_{四两}酒煎服。

海马入明雄研同诸药涂。

除表后服方

夺命将军一枝花即血三七花，一名七叶灵芝，阴干，煎服，或鲜叶可挤汁服，飞龙夺命丹疗毒内攻服一小丸，研末以黄蜡成条纳入疔疮口内，上用膏药盖之，一日一换，可去南星。

巴豆霜_{七分}　番白硇砂_{五分}　无真的不用　白砒霜_{五分}　斑蝥虫_{一双}　制乳香_{五分}　真明雄黄_{一钱}　鹿角霜_{三分}　广丹_{三分}　蟾酥_{六分}　真麝香_{二分}

拔疔散_{治诸疔毒化硬搜根}

番白硇砂_{一钱}　生白矾_{五分}　食盐_{一分}　共乳细纳入疔口内并用膏叶盖之。

五味消毒化疔饮_{酒兑煎服取汁}

金银花_{三钱}　蒲公英_{二钱五分}　紫花地丁草_{二钱五分}　菊花_{三钱}　天葵子_{二钱}　皂刺_{一钱五分}为引。

黄连解毒汤方见上卷末。

---

① 广济：指唐·《广济方》。

内疏黄边汤方见上卷末。

消毒饮子方见上卷末。

仙方活命饮方见上卷末。

解毒大毒汤误灸疗毒内攻，此方加升麻、桔梗，大便结加生军。

皂夹灸研入麝涂。

苍耳根捣童便兑汁服，入葱酒取汗。醋灰调渣敷，拔根用。

山慈菇入苍耳擂汁服，酒兑取汗。

石蒜煎服下取汗。

益草酒煎下取汗。

白芷入少许姜擂，酒服取汗。

蒲公英酒煎下取汗。

大戟入乳香、枯矾末，酒兑下取汗。

疗症治方汤歌见前。

神授卫生汤方见上卷末。

砒砂雄黄散：无论诸疗用披针刺开疗顶，用此药条纳入疗内，用膏药盖之，一日一换，拔除疗根神效。

白砒炼成霜　朱砂　明雄黄　生白矾　鲜蟾酥以上各五分　上梅片二分　白公丁麻雀屎坐起者可用二粒　巴豆仁三粒　硇砂盐硇不可用，共研细末用黄蜡成条收存听用。

蚤休散：服之取汗解表，治一切恶疗。

蚤休即血山七兜，飞天蜈蚣草名红马鞭草，覆地形似蜈蚣者，鲜水晶花苗并桄均收存阳干听用，煎水服。

大青板五钱　木通二钱　人中黄一钱　□□□一钱　淡竹叶一钱桔梗一钱五分　麦冬一钱　元参三钱　知母一钱五分　煅石膏一钱升麻二分

泻金散：面赤，白眼多红，鼻疼痛，肺经火毒服之。

犀角片一钱　羚羊角一钱五分　红花一钱　生地二钱　桔梗一钱五分赤芍一钱五分　甘草节五分　苏叶一片

黄连消毒饮：疔疮日久，气血两亏，阳明头痛顶疼小便黄。

生黄芪_{一钱五分}　防己_{一钱五分}　泽泻_{一钱}　连翘_{一钱五分}　草节_{五分}

陈皮_{五分}　川黄连_{一钱}　苏木_{五分}　桔梗_{一钱}　防风_{二钱}　黄芩_{一钱}

全当归_{三钱}　川柏_{一钱五分}　羌活_{一钱}　知母_{一钱}　生地_{三钱}　元参_{二钱}

少林寺真传跌打刀伤药本

原抄　无名氏
点校　汤耿民
助校　韦春德
审定　韦以宗

少林寺真传跌打刀伤药本

（一）跌打受伤对口穴，舌尖伸出，饮食不进，言语不得，抬头不起，伤于筋骨，要掌对门穴，用药服：

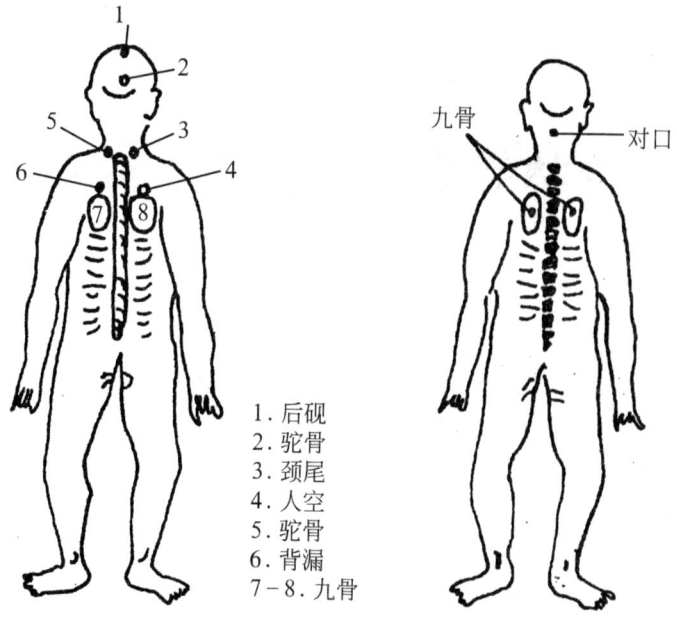

1. 后砚
2. 驼骨
3. 颈尾
4. 人空
5. 驼骨
6. 背漏
7-8. 九骨

图7　背漏人空穴图　　　　图8　对口穴图

肉桂—钱　云苓—钱　白芷—钱　云皮—钱　红花—钱半　麝香—分　芡实—钱二　木香七分　甘草—钱半　熟地—钱半

用福圆五枚为引，好酒煎服。

若舌不收，再服萝卜汤。

（二）跌打受伤背漏人空穴，半年一载，咳嗽黄肿，四肢无力，子午潮热，用药服：

当归—钱半　泽兰—钱二　碎补—钱　寄生—钱　槟榔—钱　乳香—钱,去油　没药—钱,去油　红花—钱二　苍术—钱　核桃肉—钱,去油　金毛狗—钱半　甘草—钱　川芎—钱　地榆—钱　菟丝子—钱二

用圆肉为引，好酒煎服。

少林寺真传跌打刀伤药本　　　　　　·243·

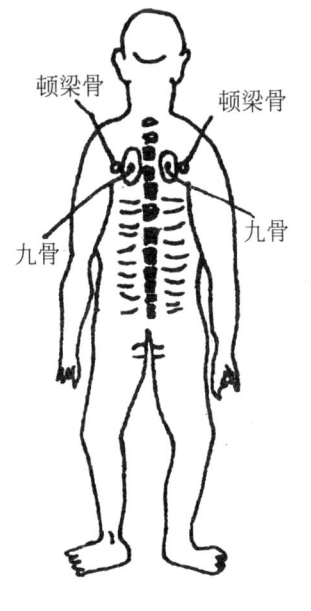

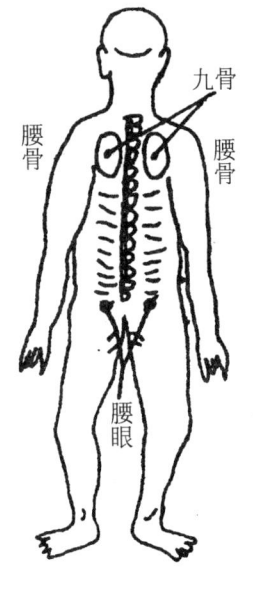

图9　背脊顿梁穴图　　　　　　图10　腰骨腰眼穴图

再服：

桃仁七粒　归身一钱半　红花一钱　乳香一钱,去油　没药一钱,去油

秦艽一钱　核桃肉二钱,去油　续断一钱半　紫苏一钱

用黑枣为引，好酒煎服。

再服平胃散：

苍术一钱　陈皮八分　厚朴一钱　黄芪一钱二　加皮一钱　菟丝

子一钱　黄芩一钱　枸杞一钱半　砂仁一钱二

炼蜜为丸，好酒吞服三钱，忌食葱。

（三）跌打受伤背脊顿梁穴，乃为大穴，肺贴于此，肺伤

则经身体无力，头晕不起，疼痛难当，咳嗽吐血，服药：

地榆一钱　粟壳三个　桃仁七粒　红花一钱　乳香一钱　猴骨一钱

虎骨一钱　桑寄一钱　木香五分　碎补一钱　龙骨一钱　梁隔一钱

甘草一钱

用红枣五枚为引，童便好酒煎服。

金毛狗　地榆　韭根　红花　乳香　没药　捣烂敷患处。

再服：

熟地_{一钱半}　云苓_{一钱半}　白芷_{一钱}　秦艽_{一钱}　沉香_{八分}　桔梗_{一钱}　羌活_{一钱}　杜仲_{一钱}　续断_{一钱}　龙骨_{一钱，火煅}　梁隔_{一钱，去油}　甘草_{一钱}

用贼骨头草为引，好酒煎服。

（四）跌打受伤腰骨、腰眼，此乃大穴。或棍伤、或拳伤落腰者，不必服药。拳伤者，可以医治，根穴于背筋，腰不能起，用药服：

肉桂_{一分}　龙骨_{一钱}　郁金_{二钱}　枣仁_{一钱}　加皮_{一钱}　红花_{一钱}　甘草_{一钱}　虎骨_{一钱}　土鳖_{三对}　香附_{一钱}　能麻①_{一钱}　木香_{六分半}　梁隔_{一钱}

用藕节、旱草节二十四为引。

外用敷药：

肉桂　芥菜子　没药　乳香

共为末用鸡蛋清闷敷。

再服药：

茜草_{一钱}　桂枝_{一钱}　云苓_{一钱半}　丹皮_{一钱}　碎补_{一钱}　寄生_{一钱}　故纸_{一钱}　加皮_{一钱}　梁隔_{一钱}　杜仲_{一钱半}　甘草_{一钱}

童便为引，好酒煎服。

（五）跌打受伤尾结骨，为铜壶滴漏穴，乃是大穴。大便不收，小便长流，腹内疼痛，用药服：

附子_{一钱}　黄芪_{一钱半}　当归_{一钱二分}　茯苓_{一钱二}　白芍_{一钱}　血竭_{一钱}　茯神_{一钱二}　乳香_{一钱，去油}　没药_{一钱，去油}　陈皮_{一钱}　升麻_{八分}　玄胡_{一钱}　小茴_{一钱}　甘草_{一钱}

用红枣为引，好酒煎服，服后血入小便，不必再服。若大便已收，小便略回，又服药。

再服：

故纸_{一钱半}　猪苓_{一钱}　车前_{八分}　乌药_{一钱}　桂枝_{一钱}　丹皮_{一钱}　然铜_{五分}　小茴_{一钱}　泽兰_{一钱}　沉香_{八分}　山药_{一钱}　木

---

①　能麻：苎麻的麻片。

少林寺真传跌打刀伤药本　　·245·

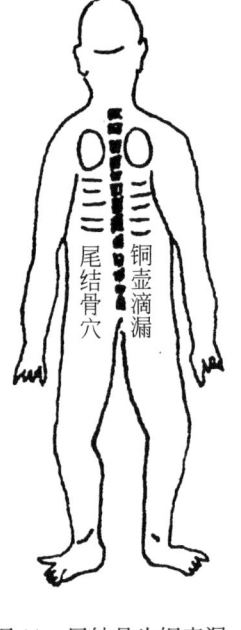

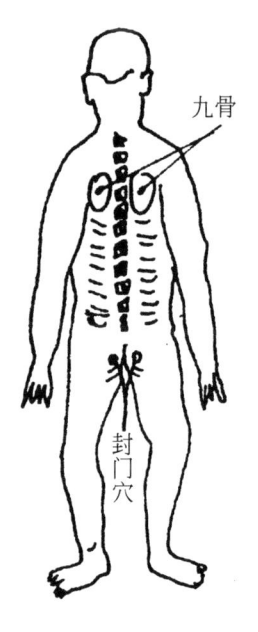

图 11　尾结骨为铜壶漏　　　图 12　下窍封门穴

香五分　白蜡一钱　甘草一钱

用红枣为引，好酒煲服。

（六）跌打受伤下窍封门，此乃大穴，死在地，要拿活服药，先服七叶一枝花后服药：

故纸一钱　桔梗一钱　丹皮一钱　红花二钱　木通一钱　肉桂八分　云苓一钱半　木瓜一钱　三七一钱　大茴一钱　乳香一钱,去油　没药一钱,去油　甘草一钱　独活一钱

用灶心土为引，酒煎服。再服：

滑石八分　龙骨一钱　乌药一钱　枣皮一钱　朱砂三分　紫金皮二钱　茯神一钱　莲须一钱　秦艽一钱　续断二钱　厚朴一钱　云苓一钱　人中白八分

煎服。

生地一钱　当归一钱半　脚樟一钱　木香一钱　碎补一钱　桑寄一钱　乳香一钱,去油　木通一钱　红花一钱　甘草二钱　白茄根一钱

白胶香$_{一钱}$　海南降香$_{一钱}$　地南蛇$_{一钱}$

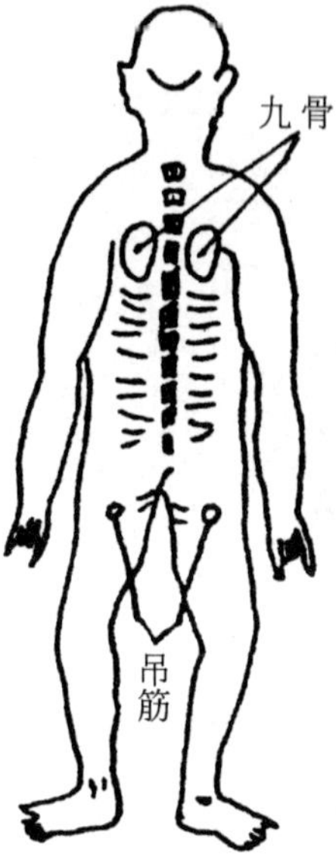

图 13　吊筋穴

用好酒煎服。

治跌打受伤疼痛方

枳壳$_{一钱半}$　归尾$_{二钱}$　桃仁$_{一钱半}$　乳香$_{一钱}$　没药$_{一钱}$　红花$_{一钱,酒洗}$　酒军$_{一钱半}$　牛膝$_{一钱}$　三棱$_{一钱}$　正田七$_{一钱半,研末另包}$　川芎$_{一钱半}$

或不要田七加莪术$_{二钱}$，净煎加酒一盅服。

跌打死于地下，不能言语，看手指甲有活血能走者，可治。

熊胆　冰片　麝香$_{以上各二分}$　朱砂　辰砂　红花　乳香　没药$_{以上各一钱}$　共为细末，童便开列。

伤头：加川芎煲黄酒，开红药散$_{三钱}$服。

伤手：加桂枝煲黄酒，开红药散$_{三钱}$服。

伤脚：加牛膝煲黄酒，开红药散$_{一钱}$，黄药散$_{二钱}$服。

伤肚：用枳壳煲水，开红药散$_{三钱}$服。

少林寺真传跌打刀伤药本　　·247·

久伤：先用黄药散五钱酒开服，后用红药散五钱酒服。

老年风伤骨痛用红药散、黄药散各二钱，姜汁黄酒开服。

凡跌打伤骨，早晨先用鸡蛋一双煮黄酒送下，后用红药散一钱五分，黄药散一钱五分调服。

凡伤及脐以上先饮蛋酒后服药。

凡伤及脐下则空心服药，后用黑鸡一双，重八七两之间，连皮槌烂，加五倍四两炒，研末和匀敷患处，一二日痊愈。又用酒饼三个，红谷米三合①，樟脑一两共研末，用姜汁、面粉和匀，共敷患处。

凡跌打损伤手指有活血能走者难治。

黄药散方

三七一两　赤芍一两　车前一两　牛膝二两　泽兰一两　三棱二两
莪术二两　木通二两　归尾一两五钱　苍耳子四两　红花一两五钱
大黄一两五钱

共研为极细末。

红药散方

乳香　螵蛸　没药　粉草　白蜡　白芷　儿茶以上各一两　麝香四分　雄黄二钱

共研为极细末。红黄二药散封贮候用。

药水浸手硬如铁方：

红花　牛膝　白及　川芎　滑石　防风　半夏　羌活　蝉酥　青皮　辣椒各四两　川乌　象皮　乳香　竹鸟②　枫子③仙花④　加皮　逐茸⑤　草麻根各八两　女附子二个　黄蜂巢二个
虎掌一对　熊掌一双　川椒十两　假芋头⑥一斤　鹰爪一双　白硇砂一两　青盐一斤　老蜡一埕半

---

① 三合：即三升。

② 竹鸟：即竹蜂。

③ 枫子：大枫子。

④ 仙花：凤仙花。

⑤ 逐茸：待考。

⑥ 假芋头：野芋头。

同药烧滚和暖放下浸，如蚁咬一样，要炼七十日成功，忌房事，每日浸两次。

浸大力黑豆方（力举千斤）

熟地　木瓜　白仙花　杞子　没药　加皮　乳香　红花　巴戟　地骨皮　续断　牛膝　玉竹_{各二两,酒炒}　杜仲_{一两}　碎补_{一两}　鹿茸_{一两}　白茯①_{二两,乳香汁制}　然铜_{四两,醋炒七次}

用水二十四碗煎至十碗，回渣用水十碗煎至五碗，除净渣，用乌豆_{五升}同药水煲熟，此豆晒干，每早服三钱，淡盐汤送下，食过一月之间，力举千斤。

洗药水大力方：

黄鹰爪_{二两}　象皮_{三两}　核桃_{四两}　青皮_{四两}　熊胆_{二两}　荜芨_{二两}　川革艾_{三两}　续断_{三两三钱}　川乌_{三钱}　山甲_{三两三}　朴硝_{三两}　胆矾_{三两}　天蓬草_{三钱}　灵芝_{四两}　榴皮_{四两}　然铜_{二两半}　地骨皮_{八两}　木鳖子_{七个}　透骨草_{三两三钱}

用老醋八升入镬，将药煎数滚，若无力可先将象皮、然铜、鹰爪根煎数滚，对浸洗之。

打损伤之症，因气血不行动，或因失血伤风，故成血片攻心未散，故此其病症端然无穷。失血伤风昏迷在地，不省人事，牙关紧闭，或因痰塞不能立语。

今将伤形开列于后，教人仔细看症，万无一失：

伤顶门破骨入脑者难治。

伤眼尾左右魂睛血流不止者死。

伤两耳大筋流血不止者死。

伤背脊题骨②膏肓者难治。

伤乳头上第三条骨节，手肉自收，医终须损。

伤正尾龙骨一百步之外而死。

伤腰眼肋之处难治。

---

① 白茯：白茯苓。

② 题骨：肩胛骨。

少林寺真传跌打刀伤药本　　　·249·

伤大髀①大筋流血不止者死。

伤大小肠有屎者死。

伤口及连肉黑者难治，舌黑者死。

妇人伤乳不治，伤孕妇不治。

受伤气速不治，受伤笑者不治。

受伤眼开者不治，服药不纳者死。

以上所伤之症皆难治。

伤出肠用米醋、茶、油温洗，其后用米醋、迷魂丸救之。若牙关紧闭用通关散吹入鼻中。若牙较②痰涎塞壅，用活痰散以酒送下。服药知痛者，用定痛散以泰和酒、童便和匀服之。

跌打上步药方：

泽泻　玄胡　郁金　红花　川乌　桂枝　半夏　生栀子
姜黄　破石③　加皮　碎补　千年健各二钱

若骨痛者除碎补加羌活、独活各二钱用泰和酒煎服。

跌打中步方：

玄胡　郁金　灵芝　桃仁　加皮　破石　羌活　千年健
独活　防风　荆芥　栀子　泽泻　茯神　当归　红花各二钱　酒
煎服。

跌打上步方：

人参一钱　黄芪一钱　生地二钱　熟地二钱　当归一钱　防风五分
薄荷一钱　甘草五分　生姜三片　酒煎服。

跌打中步方：

当归一钱　赤芍一钱　红花一钱　生地二钱　防风一钱　羌活一钱
没药一钱　桃仁一钱　桔梗一钱半　甘草五分　酒煎服。

跌打下步方：

木通一钱　枳壳一钱　陈皮七分　生地二钱　归尾一钱　甘草六分
羌活一钱　红花七分　酒煎服。

---

① 大髀：股骨大粗隆部位。

② 牙较：即牙关，颌关节部位。

③ 破石：穿破石。

跌打追风或伤破血、伤无血通用：

川芎　白芷　豆蔻　砂仁　紫苏各二钱　酒煎服。或呕吐肚痛加藿香二钱酒煎服。

跌打下部方：

羌活　独活　木瓜　薏米　玄胡　千年健　破石　红花牛膝各二钱　酒煎服。

跌打竹、木钉伤入内方：

三赖①　鹅屎　乌梅　桃仁　扁鱼胆　老妇人旧梳煅存性共槌烂敷上即出。

跌打受疼痛方：

枳壳一钱半　川花②一钱,酒洗　归尾二钱　桃仁一钱半　乳香一钱没药一钱　酒军一钱半　桂枝一钱　牛膝　三棱一钱　川芎一钱半　正田七一钱半,研末另包

或不要田七加莪术二钱，净煎加酒冲服。

老金丹：

治跌打损伤生肌埋口。

松香一斤　枫乳香一斤　白醋二两

三味用夏布袋一个将药放在袋内用山水煮滚，冷槌一百为度，又以清再煮滚，再槌至水清为度，加寄生枝和埋煮之，晒干研末，取新出黑鸡仔两口，黄鳝骨二两共存性，但有跌打损伤用老金丹一两、鳝骨鸡灰三钱便愈。

跌打大便不通方：

当归　川芎　白药　炙草　炙芪　白茯　熟地　白术　大黄　桃仁　红花　郁金　灵芝　木香各三钱

或加元胡以止痛酒煎服。

跌打小便不通方：

乳香五分,去油　没药五分,去油　红花一钱　牙皂六分　木香一钱丁香一钱　川乌一钱　然铜二钱,煅　羌活一钱　苏木一钱半　归尾二钱

---

①　三赖：山柰。

②　川花：四川产红花。

大黄二钱　生地二钱　沉香二分　山甲一钱　白芍一钱　枳壳一钱　血竭一钱　蜈蚣四条,去头足　柴胡一钱　朴硝六分　闹羊花五分用酒煎服。

跌打损伤肿痛方：

归尾　红花　乳香　没药　黑香①　木香　枳壳　桔梗　川芎　丹皮　荆芥　桃仁　沉香　栀子　赤芍　血竭　虎骨各一钱

共为细末，童便开服或用酒研服。伤头加川芎、升麻各一钱，伤手加桂枝、续断各一钱半，伤脚加牛膝、加皮各一钱，伤背加羌活、独活各一钱半，伤心加辰砂、琥珀、田七各一钱，伤腰加牛膝、续断、杜仲各一钱半，伤左右胁加青皮、荆芥、防风各二钱。各伤皆用酒研药散二钱服。

跌打浑身全痛大小便不通方：

红花　归尾　赤芍　木香　木耳　加皮　元胡　白芷　毛茹　三棱　莪术　乳香　没药　厚朴　沉香　枳壳各一钱　酒煎服。

跌打指甲黑色方：

红花　归尾　赤芍　虎骨　苏木　香附　元胡　桃仁　桔梗　没药　陈皮　乳香　甘草　炙芪各一钱　酒煎服。

立愈折骨消肿止痛膏：

乳香二钱　没药三钱　血余二钱　降香二钱　象皮二钱　川连一钱　碎补三钱　血竭一钱　血珀一钱　泽泻二钱　槐角二钱　田七一钱　冰片一钱　羊胆八个

烧灰灰面二两，老酒、童便煮烂，调成糊敷上患处，用杉皮夹住，带扎紧，十日痊愈。

消肿夹骨膏：

草乌二钱　川乌五分　南星五分　半夏五分　田七一钱　牛胶②五钱　川连五分　红黄二钱　牙皂三钱　北辛③三钱　酒饼二两　红

---

①　黑香：檀香。
②　牛胶：牛皮胶。
③　北辛：北细辛。

谷米_{二钱} 羊胆_{五个}

共为细末，先用酒溶化牛胶再用姜汁、葱白灰面和匀，和药开成如膏，有黑肿另加黑醋、然铜二味，煎过后将药膏敷上扎好，五日痊愈。

板子棍伤方：

碎补 红花 木耳 续断_{各一钱} 红枣_{三个} 酒煎服。

又方：

樟树皮_{二两} 乳香_{五钱} 没药_{五钱} 牛枝子①_{五钱} 生地_{五钱} 木耳_{五钱}

共为末，酒开敷患处。

跌打损伤神方_{续筋续骨去瘀活血}：

安息油_{三钱} 阿胶_{三钱} 琥珀_{一钱} 牛黄_{三分} 干葛_{三钱} 乳香_{一钱} 没药_{一钱} 熟地_{三钱} 西根②_{二钱} 生地_{三钱} 麝香_{一分} 冰片_{二分} 熊胆_{五分} 田七_{一钱}

共为末，炼蜜为丸，每重一钱，朱砂、金箔为衣，酒开服。

跌打周身定痛丸：

黄芩 生地 桔梗 没药 田七 桂枝 薄荷 独活 象皮 紫苏 元参 木香 青皮 羌活 防风 檀香 郁金 红花_{各一钱} 元胡_{五分} 墙泥_{三钱} 丁香_{五分} 北辛_{一钱半} 降香_{一钱半}

共为细末。后生草药：

急性子 还魂草 韩信草 白莲草 田基黄 金钱草 独脚龙 飞腾草 七叶草 泽兰根_{各三钱} 麝香_{三分}

共为细末，蜜炼为丸，每个二钱，泰和酒，童便开服，忌食鹅肉。

跌打膏药方_{治寒温气骨节瘀痛俱效}：

生川乌 生附子 杜仲 灵仙 生地 丹皮 京子皮③

---

① 牛枝子：山栀子。

② 西根：茜草根。

③ 京子皮：紫荆皮。

羌活　防风　加皮　白芷　甘松　赤芍　黄柏各一两　良姜　大黄　三棱　莪术各五钱　肉桂八钱　北辛三两　麻油三斤　桐油一斤

入油浸三日煮焦去渣入黄丹四两、铅粉四两、松香一斤，煮至滴水成珠又入百草霜四两、麝香五分、琥珀末四两，和匀，然后用罂载好浸入水中，拔去火毒贮用。

跌打续手足方百峰山大王传：

木耳一钱　香信一钱　姜肉一钱　葱头一钱

共槌烂和灰面，酒头煮成膏敷患处几个时辰即愈。后用醋煲猪蹄，伤左食猪左蹄，伤右食猪右蹄即愈。

跌打接骨丹：

川乌二钱　木香五钱　乳香三钱　肉桂五钱　没药三钱　苦地头①二两　然铜二两,煅　灵仙五钱　田七三钱　碎补五钱　羌活一两　泽兰三钱　丁香三钱　无名异三两

共为细末，每服二钱，酒送下，忌食茶。

跌打止血丸：

田七三钱　栀子三钱　大黄三钱　朴硝一钱　续断三钱　郁金　存胶②　碎补　元胡　佛手　墙泥　枳壳　生地　红花　苏木　元参　血竭　桃仁　牛膝　地龙各一钱

共为细末，炼蜜为丸，每服二钱。

大黄三钱,酒炒　黄芩一钱　黄连二钱　黄柏三钱　雄黄二钱　田七三钱　血竭五分　熊胆一钱　墙泥二钱,酒炒　然铜五钱　儿茶三钱　金边蜞③二钱,炙

共为细末，老酒、童便开服，每服二钱。

跌打止痛消肿丸：

珍珠一钱　琥珀二钱　大黄三钱,醋炒　牛膝一钱半　阿胶二钱　没药二钱　然铜二钱　血竭二钱　田七一钱半　雄黄三钱　乳香二钱　儿茶二钱　冰片一钱　墙泥二钱　麝香四分　鸦片二分

---

①　苦地头：地胆草。

②　存胶：待考。

③　金边蜞：金边蚂蟥。

共为细末，炼蜜为丸，每个二钱，金箔十张为衣，用童便、太和酒开服。

跌打服食言：

碎补_{一钱}　红花_{七分}　木耳_{一钱}　续断_{一钱}　红枣_{三个}

用酒煎服。用白扁豆叶同生酒糟槌烂敷患处，白麻根亦可。

刀伤止血止痛第一方：

用至陈旧棕绳无霉烂更好，用瓦器封固，煅灰候用，真仙方也。

刀伤止血散：

老松香_{五钱}　降香_{二钱}　共为细末。

刀伤跌打方

还魂草　千锤打　鹅不食　金樱子　偷骨酸①　水杨梅　石兰_{各一两}　雄黄_{五钱}　朱砂_{五钱}

周身伤加红花_{三钱}，木香_{三分}，麝香_{一分}；伤头加川芎；伤手加桂枝；伤两脚加半夏；伤心加地龙；伤腌加生地；伤腰加杜仲；伤肚加熟大黄；伤脚加牛膝、加皮。用酒煎服，服后用药渣敷患处。

跌打刀伤方_{张公道传下}：

急性子　半边莲　田基黄　土三七　鹅不食　驳骨丹　五加皮　白麻根　大黄　北辛　黄柏　白芷_{各一钱}

共为丸，每个二钱，朱砂为衣，酒开服，刀伤用水开敷，跌打用酒开敷。

驳骨方：

黄柏　大黄　江香②　白芷　当归　加皮　川芎　黄芩　北辛_{以上九味各一钱五分}　再用生草药：闹羊花　小蓉叶③　土三七　鹅不食　桑树叶　青桃叶　驳骨草　急性子　半边莲　白麻根

---

① 偷骨酸：文名透骨消，草药名。

② 江香：瑞香。

③ 小蓉叶：小叶椿树叶。

生蛤仔　田基黄_{各二钱}

生鸡仔一双同药捶烂，用泰和酒炖熟取汁，加鸦片烟三钱同汁饮之，将渣敷伤处，用杉皮夹紧，先饮后敷渣，要戒口一月可效。

风湿跌打药酒方_{梁财信传下}：

大牛膝　赤芍　灵芝　天麻　半夏　草薢　防风　西秦艽续断　红花　莪术　当归　角刺　泽兰　乳香　川杜仲　香附桃仁　桂枝　加皮　防己　羌活　没药　川木瓜　碎补　三棱丹皮　川乌　鲜皮①　巴戟　草乌_炙　薏米　山甲　桑寄生川芎　独活　故纸

英雄丸：

刑杖打不痛，先饮后打。

田七_{三钱}　木鳖肉_{四钱}　花椒_{四钱}　熊胆　乳香_{五钱}　没药_{五钱}陀僧_{六钱,水浸}　然铜_{一两,醋煅九次}　培龙②_{三钱}　牛膝_{三钱}

用酒开服。

跌打药汤方：

还魂草　血见愁　川杜仲　川芎　白芷　防风　牛膝　桂枝　红花　归尾_{各一钱}　碎补_{一两,炒}

水一碗煎至五六七分，冲酒一盅，开八宝一钱服。

跌打八宝丹：

虎骨_{四两}　朱砂_{四两}　田七_{四两}　雄黄_{三钱}　牛黄_{一钱半}　木香_{五钱}　沉香_{三钱}　乳香_{一钱}　没药_{一钱}　熊胆_{四分}

共为细末，每服一钱，酒开服。

跌打敷药方：

生甘乌　生川乌　生南星　北细辛　碎补　牙皂　红花生栀子_{各一钱}　没药_{五钱}　樟脑_{二两}

共为末同草药捶烂，用酒开调，敷患处自愈。

八宝生肌散：

---

①　鲜皮：白鲜皮。
②　培龙：火焙龙骨。

龙骨_{钱半}　寒水石_{一两半}　赤石脂_{一钱}　儿茶　田七_{一钱半}　梅片_{一钱半}　血竭_{一钱半}　乳香_{一钱半}

共为极细末。

跌打蟠桃接骨丹_{断骨折骨合用：}

田七_{二钱}　川芎_{二钱}　黄芩_{三钱}　元胡_{一钱}　没药_{二钱}　乳香_{二钱}　黄柏_{二钱}　血竭_{二钱}　枯矾_{五分}　石脂_{二钱}　大黄_{五钱}　木患子_{十八个}　丁香_{二钱}　川连_{一钱半}　雄黄_{五分}　赤芍_{三钱}　佛手_{二钱}　郁金_{二钱}　木香_{二钱}　琥珀_{二钱}　龙骨_{二钱}　红香①_{二钱}　儿茶_{一钱}　闹羊花_{二钱}　沉香_{一钱}

共为细末，每服二钱，泰和酒送下。

跌打断筋骨手脚方：

田七_{一钱}　白葛_{二钱}　大黄_{三钱}　雄黄_{一钱}　苍术_{二钱}　黄丹_{三钱}　连翘_{三钱}　姜黄_{二钱}　白及_{三钱}　然铜_{二钱}　桂枝_{三钱}　羊胆_{一个}　红香_{二钱}　梅片_{三分}　川芎_{二钱}　川麝_{三分}　生栀子_{三钱}

共为细末，用灰面煮糊开药敷患处，用油纸扎实。

大力丸：

当归_{一两,酒炒}　川芎_{二两}　杜仲_{二两}　牛膝_{二两,醋炒}　虎骨_{四两}　土戒②_{三两}　加皮_{二两}　然铜_{二两}　名异_{一两半}　炙芪_{一两}　没药_{一两}　乳香_{一两}　杞子_{一两半}　飘箔③_{二两}　丝饼④_{一两}　蒙花_{一两,煅}　茸片_{三两}　牛蒡根_{一两,醋炒}　牛筋_{一两,绿豆水浸煲过切片用酒炒老}

共为细末，炼蜜为丸，如菜子大，每早晨空心服二钱，盐汤送下。

经验跌打药酒方_{可饮可搽：}

芦回_{四两,又句象胆,又名黑鬼血}　川芎_{三两}　血竭_{一两}　红花_{三两半}　然铜_{四两,醋制}　乳香_{五两}　白芷_{三两}　白矾_{二两}　归尾_{二两}　碎补_{三两}　寮刀竹⑤_{四两}　炙仙_{二两}　赤芍_{三两五钱}　没药_{五两}　金边土鳖_{二两}

---

①　红香：红木香。
②　土戒：待考。
③　飘泊：金箔。
④　丝饼：菟丝子饼。
⑤　寮刀竹：草药名，又名了刁竹。

浸又料酒四十升。

跌打上部痛方：

川芎三钱　当归一钱　没药一钱半　赤芍二钱　防风一钱　白芷二钱　苏木三钱　红花三钱　生地二钱　羌活一钱半　乳香二钱　桃仁十粒　田七末二钱,另包药水冲服

净水煎服。

跌打中部痛方：

杜仲二钱　枳壳二钱　桃仁二十粒　元胡一钱半　没药二钱　乳香二钱　红花三钱　苏木五钱　防风一钱半　赤芍一钱　羌活一钱半　当归三钱　生地二钱　木香一钱半　田七末二钱,加包药,水冲服

加双蒸酒二两同水煎服。

经验跌打下部痛方

牛膝二钱　红花三钱　没药二钱　羌活二钱　生地二钱　防风一钱半　归尾一钱半　苏木三钱　桃仁十五粒　加皮二钱　赤芍二钱　乳香二钱　独活一钱半　田七末三钱,另包药,水冲服

加双蒸酒一两同水煎服。

跌打丸方：

生军一两　血竭四钱　红花六钱　泽兰八钱　川芎四钱　碎补六钱　苏木一两　桂枝四钱　没药六钱,去油　归尾八钱　姜黄一两　桃仁一两,去皮　儿茶四钱　然铜六钱,醋淬　猴骨六钱　白芷四钱　山枝一两　寄奴一两　赤芍六钱　牛膝六钱　降香四钱　乳香六钱,去油　田七两半　半夏四钱

上药二十四味共为极细末，炼老蜜为丸，短每重一钱半，共四百个，用蜡壳封固，如遇碰肿跌伤及拷伤筋骨，用酒开搽，若症重者用童便开服，酒开服亦可，须多服数丸，仍用酒开搽。

风湿周身骨痛药酒方：

凤凰肠　蓖麻根　千年健　宽筋藤　金樱根　千里香　过山风　石菖蒲　大风艾　毛老虎　寸苗根　韩信草　虾铨草　猪仔粒　桑寄生　小尾风　钻地龙　透骨消　入地龙　走马胎　半枫荷　牡丹皮　川破石　过江龙　九龙根　松寄生　毛麝香

鸡骨香　威灵仙　白茄根　爬山虎

共用好酒浸。

北黄芪一两　大熟地一两　五加皮六钱　大当归一钱　地干六钱
川杜仲六钱　千年健六钱　川续断一两　十里香六钱　茄根一钱　北
杞子一两　川木瓜六钱　大牛膝二钱　威灵仙六钱　松节四钱

用水酒升半炖此药一支香，久待冷时加双料浸之三日
可饮。

保肾水壮体润颜药酒方：

玉竹三两　全归二两　红杞三两　天麻一两半　秦艽二两　枇
叶一两　天冬三两　杜仲二两　白菊五钱　桂枝五钱　桑寄生二两或用
圆肉四两

用水酒二斤润药熬熟，入双料酒一埕浸数日可饮，再用加
猪筋鹿筋茸塾炖胶入内更妙。

肥儿散方：

白茯苓　扁豆去皮　建莲去心,饭蒸　云楂去核　螵蛸去皮制,各四钱
党参一钱半　怀山五钱　麦芽三钱,炒　珍珠叶二钱　炙芪三钱　薏
仁一两,炒　麻仁三钱

共为细末。

惊风散方此方无头绪并不叙明急慢惊风不可乱用：

单黄四分　冰片一分半　甘草一分　原麝一分半　全蝎三分　朱
砂四分　羌活三分　珍珠一分　钩藤三分　川莲二分　牛黄三分　胆
星二分　琥珀□□　天麻四分　金箔七张

共为细末，姜汤或米炒用开服。

小儿月外单方不可乱用。

花粉　靛抱①　扶明②　冰片

共为细末，用鹅毛挑入口内。

此二方不叙明月外何症，又不叙明急慢惊风，不可乱投，
慎之。

---

① 靛抱：染布用蓝靛。
② 扶明：明矾。

捶红方：

归尾一钱　银花一钱　黄芩八分　黄柏八分　木通一钱　赤芍一钱　甘草五分　滑石一钱　苏木五分　生军八分　川边七分　栀子一钱　连翘一钱　花粉二钱

净水煮，空心服。

痢症方此方红白赤痢不论，初起日久亦可。

乌梅七个　红枣七个　圆眼七个　建莲七个　灯心七寸　罂粟壳七个

同煲和蜜糖即效。

治反复腹泻方：

益智煲水食即效。

小肠气痛方：

茱萸三钱　半夏三钱　陈皮三钱　小茴三钱　赤茯三钱　荔枝核三钱　猪苓三钱　甘草三钱　槟榔三钱　柑核三钱　青皮三钱　木通三钱

加生姜二片，灯心五条每条五寸，合净水煎服。

又方：

佛手干　武夷茶　麦冬　同煎饮。

风火牙痛方：

白芷二钱　牙皂一钱　北细辛二钱　熟石膏四钱　旧咸榄四个

共为末搽之痛即效。

虚火牙痛方：

正牛黄八分　明目石一钱　冰片二钱　姜蚕二钱　焰硝①一钱

共为末，磁碟封密，或用小的亦可。

又方：

入地金牛五钱　北细辛一钱　鸡屎果蓬②一扎　荆芥一钱　防风一钱　生地二钱

煲水食之极效。

---

① 焰硝：火硝。

② 鸡屎果蓬：草药名，其藤名鸡尿藤。

搽疗方：

九龙丹_{五分}　珍珠　牛黄　川连　黄柏　梅片_{各二分}

共为细末，蕉树水开搽。

疗方药钱：

牛黄_{三分}　琥珀_{三分}　珍珠_{三分}　蟾酥_{二分}　麝香_{一分}　神砂_{一钱}
樟脑_{一钱}　加百草霜、土狗五只用鼻闻之，煲绿豆水含自然消，吉安。

祛毒八仙丹：

南星　半夏　川乌　草乌　光故　木鳖　雄黄　樟脑　姜黄　干三棱_{各一两}　白及_{二两}

共研细末。此丹不论阴阳疮，凡阴疮者加干三棱、浮萍、酒糟捣匀敷之；如阳疮加芙蓉叶或瓜子叶、白薯莨、白番瓜、白饭叶、五爪龙、血见愁、文树兰、蒲公英、冬瓜仔、飞天藤、狼毒，以上各草药但得一二味凑成，用酒糟和药捣匀敷之，如无酒糟免之亦可。

干湿癞药方：

枫子肉_{三十粒}　胆矾_{二钱}　水银_{三钱}　樟脑_{二钱}　枯矾_{二钱}　麻子_{二钱}　川麝香　信石_{五厘}

共为细末擦之。

周身骨痛方：

当归　黄芪　川芎　首乌　泽兰　龟甲　木瓜　南藤　灵草　年健　正田七_{各四钱}　加红枣_{三个}、乌豆_{一两}，煎服愈。

恶痛大疮方：

生栀子　生黄柏　生大黄　生川乌　生草乌　乳香　没药
百足_{二条}

用铜钱二三文和匀擂烂敷上即愈。

白花膏：

能治诸疮未埋口用。

白扁豆花　白菊花　葵花　灯盏花　面豆花　蜡梅花

用麻油_{一升}将此花浸一月之间，入用全归_{一两}、生地_{一两半}，用麻油_{八两}煮去渣，每斤油入黄蜡_{二两}煮匀后，没药_{三钱}　冰片_{五分}

白蜡_{四钱}　铅粉_{五钱}，另加羊油_{四两}　扁鱼油_{四两}　鱼油_{四两}
麻油_{四两}，煮黑去渣，将前药花油入埋内，搅成药膏度听用。

万应千捶膏：八宝膏

乳香　没药　铜绿　巴豆　萆麻仁　火麻仁　木鳖仁
松香

伤科七厘散：

血竭_{二两}　朱砂　红花　乳香　没药_{各二钱}　儿茶_{六钱八分}　冰
片　麝香_{各二分四厘}

研末混匀，每服二分。

少林寺存下班中跌打妇科
万应良方

原抄　冯润田
点校　汤耿民
助校　韦春德
审定　韦以宗

真传万应刀伤药方

乳香　没药　马前_{去毛皮}

麻黄　共为细末忌食

每服药银一毛

存心赠送功德无量

序

神农尝百草，治病有方。仲景编医书，内外方备。夫人生莫甚于疾病，莫甚于痛苦，是以外科一道，不可不讲求也。弟见世上之被刀伤跌打道心常恻焉，因弟自幼从师，成童学艺，感师传授方书，乃按通身脉穴骨节部位，如有刀伤、跌伤、打伤，按部发药莫不奏效。今不自忖量，共装成部，付坊印刷，以便乡村诸同胞有此症者，可免痛苦之患，亦无性命之虞，虽不能救困扶危，亦岂无小补也哉。愿世上有心世道诸同胞，广为印送，则弟感情不尽也，是为序。

                         …………………………………… 番禺员峤冯润田氏谨识

（一）通身药水方

丹皮_{一钱五分}　羌活_{一钱}　生地_{一钱二分}　土鳖_{七分}　血竭_{一钱}　石菖蒲_{一钱}　茜草_{一钱半}　当归_{一钱二分}　田七_{一钱}　然铜_{一钱}　木香_{一钱半}　赤芍_{一钱}　青皮_{五分}　乳香_{五分}　没药_{五分}　茯苓_{一钱}

烧酒热服。

（二）跌打受伤两耳开空穴名黄蜂巢，耳伤用脚筋之管，晕死在地要拿沟子穴[①]，服药：

灵仙_{二钱}　虎茨[②]_{一钱}　当归_{一钱半}　木通_{一钱}　山草_{一钱半}　木香_{八分}　云苓_{一钱}　脚樟_{一钱}　甘草_{一钱半}

用童便和酒热服。

---

① 沟子穴：即人中穴。

② 虎茨：疑为"虎蓟"，即大蓟。

少林寺存下班中跌打妇科万应良方　　·265·

（三）跌打受伤太阳太阴二穴①，血瘀两目晕在地，目中出血，服后药：

用七厘散：

龙骨一钱　辰砂一钱　三七一钱　琥珀一钱　血竭一钱　人中白一钱　沉香一钱　乳香一钱半,去油　自然铜一钱　没药一钱半,去油　山羊血一钱，如无用土鳖二钱代之。

共为细末，好酒调服一钱。

又用八宝散点：

珍珠一钱，用豆腐者　滑石一钱　甘石②一钱　薄荷水煮，后用火煅，丹砂八分　乳香一钱

共为细末，重筛，点患处即愈。

（四）跌打受伤脾骨③或拳伤，棍伤如断者用，敷，服药：

木香六分　灵砂一钱　茯神二钱二分　花粉一钱　然铜一钱　川乌一钱　脚樟④一钱　独活一钱　甘草一钱　牛子一钱　丹皮一钱　龙骨一钱,火煅　乳香一钱,去油　没药一钱,去油　红花一钱

共为末，好酒服。

敷药方：

桂子⑤一钱六分　花椒一钱　葱地蚯蚓五钱　土鳖五钱　麝香二分　酒药七分

共捣烂用好酒麻油调敷。

（五）跌打受伤胁下为双燕入洞，看他左右：在左四肢无力，黄瘦吐血；在右半身不遂，气血走于七孔，用敷：

桂枝一钱　羌活八分　云苓一钱九分　陈皮一钱　赤芍一钱　大腹皮一钱　柴胡一钱　紫苏一钱　木通一钱　半夏一钱　青皮一钱九分　双白皮一钱二　甘草一钱

---

①　太阳太阴二穴：即太阳穴，位于眉梢与外眼角中间，向后约 1 寸凹陷处，左谓"太阳"右谓"太阴"，合称"太阳太阴"。

②　甘石：炉甘石。

③　脾骨：应当"髀骨"，即股骨上段之古称。

④　脚樟：一名矮樟，即乌药。

⑤　桂子：肉桂树长的子。

用生姜为引，酒热童便一小杯对服。

再服：

官桂_{六分}　橘红_{一钱}　腹皮_{一钱}　桑白_{一钱}　青皮_{一钱}　陈皮_{一钱}　红花_{一钱半}　桃仁_{七粒}　乳香_{一钱,去油}　没药_{一钱,去油}　秦艽_{一钱}　柴胡_{一钱}　云苓_{一钱半}　鳖甲_{一钱半}　半夏_{一钱}　丹皮_{一钱}　木香_{六分}　桂枝_{一钱}

用福莲①为引酒煲服。

又服：

人参_{八分}　云苓_{一钱半}　三七_{一钱}　银花_{一钱}　苍术_{一钱}　香附_{一钱}　红花_{一钱}

用藕为引，酒煲服。

若伤右胁亦用服药：

当归_{一钱三分}　白芷_{一钱}　秦艽_{一钱}　川芎_{一钱}　红曲②_{一钱}　木香_{一钱}　赤芍_{一钱}　朱砂_{五分}　沉香_{一钱}　栀子_{一钱}　血竭_{一钱}　桃仁_{七粒}　甘草_{一钱}　用童便为引，好酒煲服。

再服七厘散：

血竭_{一钱}　人中白_{一钱}　田七_{一钱半}　乳香_{一钱半,去油}　甘石_{一钱半,炒}　白皮_{一钱}　柏叶_{一钱半}　紫草绒_{一钱}　当归_{一钱半}　生地_{一钱二分}　没药_{一钱半,去油}　龙骨_{九分}　然铜_{一钱二}　丹皮_{一钱,水飞}　木香_{一钱}

共研为末，用肉汤调服。

又服：

河车_{一钱}　乌药_{一钱}　白芷_{一钱}　杜仲_{一钱}　橘红_{一钱}　熟地_{一钱}　云皮_{二钱}　青皮_{一钱}　神曲_{一钱}　枳实_{一钱}　云苓_{一钱}　砂仁_{一钱}　三七_{一钱}　连翘_{一钱半}　茜草_{一钱}

共研末，用肉汤调服一钱即愈。

---

①　福莲：福建产莲子。

②　红曲：为曲霉科真菌紫色红曲霉 Monascus purpureus Went 寄生在粳米上而成的红曲米。甘温，入肝脾大肠经。活血化瘀，健胃消食，治产后恶露不净，瘀滞腹痛，食积饱胀，赤白痢等。

（六）跌打受伤挂榜穴，此乃大穴，偏身麻痹，或寒或热，伤肠内积血成块，四肢无力，用药服：

大黄八分　红花一钱　苏木一钱　木香六分　泽兰一钱　桃仁七粒
当归一钱半　陈皮八分　土鳖一钱　寄生一钱　木通一钱

用生姜为引，好酒炒服。

再服：

生地一钱半　砂仁一钱二　黄芪一钱　赤芍一钱　红花一钱　肉桂九分　白芍一钱　云苓一钱半　乳香一钱半,去油　白芍一钱　没药一钱,去油　甘草一钱　巡骨风①半钱　砂仁一钱　甘草一钱

用元肉五分为引。

（七）跌打受伤左右凤尾②，此乃大穴，血气不行，腰眼疼痛，人又黄肿，如伤断积血有瘀，大便不通，身体不和，用药内服外敷。

服药用合夕风③一钱五分：

寄生一钱　加皮一钱　红花一钱　木香五分　甘草一钱　干葛八分
半夏一钱　虎骨一钱一分　玉桂六分　木通八分　升麻四分　土鳖三只
山甲一钱　乳香一钱,去油　没药一钱,去油　故纸一钱　五龙草④一把

葱为引，酒煲服。

外用敷方：

乳香　没药　红曲　土鳖　五龙草　麻根⑤　姜葱

再服方：

秦艽一钱　土鳖一钱　红花一钱　麻骨⑥一钱二　续断一钱　玉

---

① 巡骨风：又名寻骨风，为马兜铃科植物绵毛马兜铃 Aristolochia mollissima Hance 的根茎或全草。苦、平，功能祛风活血，消肿止痛，治风湿痹痛，跌打损伤，脘腹疼痛，疝痛。煎服本品所含的挥发油及总生物碱对大鼠实验性关节炎有明显预防作用；煎剂在体外对葡萄球菌有抑制作用。

② 凤尾：会阴部位，一说"长强"穴部位。

③ 合夕风：疑为合欢皮。

④ 五龙草：疑为乌蔹莓，又名五爪龙。

⑤ 麻根：为桑科植物大麻（Cannbis sativa L.）的根，其果实即火麻仁。功效活血化瘀止血，治跌打损伤及血崩、带下、难产、淋病等。

⑥ 麻骨：苎麻去了麻片的杆。

桂_{八分} 生地_{一钱} 加皮_{一钱} 甘草_{一钱}

用童便为引，酒煲服。

（八）跌打受伤双燕入洞下为仙人夺印穴，伤呼吸疼痛，用药服：

青皮_{一钱} 鳖甲_{一钱半} 柴胡_{一钱} 红花_{一钱} 苏木_{一钱} 没药_{一钱，去油} 乳香_{一钱，去油} 土鳖_{一钱} 陈皮_{一钱} 半夏_{八分} 槟榔_{八分} 当归_{一钱} 生地_{一钱}

用童便、藕节为引，好酒煎服。

再服：

孩骨七厘散，重四服，轻二服，便痊愈。

（九）跌打受伤桥空此乃鼻梁名架穴，用药服：

当归_{一钱} 白芍_{一钱} 茯神_{一钱半} 黄芪_{一钱} 贯众_{一钱} 红花_{一钱半} 甘草_{一钱} 香附_{一钱} 青木香_{一钱}

灯心为引煎服，用好酒煲之。

（十）跌打受伤鼻不为烟空穴，血滴不止，用药服：

血竭_{一钱} 茜草_{一钱} 桔梗_{一钱半} 杜仲_{一钱} 白术_{一钱半} 红花_{一钱} 连翘_{一钱} 独活_{一钱} 生柏叶_{一钱}

用葱为引，水酒煲服。

（十一）跌打受伤牙背牙腮，此乃小穴，看他左右。若在左移掇右边，若在右移掇左边，用药服：

铁马鞭^①_{一把} 碎补_{一钱半} 桑寄_{一钱} 活血丹_{一钱} 金不换^②_{七叶} 加皮_{一钱半} 脚樟_{一钱} 白牙丹_{一钱二} 牛七_{一钱} 泽兰_{一钱半} 白麻骨_{一钱半} 草麻_{一钱}

为细末好酒调服。

舌尖吐出在外后井窝，用灯火一点自收。

（十二）跌打受伤舌咽穴，此乃小穴，用药服平胃散：

苍术_{一钱} 加皮_{一钱} 甘草_{一钱} 陈皮_{一钱} 香附_{一钱二} 厚朴_{一钱} 砂仁_{一钱二}

---

① 铁马鞭：为豆科植物铁马鞭全草，功能利水渗湿，活血化瘀。

② 金不换：参三七，一名"田七"。

好酒调服。

乳香—钱半,去油　没药—钱半,去油

用好酒调服，治血势不行。

再服：

麝香—二分　桃仁—七粒　生地—钱　木香—八分　云苓—钱半　三
七—钱半　羌活—钱　加皮—钱　独活—钱　木通—钱　活血丹—钱

用藕节为引，好酒煲服。

（十三）跌打受伤上娇咽喉正穴，伤了食管，饮食不进，
伤了血气，不能行走，晕死在地，要开关节，用拿沟子穴，
服药：

五虎下西川方：

麝香—分　半夏—钱　山楂—钱半　青木香—钱二　母
竹根—钱,桃竹是也

为末好酒服。

二服不效再服千金分气散：

木通—钱半　半夏—钱　桂枝—钱　赤芍—钱　茯苓—钱　陈
皮—钱　桑皮—钱　腹皮—钱　甘草—钱二　红花—五分　羌活—八分　苏
叶—五分　青皮—二钱

共为细末服。

（十四）敷药：

土鳖—钱　红曲—把　栀子—十个　花椒—钱　韭根—把　老姜—块
生葱—把　胡椒—二钱　酒药—七个　加皮—钱,新摘佳

服药：

土鳖—二钱　红花—钱半　木香—八分　乳香—钱,去油　没药—钱,去油
虎骨—钱半　龙骨—钱半　鹿筋—钱,炒　甲珠—钱　红枣为引，酒
煎服。

（十五）跌打受伤将台穴，此乃血气，必定吐血，若忍着
此，伤于阳明胃脘胃口之气，此为三焦不足，至三年必吐血，
用药服：

官桂—钱　橘红—钱半　云皮—钱半　郁金—钱　砂仁—钱半　红
花—钱半　朱砂—钱,飞过　木香—二钱　甘草—钱　沉香—钱　青皮—钱

用酒煲童便对服。

再服：

乌药一钱　枳壳一钱半　朱砂一钱,飞过　红花一钱半　神曲一钱　七厘散一钱二　厚朴一钱　川芎一钱　菟丝饼一钱半　三七一钱，似人参者为佳。

姜汁三匙羹调服。若症重未愈再服。

沉香顺气丸：

沉香一钱　云苓一钱　赤芍一钱　乌药一钱半　红花二钱　三七一钱　熟地二钱　神曲一钱　木香一钱　乳香一钱,去油　没药一钱,去油　白芷二钱　甘草一钱　木通一钱半　白芍一钱　血竭一钱半　紫草茸二钱

用早造糯米一合炒熟为末，炼为丸，早晚酒服三钱。

（十六）跌打受伤鼻中名太冲穴，此乃死穴，用药服：

香附一钱半　红花一钱　桂枝一钱二　苏梗一钱半　泽兰五分　升麻一钱二　白芷一钱　陈皮一钱　甘草一钱　生半夏一钱

用葱为引，好酒煎服。

（十七）跌打受伤胃脘此名人空穴，为死穴，晕死在地，吐血不止，气往不逼，要用擒拿。服药：

三七一钱　木香八分　陈皮一钱　桂枝一钱　橘红一钱　山羊血八分　灵砂三分,飞过　血竭一钱　赤芍一钱　青皮一钱　石脂八分　黑羊肝一钱　甘草一钱

童便为引，好酒煲服。

（十八）跌打受伤心窝乃为天平针穴，实为大穴，人以心窝主口中吐血，心中刀割不能饮食，冷汗不止，夜间烦躁，命在旦夕。

用药敷：

山羊血一钱　金沙八分　银沙八分　虎骨一钱　三七一钱　甘草一钱　人中白一钱　血竭一钱　然铜八分,醋制

用灶心土为引，好酒煲服。

服之无效，心略痛止分毫再服。若不效不可再服。

枳壳一钱半　桔梗一钱半　陈皮一钱　依金三分　细辛四分　石菖蒲一钱　红花一钱半　甘草二分　川芎八分

煨姜为引，好酒煎服。

再服：

朱砂_三分　沉香_五分　当归_一钱　红花_一钱　甘草_一钱　三棱_一钱
莪术_一钱　麦冬_一钱　龙骨_一钱　神曲_八分　橘红_一钱　官桂_八分

用生姜为引，酒煲服。

再服：

当归_一钱半　生地_一钱半　杜仲_一钱半　半夏_一钱半　腹皮_一钱　良
姜_一钱　木香_八分　甘草_一钱　丹皮_一钱

用细马蓼一把为引，酒煲服。

（十九）跌打受伤心窝下名中脘穴，乃是大穴，番肠肚饮食不纳，气往上逼，两接不通，用药服：

朱砂_一钱　乳香_一钱　枳壳_一钱　砂仁_一钱　云苓_一钱　故纸_一钱
黄芪_一钱半　甘草_一钱　云皮_一钱　白芷_一钱

用元肉五枚为引，酒煲服。

再服：

白蜡_一钱　白术_一钱六　贯众_一钱　柴胡_一钱　薄荷_一钱　木
通_八分　甘草_一钱　大茴_一钱　小茴_一钱

用红枣为引，酒煲服。服后看呕不呕，有效再服。

黄芪_一钱半　桔梗_一钱　木香_八分　粟壳_一钱　附子_二钱　黄
芩_一钱　丁香_五分　龙骨_一钱　枳实_一钱　甘草_一钱

好酒煎服。

不呕再服：

香附_一钱二　木香_六分　连翘_一钱　加皮_一钱　乳香_一钱,去油　没
药_一钱,去油　陈皮_一钱　故纸_一钱　甘草_一钱　红花_一钱二

用童便为引，酒煲服。

（二十）跌打受伤肚脐六宫，乃为大穴，汗如雨下，身上麻痹，肠中疼痛，伤于五脏六腑，上吐下泻，两气不接，不可乱医，用服：

人参_二分　生地_一钱半　红花_一钱　薄荷_八分　防风_八分　乌
药_八分　乳香_一钱半,去油　没药_一钱半,去油　当归_一钱二　厚朴_八分　龙
骨_一钱　甘草_一钱

用生姜为引，水煲服。

再服：

云苓_钱半　云皮_钱　槐花_钱　元胡_钱　地芋_钱　大茴_钱　腹皮_钱　红花_钱　苍术_钱　甘草_钱

用藕节为引，水煲服之后，红肿不消，再服药末：

灵砂_八分　白蜡_钱　小茴_钱　血竭_钱　麝香_三分　紫金皮_钱　丁香_钱　木香_钱　三七_钱　乳香_钱,去油　没药_钱,去油　人中白_钱　龙骨_钱,火煅　红花_钱　茯苓_钱半　然铜_钱　甘草_钱

共为细末，好酒调服。

又用敷药方：

麝香_三分　白蜡_钱　硪朱_钱　苍术_钱

用小鸡一双同药捣烂敷肚脐。

（二十一）跌打受伤两乳上乃名二仙道穴，伤重四肢麻痹，用药服：

当归_钱二　桂枝_钱　羌活_钱　红花_钱半　细辛_钱　射干_钱半　木香_八分　腹肾①_钱　乳香_钱,去油　没药_钱半,去油　牛蒡子_钱

用灶心土_钱，酒煎服。

再服：

川芎_钱　三七_钱　沉香_钱　云皮_钱二　红花_钱六　杏仁_钱　当归_钱二　大枣肉_十枚　菟丝子_钱二　半夏_钱　甘草_钱

童便为引，好酒煎服。

（二十二）跌打受伤乳下二指许，左边为气门、血脘，右边为血气、血痰，受伤三朝七日即吐血而亡。血乃养命之源，四肢不足，上下不接，宜用药服：

苍术_钱　厚朴_钱　陈皮_钱　丹砂_钱　枳壳_钱　香附_钱半　砂仁_钱半　木香_钱　神曲_钱半　加皮_钱　菟丝子_钱半

用灯心为引，酒煲服。

———————————

① 腹肾：疑为"大腹皮"。

少林寺存下班中跌打妇科万应良方　　·273·

宜用金银花煲猪肉食再服通行打血汤：

大黄一钱　朴硝一钱　苏木一钱半　红花一钱半　桃仁七粒　小茴一钱　寄生一钱半　甘草一钱　巡骨风一钱半

用好酒煲服，服后看血紫血黑如下即愈。

（二十三）跌打受伤左边气门穴，此乃大穴，闭死在地，要拿沟子穴，用药服：

木通一钱半　桂枝一钱　赤芍一钱　云苓一钱　半夏一钱　甘草一钱　红花一钱半　陈皮一钱　羌活一钱　苏叶一钱　青皮一钱二分　桑白一钱　茯皮一钱

用葱为引，好酒煎服。

再服药：

桃仁一钱,去皮尖　红花一钱二分　乳香一钱半,去油　没药一钱半,去油　当归一钱　薏仁五分　半夏一钱　木通一钱　甘草一钱六

用生姜一片，好酒煎服。

（二十四）跌打受伤血脘下为净瓶穴，作寒作热，或半年或一年咳嗽吐血，潮热不止，用药服：

三七一钱　木香八分　桃仁七粒　红花一钱半　生地一钱六　乳香一钱半,去油　没药一钱半,去油　紫草茸一钱　血竭一钱　苍术一钱　升麻八分　薏仁一钱二　脚樟①一钱

藕节为引，好酒煲服。

外用敷方：

水银　栀子　红花　加皮

共为细末，用婴毛小鸡仔同药捣烂敷之。

又服药：

木香八分　云苓一钱半　白术一钱　官桂一钱　七厘散一钱　桑白皮一钱　莪术一钱　地龙一钱　甘草一钱

用藕节为引，好酒煎服。

（二十五）跌打受伤血痰下命宫穴，用服药：

枳壳一钱　厚朴一钱　红花一钱半　麦冬八分　血竭一钱　菟丝

---

①　脚樟：一名矮樟，即乌药。

子_{钱二} 细辛_{一钱} 沙参_{一钱半} 当归_{一钱半} 然铜_{八分} 灵芝_{一钱}

七厘散_{一钱} 生姜为引，童便好酒煎服。

再服：

川芎_{一钱} 皂刺_{一钱} 独活_{一钱} 白芷_{一钱} 瓜蒌_{一钱，去油} 栀子_{八分} 桔梗_{一钱} 升麻_{八分} 附子①_{八分} 白蜡_{一钱} 红花_{一钱} 甘草_{一钱}

用生姜为引，酒煎服。

又用葱为引酒煎服，服后若重再加几味再服：

黄芩_{一钱} 赤芍_{一钱二} 乳香_{一钱半，去油} 没药_{一钱半，去油} 乌药_{一钱六} 山药_{一钱六}

用藕节为引酒煎服。

（二十六）跌打受伤风翘盆缘，此乃大穴，三朝七日饮食不进，气往上通，口中无味，身软如麻，心中烦躁，宜服药：

羌活_{一钱} 乌药_{七粒} 木通_{八分} 石乳_{一钱} 红花_{一钱} 桃仁_{七粒} 血竭_{一钱} 丹皮_{一钱二} 槟榔_{一钱} 木香_{三分} 升麻_{四分} 故纸_{一钱} 小茴_{一钱} 红曲_{一钱} 胡椒_{一钱}

生姜、童便为引，酒煎服。

再服方：

玉桂_{一分} 三七_{一钱} 红花_{一钱} 青皮_{一钱} 杏仁_{一钱半} 牛子_{一钱} 枳壳_{一钱} 使君子_{一钱}

红枣为引，酒煎服。

又服药：

黄芪_{一钱二} 云苓_{一钱二} 当归_{一钱二} 故纸_{一钱} 砂仁_{一钱} 乳香_{一钱半，去油} 没药_{一钱，去油} 红花_{一钱} 桂枝_{一钱} 黄柏_{一分} 木香_{一钱} 连翘_{一钱} 沉香_{八分} 甘草_{一钱}

用童便为引，酒煎服。

（二十七）跌打受伤膝盖眼，或打伤或跌伤，先移掇后敷药：

———————

① 附子：应为"熟附子"以下内服药同。

少林寺存下班中跌打妇科万应良方　·275·

加皮　栀子_{三十粒}　酒药_{①七粒}　五爪金龙

用酒调敷膝盖。再服药：

土鳖　牛膝　红花　苍术　砂仁　独脚莲　过江龙　甘草　木通　能麻

用茄根为引，酒煎服。

膝眼用敷药：

土参　土鳖　龙骨　川乌　草乌　肥皂

捣烂用杉木皮夹之。

服药用：

当归　生地　没药　虎骨　蕲蛇　加皮　木瓜　独活　脚樟

用白茄根为引，酒煎服。

（二十八）跌打受伤两脾童子骨，看他断未断，若断，肿连骨节，疼痛难当，胁下刀割，或伤上或伤下，上者失脾腕中者失骨节，下者失肘腕，先用移掇，后用敷药：

土鳖_{一钱八分}　红曲_{五钱}　酒药_{七个}　乳香_{五钱}　然铜_{五钱}　没药_{二钱}

用小鸡_{一双}、糯米_{一把}，于罐臼内椿烂，若发热即去药，而骨上服药接骨：

然铜_{一钱}　当归_{一钱}　虎骨_{一钱}　小茴_{一钱}　白芷_{一钱}　麝香_{二分}　羌活_{一钱}　乳香_{一钱,去油}　没药_{一钱,去油}　官桂_{一钱}　血竭_{五分}　孩骨_{五分}　淮乌_{五分}　粉草_{七分}　厚朴_{一钱}　独活_{一钱}　土鳖_{一钱}　猴骨_{五钱}

此药共为细末，每服二钱，用引药看患在上下加入酒内煲透冲服。

上者加桃仁，中者加生姜，下者加松节去油。

忌食牛肉，诚恐缩筋；忌猪肉，恐发痛；忌生冷，恐疼而骨不上接；忌鹅、鸭、鸡、鲤鱼，恐日后发。

────────

① 酒药：又名红药，指"当门吹鼻丹"。因方中有朱砂等，其丹色红，故谓之"红药"如吹鼻无效，可取此药与服。

韦氏家传跌打验方

原抄　韦以宗

编校　韦春德

　　　汤耿民

一、正骨常用药方

（一）外擦麻醉药

第一方：凤仙药酒（适宜一般手术）

药物：凤仙花根晒干﹍四钱　马钱子﹍三钱　香附﹍一钱　双酒﹍四斤

制法：将药物入双酒内浸一个月即可用。

用法：一般用于外搽患处，十五至二十分钟即可麻醉，施行手术全无知觉，亦可内服，但最高量为成年人三刃为度，小儿、孕妇、体弱者均忌内服，宜外搽（马钱子毒性大，用时小心）。

第二方：

生川乌﹍五钱　生草乌﹍五钱　蟾酥﹍四钱　川椒﹍四钱　荜茇﹍四钱　生南星﹍五钱　生半夏﹍五钱　共研为粉，双酒调敷患处，四十分钟后手术，无知觉。

（二）外敷药物

1. 驳骨药

药物：黄泥﹍一斤　生羌﹍六两　醋（或水）适量。

制法：取黄土晒干研极细末，生羌擂烂，酸醋三味，比例如上按患处大小配量，如酸醋没有，清水代之，以使药湿为度，先将黄土滚（约半点钟）熟加生羌，擂匀煮土成熟（若开放性骨折者生羌煮三成熟）等候温暖用芭蕉叶为底，敷于患处，隔日换一次。

注意：（1）若药物刺激，患处起白水泡者，停止不敷泥，即用地榆一两，研粉开生油搽上患处，可消肿止痛。（2）水泡不消者，又用雄黄一两研粉开茶油或生油，均湿上即可消肿止痛。适应骨折复位后固定。

2. 止痛药：骨折疼痛不止及关节炎疼痛方效。

药物：雄黄（炒出水）、白芥子（炒黑）各五两研成粉末，酸醋和匀炒热温暖敷上。

韦氏家传跌打验方　　　　　　　·279·

二、验方

秘传跌打方

生地　红花　归尾各一两　郁金　生蒲黄　乳香　没药　防风　雄黄　川连　灵脂　大黄各一两

治蜈蚣□方

用焦木根、蚯蚓槌服效。

治火烧伤方（切不可着生水）

用鸡蛋白搽好，或用蛋黄煎茶油亦好，又可酸醋浸之，出醋尚痛少时不痛，不脓，不泡，真奇方也。

治汤火烂皮也脱，有鲜肉臭烂不堪方

用猪毛入锅内煅黑液取起，冷定入大黄数两，冰片二分，共香油或蜡调搽神效。

又方用油大果灰研米汤立效。

治火药烧伤方

先用好酒洗净后用鸡仔黄敷、油浸大黄粉擦立效。

治满身打伤神方

当归三钱　生地三钱　归尾三钱　赤芍二钱　血竭二钱　栀子二钱　麦冬三钱　桂枝二钱　桔梗三钱　川芎三钱　白芷三钱　桃仁二钱　红花二钱　砂仁二钱　香附二钱　枳壳二钱　灵脂二钱　木香三钱　沉香二钱　乳香二钱　没药二钱　碎补二钱　续断二钱　木通三钱　莪术三钱　车前二钱　冰糖三钱　双酒五斤

每日饮数次。

治跌打损伤

雾水草　血见愁　韩信草　接骨草　松树花　飓古孙　鸦宁泥　炼蜜为丸，朱砂为衣，每只重四五分，酒候药送下，如上部伤，川芎汤送下，如下部伤，牛膝汤送下，中部伤玉桂汤下。

治刀伤止血止痛生肌散

珍珠　参末各一两　乳香　没药　桑白　炒龙骨　黄丹　儿茶　石膏

共为细末掺云立止。

治跌打接骨方

川加皮　生栀　苏叶　红花　三七　血竭　乳香炒皮　没药炒皮　川续断　灰面四钱　炒黄用鸡一只或一斤或十，先焗死，去头脚尾下水后，共药研之即效。

治接骨神效方

生地　木通　郁金　红花　加皮　泽兰　泽目　黄末

共末用温酒热一时涂。

又一方接骨神效方

先用蚂王（生水蛭）槌烂炒酒食。

治刀伤埋几生肌散

珍珠　冰片　琥珀　血竭　龙骨　骨皮共末掺□效。

治跌打接骨方

川加皮　生枝　苏叶　红花　血竭　乳香煅　末药煅　川续断　灰面四钱

炒黄用鸡一只或十两或一斤，先焗死，去头脚老毛下水，共药研末这服效。

内托方：枯草　川贝　香附　远志各二两　水煎服。

又内托方：

连翘二刃　花粉二刃　银花二刃　山甲二刃　陈皮五刃　角刺五刃　昆布洗净一刃　枯草　川贝一刃　甘草节一刃　赤芍一刃　白芷　归尾　瓜蒌各二刃　去净油，净水煎服。

内托止痛方

归尾一刃　川芎　没药　白芍　生地　罂粟　桂枝五分

净水服。

治脚炮裂痒难忍方

用蜂蜡、生油、白矾同煮溶解尽后，冷冻后将樟脑下。应注意煮沸时切不可放樟脑，否则起火。

生肌膏

适用于溃疡皮烂肉腐，久不收口，有去腐生新之功。

乳香　没药　生油

研粉生油和匀，湿为度搽上，即此为生肌收口之第一方。

托里排脓散

日久伤口不收，脓水长流用龙骨一味敷之即止脓水；再用必甲一味敷之即生肌埋口。

雄黄膏

主治一切疮疡各期均效。

白矾膏

凡疮疡用雄黄后，肿虽消而痛不止，即转用本膏，大有止痛之功。白矾研粉末，凡士林开湿为度。

生肌膏

乳香　没药_{各等分}　石膏（或滑石）

比例：石膏2　乳香1　没药1

制法：先用石膏放下煲底上，放乳香、没药，文火煅时煅到白烟将去，石膏火煅，于煅时收取乳、没药出的油，故须放石膏于煲底，若没有石膏，滑石头均可，煅成后，取出研成粉末，合凡士林以湿为度。

去毒消肿膏：

专治夏季湿热疮疥、满头溃烂、肿毒痒瘤痒堪等。

花粉_{十克}，白芷_{十克}，黄柏_{十克}，苍耳_{十克}，黄芩_{十克}，大黄_{十克}，苍术_{十克}，扁豆_{二十克}，川朴_{五克}，陈皮_{五克}，上药晒干研极末（不宜炒）开桐油以湿为度。或加硫黄_{四克}，雄黄_{五克}，若肿甚加姜黄_{二十克}。

又伤药

第一方：

牛银_{即马钱子，去毛}　麻黄_{三两}　乳香_{三两}　没药_{三两}　羌活_{三两}　防风_{三两}　白芷_{三两}　白附_{三两}　生南星_{三两}　生半夏_{三两}　共研为粉末，撒下伤口，止血生肌收口。

第二方：

乳香_{三两}　朱砂_{三两}　梅片_{三分}　田七_{一两}　寒水石_{三两}　雄黄_{一两}　或加珍珠_{一分}

共研为粉撒伤口，适用于刀伤断筋者重症。

收口药（外伤、伤口不收者可用）

第一方：象皮_二两_　龙骨_二两_　鸡内金_二两_　朱砂_二两_　血竭_二两_　梅片_三分_　田七_一两_

共研为粉撒下伤口。

第二方：

朱砂_一两_　龙骨_二两_　琥珀_二两_　无名异_二两_　乳香_三两_　没药_三两_　自然铜_三两_

共研为末撒伤口上。

第三方：

适用伤口过久，脓水黄汁长流不止，龙骨一味，研成粉撒伤口上。

第四方：

适用伤口时间过久不参收口者，鳖甲一味研制成粉，撒伤口上。

主要参考文献

韦以宗．中国骨科技术史［M］．上海科技文献出版社，1983.

韦以宗．跌损妙方·救伤秘旨·救伤秘旨续刻校释［M］．上海科技出版社，1988.

韦以宗．理伤续断方点校［M］．广西民族出版社，1989.

韦以宗．中国骨伤科学 1－10 卷［M］．广西科技出版社，1998.

江苏中医学院．中药大辞典上、下册［M］．上海科技出版社，1986.

广州部队后勤部卫生部．常用中草药手册［M］．人民卫生出版社，1969.